# 药用化学实验

## (药学、中药学类专业)

主　编　游文玮

副主编　唐中坤　张万忠

巩文军　周春琼

科学出版社

北　京

# 内 容 简 介

本书涵盖了药学专业基础化学实验内容，包括分属于无机化学、有机化学、分析化学、仪器分析、物理化学等化学学科的实验。

本书包括三个部分：化学实验室基本知识(化学实验须知、基本操作、化学实验室专用仪器设备介绍)；实验内容(基本操作练习与验证性实验、综合性实验、设计性实验，共 86 个实验项目)；附录。

本书可作为医科学校药学、中药学及相关专业本科生的配套实验教材，也可作为相关专业工作者的参考书。

**图书在版编目（CIP）数据**

药用化学实验 / 游文玮主编. —北京：科学出版社，2016
ISBN 978-7-03-048941-8

Ⅰ. ①药…　Ⅱ. ①游…　Ⅲ. ①药物化学-化学实验-医学院校-教材
Ⅳ. ①R914-33

中国版本图书馆 CIP 数据核字（2016）第 139054 号

责任编辑：赵晓霞 / 责任校对：何艳萍
责任印制：张　伟 / 封面设计：迷底书装

科 学 出 版 社 出版
北京东黄城根北街 16 号
邮政编码：100717
http://www.sciencep.com

北京中石油彩色印刷有限责任公司 印刷
科学出版社发行　各地新华书店经销

*

2016 年 6 月第　一　版　　开本：787×1092　1/16
2023 年 1 月第五次印刷　　印张：17 1/2
字数：426 000

定价：69.00 元
（如有印装质量问题，我社负责调换）

# 《药用化学实验》编写委员会

# 前　言

　　化学是药学专业本科生的重要基础课程，化学实验又是化学课程的重要组成部分。为了配合药学专业化学类课程实验教学改革，编者根据药学专业本科生教学大纲的要求编写了本书。

　　本书是在南方医科大学(原第一军医大学)药学、中药学专业本科生实验多年教学实践的基础上编写的。在本书编写过程中，始终坚持实事求是、理论联系实际的原则，强调教材内容的科学性、先进性和适用性，力求突出药学专业的特点。本书主要从重视化学课的实践环节出发，将药学专业分属于无机化学、有机化学、分析化学、仪器分析、物理化学等化学学科的实验，集中整合成一门课程"药用化学实验"，单独开课、单独考试。

　　本书主要分为三个部分：

　　(1) 化学实验室基本知识，包括化学实验须知、基本操作、化学实验室专用仪器设备介绍。

　　(2) 实验内容按基本操作练习与验证性实验、综合性实验、设计性实验分类编排，共 86 个实验项目。

　　(3) 附录，包括常用化学试剂的配制、常见物质的物理化学参数、常用指示剂、标准缓冲溶液的 pH、常用基准物质的干燥条件和应用范围、常用干燥剂与冷却剂等。

　　在实验内容选择方面，注重实验基本技能的训练，强调实验项目优化组合，有意识地从各角度激发学生的创新意识，培养学生独立分析问题、解决问题的能力。本书力求语言精练，通俗易懂，层次分明。

　　在本书编写过程中得到了科学出版社领导和编辑的关心与指导，未参与本书编写的教师也为教材内容取舍、编排等提出了宝贵的意见和建议，在此一并表示感谢！

　　由于编者学识水平与经验有限，书中疏漏和不妥之处在所难免，敬请专家和读者不吝指正。

编　者

2016 年 3 月 10 日于广州

# 目　　录

## 第二部分　实　验　内　容

## 第三部分　附　　录

# 第一部分

# 化学实验室基本知识

# 第1章 化学实验须知

## 1.1 化学实验室规则

为了保证化学实验安全有序地进行，学生必须遵守化学实验室规则。

(1) 进入实验室时，应熟悉实验室的主要设施、布局及周围的环境，熟悉灭火器材、急救药箱的使用及摆放位置。严格遵守实验室的规章制度，听从教师的指导。

(2) 实验室内严禁吸烟进食，食品饮料禁止带入实验室。进入实验室应着实验服，禁止穿拖鞋。书包、文具、雨具等物品放于指定位置。

(3) 实验前要清点仪器，如果发现有破损或缺少，应立即报告教师，按规定手续到实验预备室补领。实验时仪器若有损坏，也应按规定手续到实验预备室换取新仪器，不得随意挪用其他仪器。

(4) 实验中要保持安静，不得大声喧哗或嬉闹，不准玩手机。

(5) 实验中要保持整洁。仪器、试剂的摆放应保持井然有序，共用仪器不得随意挪动，共用试剂用后立即放回原处；实验台面应及时清理，废纸、火柴梗、碎玻璃和各种废液及时倒入废物桶或其他指定的回收容器中，严禁倒入水槽内。

(6) 实验时爱护仪器设备，节约水、电、煤气和试剂药品，注意安全。发生意外事故应保持镇静，立即报告教师，及时处理。

(7) 使用精密仪器时，应严格按照操作规程进行，如发现仪器故障，应立即停止使用并及时报告指导教师；使用后要在登记本上记录使用情况。

(8) 实验完毕，整理仪器、药品和实验台面，实验记录交教师审阅。值日生负责整理共用仪器、试剂，打扫实验室，检查并关好煤气、水、电的开关和门窗。

(9) 实验室内的一切物品不得擅自带离实验室。

## 1.2 化学实验室安全守则

化学实验室中，经常接触到各种化学药品，其中不乏有毒、易燃、易爆和有腐蚀性的药品；所用的仪器大部分是玻璃制品，所以化学实验室常潜藏着如中毒、着火、爆炸、灼伤、割伤、触电等事故的危险性。实验者必须特别重视实验安全，实验前应充分了解安全注意事项。在实验过程中应集中注意力，遵守操作规程，以避免事故的发生。

(1) 药品的使用应严格遵守相应的操作规程。绝不允许随意混合各种化学药品，以免发生意外事故；不允许用手直接取用药品，有毒药品(如铬盐、钡盐、铅盐、砷的化合物、汞及汞的化合物、特别是氰化物等)严防进入口内或接触伤口；浓酸、浓碱具有强腐蚀性，切勿溅在衣服、皮肤上，尤其勿溅到眼睛中。稀释浓硫酸时，应将浓硫酸慢慢倒入水中，而不能将水向浓硫酸中倾倒，以免迸溅。

(2) 一切易燃、易爆药品的操作，都要在离火较远的地方进行。

(3) 可能产生有刺激性或有毒气体的实验，均应在通风橱内(或通风处)进行。需要借助于嗅觉判别气体时，绝不能将鼻子直接对着容器口，而应当用手轻拂气体，搧向自己后再嗅。

(4) 不要俯视正在加热的液体。加热试管时，不要将试管口指向自己或别人，以免液体溅出，伤及眼睛或面部。

(5) 破损的玻璃仪器碎片应立即小心收拾干净，绝不能任其遗弃在地面或桌面上。

(6) 勿用湿手操作电器，以免触电。

(7) 实验完毕，应洗净双手后，才可离开实验室。

# 1.3 化学实验意外事故的预防和处理

1. 玻璃割伤的预防、处理和急救

化学实验中主要使用的是玻璃仪器，玻璃割伤是常见的事故之一。使用玻璃仪器最基本的原则是：不得对玻璃仪器的任何部位施加过度的压力。具体要求如下：

(1) 新割断的玻璃管或玻璃棒的断口处特别锋利，使用时要将断口处用火烧至熔化，使呈圆滑状。

(2) 玻璃仪器与橡皮管、橡皮塞或软木塞连接时，着力处不要离手太远(2~3cm)，且应事先用水、甘油等润滑剂润湿衔接面。

(3) 磨口玻璃仪器的组装属于硬连接，注意安装的顺序要正确，仪器之间的位置要恰当，固定时不要夹得太紧，避免应力集中。

玻璃割伤后，如果为一般轻伤，应及时用消毒过的镊子取出玻璃碎片，挤出淤血，再用蒸馏水洗净伤口，涂上碘酒或红汞，以无菌纱布包扎，或贴上创可贴；如果伤口较大，应立即用绷带扎紧伤口上部，使伤口停止出血，送医院治疗。

2. 灼伤的预防、处理和急救

皮肤接触了高温、低温和腐蚀性物质之后均能被灼伤。为避免灼伤，在接触这些物质时，最好戴上橡胶手套和防护眼镜。发生灼伤时应按下列要求处理。

1) 烫伤

如为轻伤，在伤处涂以苦味酸溶液、烫伤膏、玉树油或硼酸油膏等；如为重伤，立即送医院治疗。

2) 试剂灼伤

皮肤被药品灼伤时，除碱金属外，均应立即用大量水冲洗，然后根据情况分别采取下列不同的处理方法：

(1) 酸灼伤。立即用大量的水冲洗，再用饱和碳酸氢钠溶液冲洗，最后用水洗，再涂上药用凡士林。如果溅入眼内，大量水洗后用 1%的碳酸氢钠溶液洗。

(2) 碱灼伤。立即用大量的水冲洗，再用 1%~2%乙酸或硼酸溶液洗，最后用水洗。如果溅入眼内，大量水洗后用硼酸溶液洗。

(3) 溴灼伤。立即用石油醚冲洗或用酒精擦至无溴液存在，然后涂上甘油或烫伤油膏。严重者立即用 20% $Na_2S_2O_3$ 溶液冲洗，再用大量的水冲洗干净，包上消毒纱布后上医院治疗。溴的灼伤是很危险的。被溴灼伤的伤口一般不易愈合，必须严加防范。

(4) 碱金属灼伤。可见的小块钠用镊子移去，其余与碱灼伤处理相同。

(5) 白磷灼伤。用1%硝酸银溶液、1%硫酸铜溶液或高锰酸钾溶液清洗后再包扎。

试剂灼伤严重者，均应立即送医院治疗。

3. 火灾的预防、处理和急救

化学实验室着火的常见原因是：①化学药品中有许多可燃、自燃或助燃的物质而引起着火；②加热操作不当引起着火；③电器短路引起着火等。最危险的是那些在常温下易燃的物质，如可燃气体、有机溶剂等。有机溶剂着火是实验室常见的事故之一，应尽可能避免使用明火。防火的基本原则如下：

(1) 在操作易燃有机溶剂时要注意远离火源，溶剂外泄要及时处理。勿将易燃、易挥发的液体放在敞口容器中明火加热。

(2) 蒸馏易燃有机物时，装置不能漏气。如发现漏气，应立即停止加热，检查原因。蒸馏装置接收瓶的尾气出口应远离火源，最好用橡皮管将其引至下水道口或室外。

(3) 不得把燃着的或带有火星的火柴梗、纸条等乱抛乱掷，也不得丢入废液缸中，否则会发生危险。

(4) 实验室不得存放大量易燃、易挥发性物质。

(5) 有煤气的实验室，应经常检查管道和阀门是否漏气。

(6) 金属钠严禁与水接触，废钠通常用乙醇销毁。

一旦着火，应立即停止加热，熄灭附近的火源(关闭煤气或切断电源)，停止通风，移开附近的易燃物质。一般的小火可用湿抹布、石棉布或砂子覆盖在着火的物体上。大火则应用灭火器，常见的灭火器有泡沫灭火器、干粉灭火器、二氧化碳灭火器和卤代烷灭火器。

如果是油或有机溶剂着火，不能用水浇，只能用石棉布、砂子盖熄或使用泡沫灭火器、二氧化碳灭火器等灭火。

如果是电器设备着火，应立即切断电源，用二氧化碳灭火器或卤代烷灭火器灭火，切忌没断电时用水或泡沫灭火器灭火。

若衣服着火，切勿奔跑，以免火势加剧，应立即卧地滚转压住着火处，或迅速浇以大量水灭之。

4. 爆炸的预防、处理和急救

爆炸的毁坏力极大，危害十分严重，瞬间殃及人身安全，必须引起思想上足够的重视。为预防爆炸事故发生，必须遵守以下几点：

(1) 凡是有爆炸危险的实验，必须遵守实验教材中的指导，并应安排在专门防爆设施(或通风橱)中进行。

(2) 蒸馏装置必须正确。常压蒸馏不能造成密闭体系，应使装置与大气连通。减压蒸馏时，要用圆底烧瓶作为接收器，不能用锥形瓶、平底烧瓶等不耐压容器作为接收器。无论是常压蒸馏还是减压蒸馏，均不能将液体蒸干，以免局部过热或产生过氧化物而发生爆炸。

(3) 用玻璃仪器组装实验装置之前，应检查玻璃仪器是否有破损。

(4) 切勿使易燃、易爆的物体接近火源。在使用和制备易燃、易爆气体时应在通风橱内进行。

(5) 绝不允许随意混合各种化学药品，强氧化剂(如高氯酸、氯酸钾等)及其混合物(氯酸钾与红磷、碳、硫等的混合物)不能研磨或撞击，否则易发生爆炸。

(6) 使用乙醚时，必须检查有无过氧化物的存在。如果有过氧化物存在，应立即用硫酸亚铁除去过氧化物后才能使用。同时，使用乙醚时应注意在通风较好的地方或通风橱内进行。

(7) 钾、钠应保存在煤油中，而磷可保存在水中，取用时用镊子。卤代烷勿与金属钠接触，因为反应太剧烈往往会发生爆炸。

如果发生爆炸事故，首先将受伤人员撤离现场，送往医院急救，同时立即切断电源，关闭煤气和水龙头，并迅速清理现场以防引发其他着火、中毒等事故。

**5. 中毒的预防、处理和急救**

**1) 中毒的预防**

(1) 剧毒药品要妥善保管，不许乱放，实验中所用的剧毒物质应有专人负责收发，并向使用毒物者提出必须遵守的操作规程。实验后对有毒残渣必须进行妥善而有效的处理，不准乱扔。

(2) 禁止直接用手取用任何化学药品。使用有毒药品时，除用药匙、量器外，必须配用橡皮手套，实验后马上清洗仪器用具，且立即用肥皂洗手。

(3) 尽量避免吸入任何药品或溶剂的蒸气。处理具有刺激性、恶臭和有毒的化学药品(如 $H_2S$、$NO_2$、$Cl_2$、$Br_2$、$CO$、$SO_2$、$HCl$、$HF$、浓硝酸、发烟硫酸、浓盐酸、乙酰氯等)时，必须在通风橱中进行。汞易挥发，吸入的汞蒸气会累积于体内引起慢性中毒，因此不能将温度计当作玻璃棒使用以防打碎；通常应将汞保存在水中，若有汞洒落，应尽可能回收，收不回来的用硫磺粉覆盖，使其转化为不挥发的硫化汞。

(4) 严禁在酸性介质中使用氰化物。

(5) 用移液管移取浓酸、浓碱、有毒液体时，必须使用洗耳球吸取，禁止用口吸取。严禁冒险品尝药品或试剂，不得用鼻子直接嗅气体。

**2) 中毒的处理和急救**

实验中若感觉咽喉灼痛、嘴唇脱色或发紫、胃部痉挛或恶心呕吐、心悸头疼等症状时，则可能是中毒所致。视中毒原因施以下述方法急救后，立即送医院治疗，不得延误。

(1) 腐蚀性毒物。对于强酸，先饮大量水，然后服用氢氧化铝膏、鸡蛋清；对于强碱，也应先饮大量的水，然后服用醋、酸果汁、鸡蛋清。最后不论酸或碱中毒，皆再以牛奶灌注，不要吃催吐剂。

(2) 刺激剂或神经性毒物。先服牛奶或鸡蛋清使之立即冲淡和缓和，再饮用大量温水后用手指伸入喉部促使呕吐。

(3) 吸入气体中毒。立即将中毒者移至室外，解开衣领及纽扣，呼吸新鲜空气，如吸入少量氯气或溴，可用碳酸氢钠溶液漱口。

# 1.4　化学实验的学习方法与要求

化学实验是在教师的指导下由学生独立完成的一个教学过程。要保证实验顺利完成，达到预期的实验效果，必须充分做到以下三个环节。

1. 预习

预习是做好实验的前提。实验者通过认真阅读实验教材、查阅文献,掌握实验的目的、要求、原理、内容、步骤、仪器使用方法及注意事项,并对实验的预期结果和可能出现的问题进行初步的估计,对实验的整个过程做到心中有数。在此基础上,简明扼要地写出预习报告。预习报告包括下列内容:

(1) 实验原理,包括主反应和重要副反应的方程式。

(2) 用图表形式表示整个实验步骤的流程,标明操作要点(包括仪器使用注意事项)。

(3) 设计实验现象与数据记录的表格。

(4) 针对实验中可能出现的问题,写出防范措施和解决方法。

2. 实验

实验是培养学生独立工作和思维能力的重要环节,必须认真、独立地完成。

(1) 按时进入实验室,认真听取指导教师讲解实验。疑难问题要及时提出,并在教师指导下做好实验准备工作。

(2) 实验仪器安装完毕,必须经指导教师检查同意后方可开始进行实验。实验操作及仪器的使用要严格按照操作规程进行。

(3) 实验过程中要集中精力,仔细观察实验现象,及时、实事求是地记录实验现象和实验数据(准备专门的化学实验记录本,不允许将实验数据记在纸片、手上等实验记录本之外的其他地方;现象描述要准确,数据记录要完整;如果发现数据记错,不能直接涂改,而应将该数据用一横线划去,并在其上方写上正确的数字)。

(4) 实验中如发现异常现象应仔细查明原因,或请教指导教师帮助分析处理。如果要进一步深入实验,需在教师同意或指导下重做或补充部分实验。

(5) 对于设计性实验,审题要确切,方案要合理。

(6) 实验结束后,必须经教师检查和登记有关实验记录后才能离开实验室。

3. 实验报告

实验报告是对每次实验的概括和总结,是锻炼学生分析问题能力的重要环节,是直观的感性认识上升到理性思维的必要步骤,务必认真对待。

学生应独立完成实验报告,并按规定时间送指导教师批阅。合格的实验报告应包括以下主要内容:

(1) 目的与原理。简述实验目的和实验原理(包括实验目的、方案、合成路线、化学反应式及计算公式等)。

(2) 实验步骤。实事求是地记录实验操作过程并画出主要装置图。力求简明扼要又不失准确,步骤太多时可用流程框图等形式表达。

(3) 实验记录。记录实验过程中观察到的现象、数据,并对数据进行处理。数据处理方法要表达清晰,可用图表、符号、公式等形式表达。

(4) 结果与讨论。完整地记录和总结实验结果(制备、提取、纯化实验中产品性状、产量、产率、纯度;定量测定实验中要求结果的计算;性质实验中的性质变化规律等),并对实验结果和实验过程进行讨论(结果好坏及其原因、实验过程中的关键操作步骤、仪器使用时的特别注意事项、实验中出现特殊现象的分析及其纠正方法、实验后的心得体会、针对实验设计和实验室布局等提出建设性的意见等)。

# 1.5　实验报告格式示例

## 例一　定量分析实验报告格式

**实验题目**　酸碱滴定液的配制和标定
**实验日期**　2015.03.28
**实验目的**
**实验原理**
**实验步骤**
**数据记录和结果计算**

### 盐酸和氢氧化钠滴定液标定记录和结果计算

| | 编号 | I | II | III |
|---|---|---|---|---|
| 盐酸标定 | 称量初读数/g | 16.0133 | 15.8551 | 15.7065 |
| | 称量终读数/g | 15.8551 | 15.7065 | 15.5436 |
| | $m_{Na_2CO_3}$/g | 0.1582 | 0.1486 | 0.1629 |
| | HCl 溶液终读数/mL | 28.15 | 26.50 | 29.63 |
| | HCl 溶液初读数/mL | 0.00 | 0.00 | 0.50 |
| | $V_{HCl}$/mL | 28.15 | 26.50 | 29.13 |
| 氢氧化钠标定 | NaOH 溶液终读数/mL | 24.60 | 25.72 | 24.55 |
| | NaOH 溶液初读数/mL | 0.00 | 1.00 | 0.00 |
| | $V_{NaOH}$/mL | 24.60 | 24.72 | 24.55 |
| | $V_{HCl}$/mL | | 25.00 | |
| 结果计算 | 1. HCl 滴定液的浓度计算 $$c_{HCl} = 2 \times 1000 \times \frac{m_{Na_2CO_3}}{M_{Na_2CO_3} \times V_{HCl}}$$ ① $c_{HCl} = 2 \times 1000 \times \dfrac{0.1582}{105.99 \times 28.15} = 0.1060(\text{mol} \cdot \text{L}^{-1})$ ② $c_{HCl} = 2 \times 1000 \times \dfrac{0.1486}{105.99 \times 26.50} = 0.1058(\text{mol} \cdot \text{L}^{-1})$ ③ $c_{HCl} = 2 \times 1000 \times \dfrac{0.1629}{105.99 \times 29.13} = 0.1055(\text{mol} \cdot \text{L}^{-1})$ $$c_{HCl} = \frac{0.1060 + 0.1058 + 0.1055}{3} = 0.1058(\text{mol} \cdot \text{L}^{-1})$$ $$d_{相对} = \frac{|0.1060 - 0.1058| + |0.1058 - 0.1058| + |0.1055 - 0.1058|}{3 \times 0.1058} \times 100\% = 0.16\%$$ $$\text{RSD} = \sqrt{\frac{(0.1060 - 0.1058)^2 + (0.1058 - 0.1058)^2 + (0.1055 - 0.1058)^2}{3 - 1}} / 0.1058 \times 100\% = 0.24\%$$ 2. NaOH 滴定液浓度的计算 $$c_{NaOH} = c_{HCl} \times V_{HCl} / V_{NaOH}$$ ① $c_{NaOH} = 0.1058 \times 25.00 / 24.60 = 0.1075(\text{mol} \cdot \text{L}^{-1})$ | | | |

续表

| 结果计算 | ② $c_{NaOH} = 0.1058 \times 25.00 / 24.72 = 0.1070(mol \cdot L^{-1})$ <br> ③ $c_{NaOH} = 0.1058 \times 25.00 / 24.55 = 0.1077(mol \cdot L^{-1})$ <br> $c_{NaOH} = \dfrac{0.1075 + 0.1070 + 0.1077}{3} = 0.1074(mol \cdot L^{-1})$ <br> $d_{相对} = \dfrac{\lvert 0.1075 - 0.1074 \rvert + \lvert 0.1070 - 0.1074 \rvert + \lvert 0.1077 - 0.1074 \rvert}{3 \times 0.1074} \times 100\% = 0.25\%$ <br> $RSD = \sqrt{\dfrac{(0.1075 - 0.1074)^2 + (0.1070 - 0.1074)^2 + (0.1077 - 0.1074)^2}{3 - 1}} / 0.1074 \times 100\% = 0.34\%$ |
| --- | --- |

**讨论**

(1) 本次实验由于自己课前做了充分预习，所以实验进行顺利，结果较为理想，精密度较好。

(2) 滴定前应充分检查滴定管是否洗净、是否漏水，活塞是否转动灵活，滴定管内是否有气泡。

(3) 实验中一定要做好详细清楚的实验记录，并保持实验台面整洁，以利于实验顺利进行。

# 例二　制备实验报告格式

## （以溴乙烷的合成为例）

**实验题目**　溴乙烷的合成

**实验者姓名**　学生甲(主笔者)，学生乙(同组人)；　　　　**日期**　2015.03.28

**一、实验目的**(由学生填写，简明扼要)

(1) 学习从醇制备卤代烃的原理和方法。

(2) 学习蒸馏装置和分液漏斗的使用方法。

**二、实验原理**(由学生填写，简明扼要)

主反应：

$$NaBr + H_2SO_4 \longrightarrow HBr + NaHSO_4$$

$$C_2H_5OH + HBr \rightleftharpoons C_2H_5Br + H_2O$$

主要的副反应：

$$2C_2H_5OH \xrightarrow{H_2SO_4} C_2H_5OC_2H_5 + H_2O$$

$$C_2H_5OH \xrightarrow{H_2SO_4} CH_2 = CH_2 + H_2O$$

**三、实验材料**(由学生填写，简明扼要)

**四、实验方法与步骤**(以实验步骤流程图的方式填写，简明扼要)

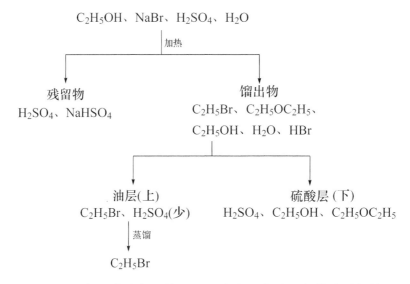

$C_2H_5OH$、$NaBr$、$H_2SO_4$、$H_2O$

加热

残留物　　　　　　　　　　　　馏出物
$H_2SO_4$、$NaHSO_4$　　　　$C_2H_5Br$、$C_2H_5OC_2H_5$、
　　　　　　　　　　　　　　$C_2H_5OH$、$H_2O$、$HBr$

油层(上)　　　　　　　　　　硫酸层（下）
$C_2H_5Br$、$H_2SO_4$(少)　　$H_2SO_4$、$C_2H_5OH$、$C_2H_5OC_2H_5$

蒸馏

$C_2H_5Br$

**五、实验记录**　(画出每一步的主要装置图，将主要实验现象分步进行填写)
回流：

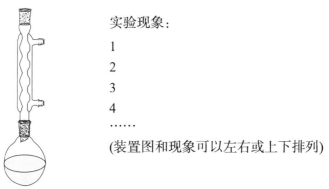

实验现象：

1
2
3
4
……
(装置图和现象可以左右或上下排列)

蒸馏：

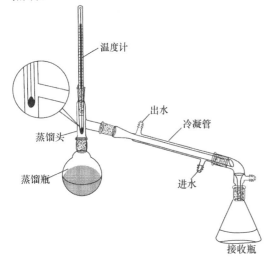

温度计

出水　　冷凝管

蒸馏头

蒸馏瓶

进水

接收瓶

实验现象：

1
2
3
4
……
(装置图和现象可以左右或上下排列)

**六、结果与讨论**

1. 列出实验结果(由学生填写自己小组的实验结果)

2. 数据处理

(1) 列出反应方程式。

(2) 查阅实验所用试剂的物理常数，以物质的量(mol)为单位判断过量问题。

(3) 以不足量(质量)代入方程进行计算，求理论产量。

(4) 计算产率。

3. 对实验结果(产率)进行讨论

基于实验原理，从理论上阐明本实验的理想结果，然后对照自己的实际产率，说明实验中存在的问题和不足，指出需要改进的地方以及实验的注意事项。可以结合思考题进行讨论，但不需单独对思考题进行作答。

## 例三　有效成分提取实验报告格式

**实验题目**

**实验者姓名**　学生甲(主笔者)，学生乙(同组人)；　　　**日期**　2015.03.28

**实验目的**

**实验原理**

**实验材料**(由学生填写，简明扼要)

**实验方法与步骤**(以实验步骤流程图的方式填写，简明扼要)

**实验记录**(画出每一步的主要装置图，将主要实验现象分步进行填写)

**结果与讨论**

(1) 产品性状，产量。

(2) 基于实验原理，对产品性状和产量等结果进行讨论，分析影响产品性状和产量的因素。

(3) 如何保证产品的产量和质量？找出实验存在的不足等。

## 例四　性质实验报告格式

**实验题目**

**实验者姓名**　学生甲(主笔者)，学生乙(同组人)；　　　**日期**　2015.03.28

**实验目的**

**实验步骤**

| 实验步骤 | 现　象 | 解释和化学反应式 |
| --- | --- | --- |
|  |  |  |

**实验结果与讨论**

　　1、2、3、…

# 1.6 实验数据的记录与处理

在定量测定化学实验中，为了得到准确的实验结果，不仅要准确地测定各种数据，还要正确地记录和处理实验数据。

### 1. 实验数据的记录

实验中记录的实验数据，不但要表示出该数据的大小，同时还应该表示出该测试数据的精度，其有效数字位数应与测试时所用测量仪器的精度相一致。对于数显仪器，直接记录其显示的数据即可；对于刻度仪器，一般应估读到测量仪器最小刻度的十分位。

化学实验中常用仪器的正确读数如下：

| 仪器名称 | 仪器精度 | 正确读数 |
| --- | --- | --- |
| 电子天平 | 0.1g | ××.×g(小数后一位) |
| 电子分析天平 | 0.0001g | ××.××××g(小数后四位) |
| 10mL 量筒 | 0.1mL | ×.×mL(小数后一位) |
| 50mL 滴定管 | 0.01mL | ××.××mL(小数后两位) |
| 25mL 移液管 | 0.01mL | 25.00mL(小数后两位) |
| 10mL 刻度吸管 | 0.01mL | ×.×××mL(小数后两位) |
| 100mL 容量瓶 | 0.01mL | 100.00mL(小数后两位) |

任意超出或低于仪器精度的数字都是不恰当的。例如，用万分之一电子分析天平称量时，要记录到 0.0001g，假如记录试样质量为 1.5380g，表示前四位数字都是准确读取，最后一位 0 是估计值，有 ±0.0001g 的误差，所以该试样的实际质量是 1.5379～1.5381g；如果随意省掉最后一位 0 不记录，写为 1.538g，则代表试样的实际质量是 1.537～1.539g，测量的准确度降低了 10 倍。又如，滴定管的初始读数若在零刻度线应记为 0.00mL，而不是 0mL。根据实验记录数据的有效数字位数，可以判断所使用仪器的精度和分析方法的准确度。

### 2. 实验数据的处理

实验报告中要对实验数据进行处理，从而得到实验结果。实验数据的处理可用列表法、图解法、解析法。

1) 列表法

将原始实验数据、计算的结果都用列表的形式表示出来的方法称为列表法。列表法是化学分析实验中常用的一种数据处理方法，其格式参见 1.5 中的例一。

对数据进行处理时应注意：

(1) 表格前应有表头，表格中行首和列首应标明数据的名称和单位。

(2) 原始实验数据不能随意舍弃。若发现某数据确因实验过失造成异常，则舍弃不用；若原因不明，则应进行统计检验($Q$ 检验法或 $G$ 检验法)，决定其取舍。

(3) 实验数据运算时一定要遵守有效数字运算和修约规则。

(4) 平行实验以平均结果作为测定结果，同时要表示出结果的精密度(通常以相对平均偏差或相对标准偏差表示，其有效数字取两位即可)。

条件允许的情况下，可将测得的结果 $\bar{x}$ 与标准值(相对真值、约定真值)$\mu$ 进行 $t$ 检验，判断是否存在系统误差，若有系统误差，可用校准仪器、空白实验、对照实验、回收实验等方法对系统误差进行校正。通常化学实验项目(设计性实验除外)系统误差的主要来源之一是试剂误差，所以最常用的校正方法是空白实验，计算结果时将测量数据扣除空白值后再代入公式进行计算。

仪器分析实验也常用图解法、解析法处理实验数据，得到分析结果。

2) 图解法

将原始实验数据列表后，以作图的方式表示数据并获取分析结果的方法称为图解法。图解法在仪器分析中广泛应用，如用标准曲线法求样品浓度，分光光度法中作吸收曲线确定光谱特征数据及进行定性定量分析，原子吸收分光光度法中用连续标准加入法作图外推求痕量组分浓度，电位滴定法用 $E\text{-}V$ 法、一级微商法和二级微商法作图求滴定终点等。

通常图解法的步骤是：

(1) 将原始实验数据列表。

(2) 根据原始实验数据作图。

选择合适的坐标纸：分析中最常用的是直角坐标纸，有时也用半对数、全对数坐标纸。选用何种形式的坐标纸要根据变量之间的函数关系确定，通常以能获得线性图形为目的。

画坐标轴：分别在纵轴的左面和横轴的下面注明该轴所代表的变量的名称和单位；横、纵坐标的数据单位的比例尺要合适，使图形在全幅坐标纸上分布匀称、美观；坐标轴的分度应尽量与所用仪器的分度一致，以能表示出全部有效数字，坐标纸上的每小格所对应的数值应便于迅速简便地读数。

根据测得的数据描点：可用空心小圆"○"标出。若一张图上绘制多条曲线，可选用不同的符号(如"＋"、"△"等)表示。

连线：根据所描点的分布情况，作直线或光滑连续的曲线。该线表示实验点的平均变动情况，因此该线不需全部通过各点，但应尽量使未经过线上的实验点均匀分布在曲线或直线两侧。作曲线时，在曲线的极值点、拐点处应多取一些点，以保证曲线所表示规律的可靠性。若发现个别点远离曲线，但又不能判断是否为异常值时，应进行重复实验以判断该点是否代表变量间的某些规律性，否则应当舍弃。

(3) 得出实验结果。

根据描出的直线或曲线求出实验结果，如样品浓度、最大吸收峰的波长、测定波长的吸收系数、双波长吸收消去法的等吸收波长、滴定终点等。

3) 解析法

以数学方程表示变量间关系的方法称为解析法。将大量实验数据进行归纳处理，从中概括出各种物理量的函数关系，这种表达方式简洁准确，能快速地进行相关结果的计算，如求溶液浓度、内插值、微分、积分等。在分析化学实验中最常用的解析法是回归方程法，即通过对两变量各数据对进行回归分析，求出回归方程，再由变量求出待测组分的量。回归中又以线性回归较多，即当相关系数 $r$ 接近 1 时，两变量间呈线性关系：

$$\bar{y} = a + bx$$

通常 $0.9 < r < 0.95$，表示一条平滑的直线；$0.95 < r < 0.99$，表示一条良好的直线；$r > 0.99$ 表示线性关系很好。

用最小二乘法可解出线性回归方程中的截距 $a$ 与斜率 $b$。

$$a = \frac{\sum\limits_{i=1}^{n} y_i - b\sum\limits_{i=1}^{n} x_i}{n} \qquad b = \frac{n\sum\limits_{i=1}^{n} x_i y_i - \sum\limits_{i=1}^{n} x_i \sum\limits_{i=1}^{n} y_i}{n\sum\limits_{i=1}^{n} x_i^2 - \left(\sum\limits_{i=1}^{n} x_i\right)^2}$$

现在无需进行繁复的手工运算，直接采用计算机软件或具有回归功能的计算器，将各实验数据对输入，即可迅速准确地算出 $a$、$b$、$r$ 值，十分方便。

# 第 2 章 基 本 操 作

## 2.1 玻璃仪器的洗涤和干燥

### 2.1.1 玻璃仪器的洗涤

玻璃仪器上沾染的污物会干扰实验现象的观察、干扰反应进程、增加副产物的生成、造成分离纯化困难甚至严重影响产品的产率和质量,所以必须洗涤除去。实验工作人员应该养成实验前后清洗仪器的习惯。

玻璃仪器洗涤的一般步骤是:自来水冲洗、毛刷刷洗、洗涤剂洗、自来水冲洗、蒸馏水淌洗。

可根据实验要求、污物性质和沾污的程度选择不同的洗涤方法。

对一般黏附的灰尘及可溶性污物可用水冲洗去。洗涤时先往容器内注入约容积 1/3 的水,稍用力振荡后把水倒掉,如此反复冲洗数次。

当容器内壁附有不易冲洗掉的污物时,可用毛刷刷洗(仪器内外都要刷),通过毛刷对器壁的摩擦去掉污物。注意洗刷时不能用秃顶的毛刷,也不能用力过猛,以免戳破玻璃仪器。

对于以上两法都洗不去的污物则需要用洗涤剂或针对性试剂来洗涤:对油污或一些有机污物等,可用毛刷蘸取肥皂液、合成洗涤剂或去污粉刷洗;对特殊污物应选择针对性试剂。对仪器口径较小、管细长不便刷洗的仪器可用铬酸洗液或王水洗涤。用铬酸洗液或王水洗涤时,先往仪器内注入少量洗液,使仪器倾斜并慢慢转动,让洗液在内壁流动并湿润内壁几圈后,把洗液倒回原瓶。对沾污严重的仪器可用洗液浸泡一段时间,或者用热洗液洗涤。注意用腐蚀性洗液时则不能用刷子。实验室常用洗涤剂有:

(1) 洗衣粉、肥皂、洗洁精等日用洗涤剂。用于清洗形状简单、能用刷子直接刷洗的玻璃仪器,如烧杯、试剂瓶、锥形瓶等。用于一般去污。

(2) 去污粉。碳酸钠、细砂、白土混合物。因有碳酸钠的碱性去污作用、细砂的摩擦作用、白土的吸附作用同时作用于污物,其去污效果好。用于一般去污。

(3) 铬酸洗液。这种洗液是一种化学实验室常规洗液,由重铬酸钾与硫酸配制而成。有很强的氧化能力,对玻璃的侵蚀作用小,洗涤效果好(使用温热的洗液可提高洗涤效率,但也能加快洗液变质的速率),主要用于清洗不易或不应直接刷洗的玻璃仪器,如移液管、刻度吸管、容量瓶、滴定管等。此外,也可用于洗涤长久不用的玻璃仪器以及刷子刷不下的有机污垢。铬酸洗液腐蚀性很强,且对人体有害,使用时要特别注意安全;由于铬能污染水质,所以应注意废液的处理,绝不可将其倒入水池中。

铬酸洗液的配制方法是:称取 10g 工业级 $K_2Cr_2O_7$ 于烧杯中,加入约 20mL 热水溶解后,在不断搅拌下,缓缓加入 200mL 浓硫酸,冷却后转入玻璃瓶中,备用。新配制的洗液呈暗红色,可反复使用,当洗液经长期使用变成绿色时,表明已经失效,不宜再用。

(4) 针对性试剂。

① 无机酸洗液：盐酸、硫酸、硝酸等，主要用于洗涤水垢或盐类结垢。

② 无机碱洗液：浓氢氧化钠、氢氧化钾、碳酸钠等，主要用于洗涤酸性或油脂附着物，煮沸可以加强洗涤效果。但在被洗的容器中存留不得超过 20min，以免腐蚀玻璃。

③ 有机溶剂：沾有较多油脂性污物的玻璃仪器，尤其是难以使用毛刷刷洗的小件或形状复杂的玻璃仪器，如活塞内孔、滴管、移液管、刻度吸管和滴定管的尖头等，可用汽油、甲苯、二甲苯、丙酮、乙醇、氯仿等有机溶剂浸泡或擦洗。

仪器是否洗净可通过器壁是否挂水珠来检查。将洗净后的仪器倒置，如果器壁透明，不挂水珠，则说明已洗净；如器壁有不透明处或附着水珠或有油斑，则未洗净，应予重洗。

用于化学实验的玻璃仪器，最后还必须用蒸馏水淌洗以置换自来水中的杂质。

无论用何种方法洗涤，都应注意：

(1) 仪器用后应尽快洗净，若久置则难于洗涤。

(2) 如玻璃仪器中污物过多，应尽量倒出后再洗刷。倘若污物已呈焦油状，则倾净后先用废纸揩除，然后再洗涤。

### 2.1.2　玻璃仪器的干燥

因为水会干扰许多有机反应的正常进行，一些反应在有水存在下甚至得不到产物，所以玻璃仪器洗净后往往需要干燥。干燥玻璃仪器所采用的方法，因仪器数量、干燥程度以及是否急用等因素而异。常用玻璃仪器干燥方法如下。

1. 晾干

玻璃仪器洗净后，先尽量倒净其中的水分，然后自然晾干。例如，烧杯可倒置于实验柜内；蒸馏烧瓶、锥形瓶和量筒等可倒套在试管架的小木桩上；冷凝管可用铁夹夹住，竖立在实验柜中，放置 1～2d 后，仪器就晾干了。

2. 烘箱烘干

一般使用带鼓风机的电烘箱，温度保持在 100～120℃。鼓风可以加速仪器的干燥。玻璃仪器放入电烘箱前应尽量倒净其中的水，摆放时开口朝上。若开口向下，则从该仪器中流出的水珠将滴落至下层其他已烘热的玻璃仪器上，导致后者炸裂。烘箱一旦开始工作，就不能在烘箱上层添加湿器皿，以免水珠滴落，使下层热器皿骤冷破裂。

厚壁仪器，如量筒、吸滤瓶、冷凝管等，不宜在烘箱中烘干。分液漏斗和滴液漏斗，则必须取下磨砂口玻璃塞和旋塞并擦去油脂后，才能放入烘箱烘干。玻璃仪器上附带的橡胶制品在放入烘箱前应取下。

3. 热(冷)风吹干

对于急于干燥的仪器或不适于放入烘箱的较大的仪器可用热(冷)风吹干法。通常先取少量乙醇、丙酮(或最后再用乙醚)倒入已洗净的玻璃仪器中，摇洗后先用冷风吹 1～2min，待大部分溶剂挥发后，吹入热风至完全干燥，最后以冷风吹去残余蒸气，避免残余蒸气在容器内再次凝聚。

## 2.2　试剂的取用

### 2.2.1　化学试剂的规格

一般将化学试剂按照纯度的高低分级，我国常用试剂一般分为四级并用不同颜色的标签加以区别：

优级纯试剂(guaranteed reagent，G.R.) 纯度很高，主要用于精密分析及科研工作，标签绿色。

分析纯试剂(analytical reagent，A.R.) 纯度仅次于 GR 级，适用于一般定量分析工作，标签红色。

化学纯试剂(chemical pure，C.P.) 纯度更低一些，用于一般定性或要求不高的分析检验，标签蓝色。

实验室试剂(laboratory reagent，L.R.) 用于一般的化学实验(如常规合成实验等)，标签黄色。

不同级别的试剂往往价格相差很大，实验时应根据实验要求，合理选用不同规格的试剂。

### 2.2.2　化学试剂的保管

化学试剂种类繁多、性质各异，应根据其性质，采取不同的保管方法。

(1) 剧毒药品，如氰化物等，要建立严格的领用制度。

(2) 易腐蚀玻璃的试剂，应盛于塑料瓶中。

(3) 对光不稳定的试剂，应盛于棕色试剂瓶并置于阴暗处。

(4) 吸水性强的试剂，应保存于干燥器中。

(5) 易挥发的试剂，应存放在有通风设备的专用试剂柜中。

### 2.2.3　化学试剂的取用

为了得到准确的实验结果，保证安全和试剂不受污染，取用化学试剂时应遵守以下原则：

(1) 拧下的试剂瓶盖口朝上放于实验台面，取完试剂后应随即盖好瓶塞。

(2) 试剂不能与手接触。

(3) 取用试剂的工具(药匙或滴管)不要接触其他试剂或与接收器器壁接触。

(4) 取用试剂不要过量，已取出的试剂不能倒回原瓶中。

(5) 用量不需特别准确时可大约估计添加。少许固体取豌豆大小，少许液体为 3～5 滴。一般 20 滴约为 1mL，如果液滴较大时，按每毫升 16 滴估计。

1. 固体试剂的取用

固体试剂需用清洁干燥的药匙取用；药匙的两端为大小两个匙，取大量固体时用大匙，取少量固体时用小匙。

2. 液体试剂的取用

从滴瓶中取用少量试剂：提起滴管，使管口离开液面，用手指紧捏滴管上部的橡皮头，以赶出滴管中的空气，然后把滴管伸入试剂瓶中，放开手指，吸入试剂。再提起滴管将试剂滴入接收器中。

使用滴瓶时，必须注意下列问题：

(1) 保持滴管垂直，避免倾斜，严禁平放和倒立，以防止试剂流入橡皮头内沾污试剂。

(2) 将试剂滴入接收器时，滴管悬空，滴管管端不得接触接收容器器壁。

(3) 滴管使用后，应立即插回原来的滴瓶中(千万不要插错)。

用倾注法倒取试剂：左手持接收容器，右手握试剂瓶，使试剂瓶标签朝上或两侧(防止试剂腐蚀标签)，将试剂瓶口靠住接收容器口，慢慢让试剂沿着接收器壁流下到所需刻度。若接收容器为敞口容器，可用玻璃棒引流。取用试剂后应立即盖上试剂瓶盖，放回原处。

## 2.3　试样的称量

准确称量物体的质量是化学实验中最基本的操作，天平是化学实验中最重要、最常用的仪器之一。由于不同实验对物体质量称量的准确度要求不一样，进行实验时需要选用不同精度的称量仪器，常用的有托盘天平、电光分析天平和电子天平。

### 2.3.1　称量仪器简介

1. 托盘天平

托盘天平又称台秤，是化学实验室常用的称量仪器。一般能准确称量至 0.1g，可用于实验中对称量准确度要求不高的试剂的称量。

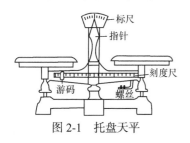

图 2-1　托盘天平

称量前应先检查零点，如果指针不在刻度盘的中间，可调节托盘下面的螺丝，使指针正好停在中间(图 2-1)。称量时，应把称量物品放在左盘，砝码放在右盘。5g 以上的砝码存在砝码盒中，根据需要取出添加在右盘中。5g 以下通过移动标尺上的游码来增减。指针的停点和零点之间相差不到一小格，便可读数。这时砝码和游码所示的质量之和就是称量物的质量。

称量时应注意以下几点：

(1) 称量的固体物品要放在表面皿中或称量纸上，不能直接放在托盘上，吸湿性或具有腐蚀性的药品，应放在玻璃容器内。

(2) 不能称量过冷或过热的物品。

(3) 称量完毕，应把砝码放回砝码盒，把游码移至刻度"0"处。

2. 分析天平

在常量分析中，经常要求称量的误差不超过被称量物体质量的千分之几，能满足这个准确度要求的天平，通常称为感量为万分之一克的分析天平。分析天平的载荷(最大载重量)一般为 100～200g。根据分度值的大小，分析天平又分为常量分析天平(0.1mg/分度)、微量分析天平(0.01mg/分度)、超微量分析天平(0.001mg/分度)。

根据分析天平的结构特点，可分为电光分析天平和电子天平两大类。电光分析天平是根据杠杆原理制造的，构造精密复杂，灵敏度和准确度高，但需多次加减砝码或圈码使天平达到平衡，操作较为烦琐。现在化学实验室更多使用电子天平(图 2-2)，以下介绍它的称量原理和使用方法。

电子天平是根据电磁力补偿的原理设计，并由微处理器控制，使物体在重力场中实现力矩的平衡，经过模数变换，以数字和符号显示出称量的结果。其基本工作原理是：天平空载时，电磁传感器处于平衡状态。加载后，感应线圈的位置发生改变，光电传感器中的光敏三极管所接收的光线强度改变，其输出电流也改变，该变化量经微处理器处理后，控制电磁线圈的电流大小，使电磁传感器重新处于平衡状态；同时，微处理器将电磁线圈的电流变化量转变为数字信号，在显示屏上显示出来。

用电子天平称量全程不需砝码，放上被称物后，在几秒内即达到平衡，显示读数，称量速率快，操作简便，灵敏度高。此外，电子天平还具有自动校准、自动去皮、超载显示、故障报警、质量电信号输出等功能，且可与打印机、计算机联用，进一步扩展其功能，如统计称量的最大值、最小值、平均值及标准偏差等。

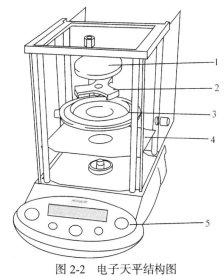

图 2-2　电子天平结构图

1. 秤盘；2. 秤盘支架；3. 屏蔽环；4. 屏蔽盘；

5. 控制面板

尽管电子天平种类繁多，但其使用方法大同小异，具体操作可参考各仪器的使用说明书。下面以德国 Sartorius 公司生产的 Acculab ALC 系列电子天平为例，简要介绍电子天平的使用方法。

(1) 水平调节。在初次使用前及每次变换天平的安装位置后，都要对天平进行水平调节。观察水平仪，若水平仪气泡不位于圆环中央，需反复调整地脚螺栓，直至水平仪内的气泡正好位于圆环的中央。

(2) 预热。接通电源，预热 30min 后，开启显示器进行操作。为达到理想的测量结果，天平在初次接通电源或在长时间断电之后，至少需要 30min 的预热时间。

(3) 校准。天平安装到位后，第一次使用前，应对天平进行调整校准。因存放时间较长、位置移动、环境变化或为获得准确测量，天平在使用前也应进行校准操作。在确认天平空载的情况下，按 ON/OFF 键接通天平，等信号稳定后按 ZERO 键将天平清零，使天平显示零刻度。轻按 CAL 键，调校过程开始，显示不带单位的砝码值(如 100g)。放置所要求的砝码，经一定时间后调校结束，显示称量单位。取下校准砝码，显示器应显示为零。若显示不为零，再仔细重复以上操作。为了得到准确的校准结果，通常需反复校准两次。

(4) 称量。按 ON/OFF 键接通天平进行自检。按 ZERO 键，显示为零后，置被称物于秤盘上，待数字稳定后，该数字即为被称物的质量。

(5) 去皮称量。按 ZERO 键清零，置容器于秤盘上，天平显示容器质量，再按 ZERO 键，显示零，即去皮重。将被称物放入容器中，数字稳定后即显示的是被称物的净质量。

(6) 称量结束后，按 ON/OFF 键关闭显示器。若当天不再使用天平，应拔下电源插头。

该系列电子天平除上述基本称量功能外，还有一些扩展的称量功能，如应用第二皮重存储器称量出混合物中各组成成分的质量，求得被称物相对于参考质量的百分比，在不稳定的环境下求出多次称量结果的平均值等，具体操作步骤见说明书。

### 2.3.2　称量方法

根据不同的称量对象，选用不同的称量方法。常用的有以下三种称量方法。

#### 1. 直接称量法

此法适用于称量洁净干燥的、不易潮解或升华的固体试样。例如，称量某小烧杯的质量，容量器皿校正中称量某容量瓶的质量，重量分析实验中称量某坩埚的质量等，都使用这种称量法。将天平调整零点后，重物放置于天平盘中央，按上述天平使用方法使天平达平衡后，直接读取样品质量。

#### 2. 固定质量称量法

固定质量称量法又称增量法。此法用于称量某一固定质量的试剂(如基准物质)或试样。这种称量操作速率很慢，适用于称量不易吸潮、在空气中能稳定存在的粉末状或小颗粒(最小颗粒应小于 0.1mg)样品，以便调节其质量。称量时，先在天平上称出空的洗净干燥的器皿质量，去皮(ZERO)显示零后，用牛角匙或窄纸条慢慢将试样加到器皿中，使天平读数恰好显示为所需质量数，即称得一定质量的试样。注意：①若不慎加入试剂超过指定质量，应先关闭天平，然后用牛角匙取出多余试剂弃去，不要放回原试剂瓶中。再打开天平，继续小心加入试样粉末，直至所需质量。②操作时绝不能将试剂撒落于天平盘表面皿等容器以外的地方。③称好的试剂必须定量地由表面皿等容器直接转入接收器，若转移时有少量试剂黏附在器皿上时，应用蒸馏水洗入接收器，此即"定量转移"。

#### 3. 递减称量法

递减称量法又称减量法，常用于称量易吸水、易氧化或易与 $CO_2$ 反应的物质。该法称出试样的质量不要求固定的数值，只需在要求的称量范围内即可，是容量分析中最常用的称量方法，如称量用于配制或标定标准溶液的基准物的质量，称取分析样品的质量等。其称量步骤如下：从干燥器中取出称量瓶，用小纸片夹住称量瓶盖柄，打开瓶盖，用牛角匙加入适量试样，盖上瓶盖。用清洁的纸条叠成瓶高的 1/2 左右，以其套在称量瓶上，左手拿住纸带的两端(图 2-3)，将称量瓶置于天平盘。称出称量瓶加试样后的准确质量。将称量瓶取出，在接收器的上方，倾斜瓶身，用称量瓶盖轻敲瓶口上部使试样慢慢落入容器中(图 2-4)。当倾出的试样质量接近所需量(可从体积上估计或试重得知)时，一边继续用瓶盖轻敲瓶口，一边逐渐将瓶身竖直，使黏附在瓶口的试样落下，然后盖好瓶盖，把称量瓶放回天平盘，准确称取其质量。两次质量之差，即为试样的质量。按上述方法连续递减，可称取多份试样。有时一次很难得到合乎质量范围要求的试样，可多进行两次相同的操作过程。

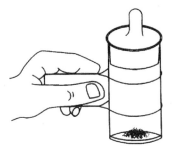

图 2-3 称量瓶拿法

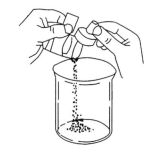

图 2-4 从称量瓶中敲出试样的操作

# 2.4 液体体积的度量

### 2.4.1 量筒的使用

量筒是用来量取液体体积的仪器，常用的有 10mL、25mL、50mL、100mL、250mL、500mL、1000mL 等规格。不同规格的量筒的分度值不同，如 10mL 量筒每小格表示 0.2mL，而 50mL 量筒每小格表示 1mL，因此它们的精度不同，应根据不同的需要，选用相应规格的量筒。读数时应使眼睛的视线和量筒内液体弯月面的最低点保持水平(图 2-5)，偏高或偏低都会造成误差。

### 2.4.2 移液管、吸量管的使用

移液管是用于准确量取一定体积溶液的量出式玻璃量器，它的中间有一膨大部分(图 2-6)，管颈上部刻有一圈标线，在标明的温度下，使溶液的弯月面与移液管标线相切，让溶液按一定的方法自由流出，则流出的体积与管上标明的体积相同，常用的有 5mL、10mL、20mL、25mL、50mL 等规格。吸量管是具有分刻度的玻璃管，又称刻度吸管，如图 2-6 所示。它一般只用于量取小体积的溶液。常用的吸量管有 1mL、2mL、5mL、10mL 等规格，吸量管吸取溶液的准确度不如移液管，主要在光度法实验中使用。

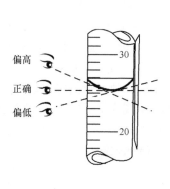

图 2-5 量筒的读数

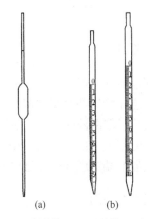

图 2-6 移液管(a)、吸量管(b)示意图

1. 洗涤

使用前，移液管应吸取洗液进行洗涤，然后用自来水冲净，蒸馏水淋洗 3 次至内壁及外壁不挂水珠。若污染严重，则可放在高型玻璃筒或大量筒内用洗液浸泡一段时间后，再取出用自来水和蒸馏水洗净。

2. 润洗

为了保证吸入移液管的溶液不被稀释，在吸取溶液前，一定要用待吸取溶液润洗 3 次。用滤纸片将洗干净的移液管的尖端内外残留的水吸干，然后用左手持洗耳球，将食指或大拇指放在洗耳球的上方，其余手指自然地握住洗耳球，用右手的大拇指和中指拿住移液管或吸量管标线以上的部分，无名指和小拇指辅助拿住移液管，将洗耳球对准移液管，将管尖伸入溶液或洗液中吸取，待吸液吸至球部的 1/4 时(注意，勿使溶液回流，以免稀释溶液)，移出移液管，水平方向(尖端略低于上口)转动，润洗移液管内壁，然后直立移液管，将润洗过的溶液从尖口放出。

3. 移取溶液

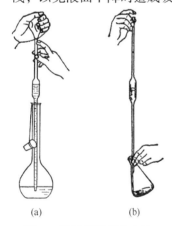

移取溶液时，将移液管管尖插入待吸溶液液面以下 1~2cm 处[图 2-7(a)]。管尖不应伸入太浅，以免液面下降时造成吸空；也不应伸入太深，以免移液管外壁沾带溶液较多。用洗耳球吸取溶液时，应使管尖随液面下降而下降。当移液管中液面上升至标线以上时，迅速移去洗耳球，同时用右手食指堵住管口。然后，将移液管提离液面，使移液管尖紧贴容器内壁，右手食指轻轻松动，使液面缓慢下降，直到平视时弯月面与移液管颈标线相切，这时立即用食指按紧管口。移开溶液容器，左手改拿接收溶液的容器，并将接收容器倾斜，使内壁紧贴移液管尖，呈 30°左右。然后放松右手食指，使溶液自然地沿壁流下，如图 2-7(b)所示。待液面下降到管尖后，等 15s 左右，取出移液管。这时，可见管尖部位仍留有少量溶液，对此，除特别注明"吹"(blow out)字的以外，此管尖部位留存的溶液是不能吹入接收容器中的，因为在工厂生产检定移液管时没有把这部分体积算进去。但必须指出，由于一些管口尖部做得不很圆滑，因此可能会由于紧贴接收容器内

(a)　　　　　　　　(b)

图 2-7 移液管的操作方法

壁的管尖部位不同，留存在管尖部位溶液的体积有大小的变化，为此，可在 15s 后，将管身往左右旋动，这样管尖部分每次留存的体积将会基本相同，不会导致平行测定时偏差过大。

用吸量管吸取溶液时，大体与上述操作相同。但应注意尽可能使用同一根吸量管的同一段，通常尽可能使用上面部分，而不用末端收缩部分。例如，用 5mL 的吸量管移取 3mL 溶液，通常让溶液从最上端刻度 0mL 流至 3mL，而避免从 2mL 刻度流到末端。

### 2.4.3 容量瓶的使用

容量瓶主要用于配制准确浓度的溶液或定量地稀释溶液，故常和分析天平、移液管配合使用。它是一种细颈梨形的平底玻璃瓶，带有磨口玻璃塞或塑料塞，颈上有标线，表示在所指温度(一般为 20℃)时，液体充满至标线时的准确容积。

容量瓶的使用一般有以下几个步骤：

(1) 检查瓶塞是否漏水。容量瓶使用前应检查是否漏水，检查方法如下：注入自来水至标线附近，盖好瓶塞，将瓶外水珠拭净，用左手食指按住瓶塞，其余手指拿住瓶颈标线以上部分，用右手指尖托住瓶底边缘。将瓶倒立 2min，观察瓶塞周围是否有水渗出，如果不漏，将瓶直立，把瓶塞旋转 180°，再倒立 2min，如不漏水，即可使用。

(2) 检查标线距离瓶口是否太近。若标线距离瓶口太近，不便混匀溶液，则不宜使用。

(3) 洗涤。可先用洗液浸洗，再用自来水、蒸馏水洗净。注意不宜用毛刷刷洗。

(4) 转移溶液。用容量瓶配制标准溶液或分析试液时，最常用的方法是将待溶固体称出置于小烧杯中，加水或其他溶剂将固体溶解，然后将溶液定量转入容量瓶中。定量转移溶液时，右手拿玻璃棒，左手拿烧杯，使烧杯嘴紧靠玻璃棒，而玻璃棒则悬空伸入容量瓶口中，棒的下端应靠在瓶颈内壁上，使溶液沿玻璃棒和内壁流入容量瓶中，如图 2-8 所示。烧杯中溶液流完后，玻璃棒和烧杯稍微向上提起，并使烧杯直立，再将玻璃棒放回烧杯中。然后，用洗瓶吹洗玻璃棒和烧杯内壁，再将溶液定量转入容量瓶中。如此吹洗、转移的定量转移溶液的操作，一般应重复 3 次以上，以保证定量转移。然后加水至容量瓶容积的 3/4 左右时，用右手食指和中指夹住瓶塞的扁头，将容量瓶拿起，按同一方向摇动几周，使溶液初步混匀。继续加水至距离标线约 1cm 处后，等 1～2min，使附着在瓶颈内壁上的溶液流下后，再用细而长的滴管加水至弯月面下缘与标线相切，注意勿使滴管接触溶液。无论溶液有无颜色，其加水位置均为使水至弯月面下缘与标线相切为标准。当加水至容量瓶的标线时，盖上干的瓶塞，用左手食指按住塞子，其余手指拿住瓶颈标线以上部分，而用右手的全部指尖托住瓶底边缘，如图 2-9 所示，然后将容量瓶倒转，使气泡上升到顶，振荡混匀溶液。再将瓶直立过来，如此反复 10 次左右，即可将溶液混匀。稀释溶液时用移液管移取一定体积的溶液于容量瓶中，按前述方法加水定容和混匀溶液。

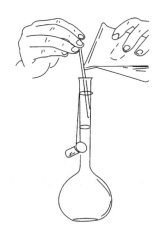

图 2-8　转移溶液操作

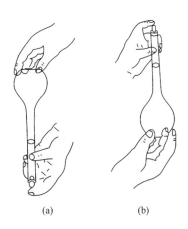

(a)　　　　　　(b)

图 2-9　混合摇匀容量瓶

容量瓶操作使用应注意以下几点：

(1) 不要将其磨口玻璃塞随便取下放在桌面上，以免沾污或弄错，可用橡皮筋或细绳将瓶塞系在瓶颈上。当使用平顶的塑料塞时，取下时可将塞子倒置在桌面上放置。

(2) 不宜长期保存试剂溶液，尤其是碱性溶液，它会浸蚀瓶塞使其无法打开。配好的溶液需保存时，应转移至清洁干燥的试剂瓶中。

(3) 使用完毕应立即用水冲洗干净，如长期不用，磨口处应洗净擦干，并用纸片将磨口与瓶塞隔开。

(4) 容量瓶不得在烘箱中烘烤，也不能在电炉等加热器上直接加热。如需使用干燥的容量瓶时，用乙醇等有机溶剂荡洗后晾干或用电吹风的冷风吹干。

### 2.4.4　滴定管的使用

滴定管是滴定时用来准确测量滴定剂体积的玻璃量器。滴定管分为酸式滴定管[图 2-10(a)]和碱式滴定管[图 2-10 (b)]。滴定管的总容积最小的为 1mL，最大的为 100mL，常用的是 50mL和 25mL 的滴定管。例如，50mL 滴定管就是将滴定管的一段分为 50 等分，每一等分为 1mL，再将每 1mL 分为 10 等分，每一小格为 0.1mL，读数时，在每一小格间可再估读出 0.01mL。

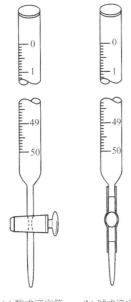

酸式滴定管的玻璃管下端连接有玻璃活塞，可盛装酸性、中性和氧化性溶液，不可盛装碱性溶液，因为碱性溶液会腐蚀玻璃的磨口和活塞。目前新型的酸式滴定管，活塞由聚四氟乙烯制造，可盛装各种溶液。碱式滴定管的下端连接一乳胶管，内放一玻璃珠，以控制溶液的流出，下面再连接一尖嘴玻璃管。这种滴定管用于盛装碱性及无氧化性溶液，不能盛放 $KMnO_4$、$AgNO_3$、$I_2$ 等能与乳胶管作用的溶液。

#### 1. 滴定管的准备

1) 检漏

使用前首先检查滴定管的密合性(不涂凡士林检查)：将活塞用水润湿后插入活塞套中，旋紧关闭充水至最高标线，垂直挂在滴定台上，20min 后漏水不应超过 1 个分度。碱式滴定管要选择直径合适的乳胶管和大小适中的玻璃珠，否则会造成漏水或流出溶液困难。

(a) 酸式滴定管　(b) 碱式滴定管

图 2-10　滴定管示意图

2) 涂凡士林

为了使酸式滴定管的玻璃活塞转动灵活和防止漏液，必须在塞子与活塞套内壁涂少许凡士林。首先将滴定管平放在实验台上。抽出活塞，用滤纸擦干活塞表面和活塞套内表面的水及油污，然后涂凡士林。可用下面两种方法进行：如图 2-11 所示，一种是用手指将凡士林涂在活塞的大头上(A 部)，另用火柴梗或玻璃棒将凡士林涂在与活塞 B 部相接触的活塞套内壁的部

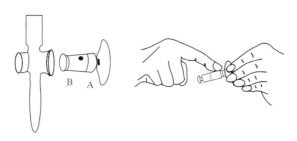

图 2-11　酸式滴定管涂凡士林的方法

分；另一种方法是用手指蘸上凡士林后，均匀地在活塞 A、B 两部分涂上薄薄的一层。

涂凡士林时，不要涂得太多，以免活塞孔被堵住；也不要涂得太少，以免达不到活塞转动灵活和防止漏水的目的。涂凡士林后，将活塞直接插入活塞套内。插入时活塞孔应与滴定管平行，此时活塞不要转动，这样可以避免将凡士林挤到活塞孔中。然后，沿同一方向旋转活塞，直至活塞全部呈透明状为止。在活塞末端套一橡皮圈以防在使用时将活塞拉出。然后将滴定管灌满水，夹在滴定台上，2min 后观察是否渗漏；将活塞转动 180°，再试一次。如果漏水应重新涂凡士林或更换滴定管。

3) 洗涤

一般用自来水冲洗，零刻度以上部位可用毛刷沾洗涤剂刷洗。零刻度以下部位如不干净，则采用洗液洗涤(碱式滴定管应除去乳胶管，用橡胶乳头将滴定管下口套上)。装入约 10mL 洗液，双手平托滴定管的两端，不断转动滴定管，使洗液润洗滴定管内壁，操作时管口对准洗液瓶口，以防洗液外流。洗完后，将洗液分别由两端放出。如果滴定管太脏，可将滴定管装满洗液夹在滴定台上，浸泡一段时间(为防止洗液流出，在滴定管下方可放一烧杯)，然后将洗液倒回原瓶，用自来水、蒸馏水洗净。

4) 润洗

为了保证装入滴定管的溶液不被稀释，在开始滴定前应先用该操作溶液润洗滴定管 2~3次，每次约 10mL，润洗的方法与用洗液洗涤的方法相同。然后左手持滴定管上端无刻度处，使滴定管略倾斜，右手握住盛溶液的试剂瓶，将溶液直接加入滴定管。注意操作溶液一般要直接倒入滴定管，而不借助漏斗或通过烧杯转移后再倒入滴定管，因为这样增加了稀释和污染操作溶液的机会。

5) 气泡排除

滴定管充满操作液后，应检查管的出口下部尖嘴部分是否充满溶液，是否留有气泡。对于酸式滴定管，一般用右手拿滴定管上部无刻度处，并使滴定管倾斜 30°，左手迅速打开活塞，使溶液冲出管口，反复数次，一般即可达到排除酸管出口处气泡的目的。排除气泡后随即关闭活塞。对于碱式滴定管，可用左手大拇指和食指捏住玻璃珠部位，使乳胶管向上弯曲翘起，并捏挤乳胶管，使溶液从管口喷出，即可排除气泡，如图 2-12 所示。

6) 调零点和读数

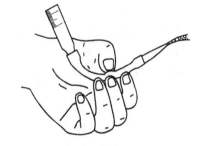

气泡排除后，可调节零点。补充操作溶液至零刻度之上，从滴定管尖端处放出溶液，调整滴定管内溶液高度至零刻度。为了读数准确，在放出溶液后，等待 1~2min(放液速率较慢时，等待 0.5~1min 即可)，使附在内壁的溶液流下后再读数。读数时应将滴定管从滴定架上取下，用右

图 2-12 碱式滴定管排气泡的方法

手大拇指和食指捏住滴定管上部无刻度处，其他手指从旁辅助，使滴定管保持垂直，然后读数。读数时，视线应与弯月面下缘实线的最低点在同一水平面上。对于深色溶液(如 $KMnO_4$、$I_2$ 等)，其弯月面不够清晰，最低点不易观察，读数时视线应与液面两侧最高点相切，这样才较易读准。滴定管上两个小刻度之间为 0.1mL，要求估计到 0.01mL。有些滴定管的背后有一条白底蓝线，称为"蓝带"滴定管，当蓝带滴定管盛溶液后，液面呈现三角交叉点，此交叉点与刻度相交之点即为蓝带管读数的正确位置。

2. 滴定操作

滴定操作一般在锥形瓶或烧杯中进行,滴定台应是白色的,否则应衬一块白瓷板作为背景,这样便于观察滴定过程中溶液颜色的变化。

将滴定管固定在滴定管架上,使用酸式滴定管时,用左手控制活塞(图 2-13),大拇指在前,中指和食指在后。无名指及小指向手心弯曲,轻轻地贴着出口部分,手心内凹,以防止顶着活塞而造成漏液。适当转动活塞,以控制流速。注意在旋转活塞时不要向外用力,以免推出活塞造成漏液,应使活塞稍有一点向手心的回力。

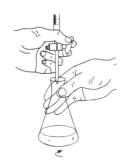　　　　　　　　　　　　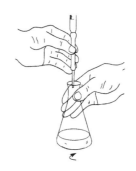

图 2-13　酸式滴定操作　　　　　　　　　　　图 2-14　碱式滴定操作

使用碱式滴定管时,仍以左手握管(图 2-14),用大拇指和食指捏住玻璃珠所在部位,往右偏上的方向捏乳胶管,使溶液从玻璃珠旁空隙处流出(图 2-15)。注意不要从正中相反方向用力捏玻璃珠的中心位置,也不要使玻璃珠上下移动或捏玻璃珠下部乳胶管,以免空气进入而形成气泡,影响读数。

在锥形瓶中滴定时,左手握滴定管滴加溶液,右手的大拇指、食指和中指拿住锥形瓶,其余两指辅助在下侧,使瓶底离滴定台高 2～3cm,滴定管下端伸入瓶口内约 1cm。左手按前述方法控制滴速,边滴加溶液,边用右手摇动锥形瓶,两手操作配合协调。

在烧杯中滴定时,将烧杯放在滴定台上,调节滴定管的高度,使尖嘴伸进烧杯约 1cm。滴定管下端应在烧杯中心的左后方处(放在中央影响搅拌,离杯壁过近不利于搅拌均匀)。左手滴加溶液,右手持玻璃棒搅拌溶液,如图 2-16 所示。当滴至接近终点时,所加的半滴溶液可用玻璃棒下端承接入烧杯中,但要注意,玻璃棒只能接触液滴,不能接触管尖。

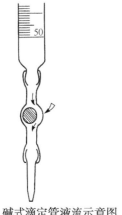　　　　　　　　　　　　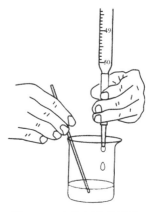

图 2-15　碱式滴定管液流示意图　　　　　　　图 2-16　在烧杯中的滴定

进行滴定操作时，应注意以下几点：

(1) 最好每次滴定都从 0.00mL 开始，或接近零刻度开始，以避免由于滴定管刻度不均匀影响平行测定的精密度。

(2) 滴定时，左手不能离开活塞，而任溶液自流。

(3) 摇瓶时，应微动腕关节，使溶液向同一方向旋转(左、右旋转均可)，不能前后振动，以免溶液溅出。不要因摇动使瓶口碰到滴定管管口上，以免造成事故。摇瓶时，一定要使溶液旋转出现漩涡，因此要求有一定速度，不能摇得太慢，影响化学反应的进行。

(4) 滴定时，不要看滴定管上的刻度变化，而要观察滴落点周围颜色的变化，以便及时正确地判断终点，终止滴定。滴定停止后，滴定管尖端不能悬挂溶液，滴定管中也不能有气泡进入，否则从滴定管读出的体积并非实际消耗的滴定液的体积，将使测定结果产生误差。

(5) 滴定速率控制方面，一般开始时，滴定速率可稍快，约为 $10mL \cdot min^{-1}$，即每秒 3～4 滴。滴定速率不能太快，不要滴成"水线"。接近终点时，应改为逐滴滴入，甚至是半滴半滴地滴入，即加一滴或半滴，摇几下，再加，再摇。最后是每加半滴，摇几下锥形瓶，直至溶液出现明显的颜色变化为止。半滴的控制和吹洗方法是：轻轻转动酸式滴定管的活塞，或轻轻捏挤碱式滴定管玻璃珠部位的乳胶管，使溶液悬挂在出口管嘴上，形成半滴，用锥形瓶内壁将其沾落，再用洗瓶吹洗锥形瓶内壁。滴入半滴溶液后，也可采用倾斜锥形瓶的方法，利用锥形瓶中的溶液将附于壁上的溶液冲刷至瓶中。这样可避免吹洗次数太多，造成被滴溶液过度稀释，而使终点时指示剂颜色变化不敏锐。

### 2.4.5 移液枪的使用

移液枪又称微量移液器，常用于实验室微量液体的移取，通常吸液范围为 1～1000μL，不同规格的移液枪配套使用不同大小的枪头。移液枪使用的基本方法如下：

(1) 设定容量。设定所需的容量时应先调整到大于设定容量值的 1/4 圈，再调至设定值，这样可排除机械间隙，使设定量值准确。

(2) 吸液。连接恰当的枪头，按下控制钮至第一挡，将移液枪吸嘴垂直进入液面下 1～6 mm (视移液枪容量大小而定，0.1～10μL 容量的移液枪进入液面下 1～2mm，2～200μL 容量的移液枪进入液面下 2～3mm，1～5mL 容量的移液枪进入液面下 3～6mm。为使吸液准确，可将枪头预洗 3 次，即反复吸排液体 3 次)，然后使控制钮缓慢滑回原位。等待 1～3s，缓慢将移液枪提离液面，确保枪头外壁无液体。

(3) 排液。将枪头以一定角度抵住容器内壁，缓慢将控制钮按至第一挡并等待 1～3s，再将控制钮按至第二挡，将剩余液体排净。慢放控制钮，按压弹射键弹射出吸嘴。

(4) 使用完毕后，将移液枪竖直挂在移液枪架上。

注意事项如下：

(1) 调节量程的时候，千万不要将按钮旋出量程，否则会卡住内部机械装置而损坏移液枪。

(2) 装枪头时不可使劲地在枪头盒子上敲击。

(3) 当移液枪枪头里有液体时，切勿将移液枪水平放置或倒置，以免液体倒流腐蚀活塞弹簧。

# 2.5　加热和冷却

为了提高或抑制化学反应速率、促使化学平衡的移动、实现合成产物的分离等，经常需要用到加热和冷却操作。由于各种加热源和制冷源特点不同，加热和冷却对象的要求不同，加热和冷却操作多种多样。现分述如下。

## 2.5.1　加热

加热可分为直接加热和间接加热两种方式。为保证加热均匀，实验室中一般使用间接加热，不采用直接加热。根据加热温度、升温速率等的需要，可采取不同的加热手段。

### 1. 直接加热

直接加热是指受热仪器与热源(如火焰)直接接触加热。盛有有机溶剂的容器禁止直接加热。定性验证性实验用酒精灯加热试管是常见的直接加热方式。

使用酒精灯应注意：

(1) 点燃酒精灯之前，先打开灯盖，并把灯头的瓷管向上提一下，使灯内的酒精蒸气逸出，这样才可避免点燃时酒精蒸气因燃烧受热膨胀而将瓷管连同灯芯一并弹出，从而引起燃烧事故。

(2) 酒精灯应用火柴杆引燃，绝不能拿燃着的酒精灯去引燃另一盏酒精灯。因为这样做将使灯内的酒精从灯头流出，引起燃烧。

(3) 熄灭酒精灯时，把灯盖罩上，片刻后再把灯盖提起，然后再罩上，可避免灯盖揭不开之弊。注意，千万不能用口吹熄。

(4) 添加酒精时应先熄灭灯焰，然后借助漏斗把酒精加入灯内。灯内酒精的储量以酒精灯容积的 1/2～2/3 为宜，不得过多。

### 2. 间接加热

间接加热是指受热仪器与热源不直接接触，热通过介质传递给受热仪器的加热方式。

#### 1) 空气浴加热

空气浴是利用热空气间接加热，对于沸点在 80℃以上的液体均可采用。最简单的方法是把容器放在石棉网上加热。例如，在烧杯、锥形瓶等平底容器中加热水或水溶液时，可将容器直接放在石棉网上加热;若在圆底瓶、梨形瓶等容器中加热有机物，则瓶底与石棉网间隔 1～2mm。空气浴加热法受热不均匀，不能用于加热低沸点易燃的物质。半球形的电热套是比较好的空气浴。加热套以玻璃丝包裹电热丝盘成碗状，与变压器配套联用，具有调温范围宽广、不见明火、使用安全等优点。电热套的使用温度一般不超过 400℃，因为电热套的电阻丝是用玻璃丝包裹的，过度加热会使玻璃丝熔融变硬，容易破碎。为了不影响加热效果，电热套大小要合适。要避免有机溶剂或酸碱性溶液流到电热套内，否则会造成电阻丝短路或腐蚀。

#### 2) 水浴加热

若加热温度在 100℃以下，最好用水浴加热。具体操作过程为：将容器浸入水浴中(不能使容器接触到水浴锅底)，小心加热，保持所需的温度。水浴加热使受热物质受热均匀且温度不高于 100℃。若温度稍高于 100℃，则可选用适当无机盐类的饱和水溶液作为热浴液 (表 2-1)。

表 2-1　某些无机盐的饱和溶液作热浴液

| 盐类 | 饱和水溶液的沸点/℃ |
| --- | --- |
| NaCl | 109 |
| MgSO$_4$ | 108 |
| KNO$_3$ | 116 |
| CaCl$_2$ | 180 |

　　水浴锅可为铜质或铝质。当加热少量低沸点液体时，也可用烧杯代替水浴锅，但烧杯下一定要垫石棉网。将装有待加热物料的烧瓶浸于水中，使水面高于瓶内液面，瓶底也不触及锅底，然后调节火焰(或电压)将温度控制在所需的温度范围之内。由于水的不断蒸发，适当时要添加热水，使水浴中的水面经常保持稍高于容器内的液面。为了减少水的蒸发，可使用专门的水浴锅，其锅盖由一组直径递减的同心圆环组成，可防止水的过快蒸发。若无此设备，可在水中加入少量石蜡，石蜡受热熔融浮于水面也可防止水的蒸发。水浴加热较为方便，但是必须注意，当实验中用到金属钾、钠或者要求无水操作时，绝不能在水浴上进行，否则会引起火灾或导致实验失败。

　　3) 油浴加热

　　若加热温度在 100～250℃，可采用油浴加热。油浴加热的优点是能使反应体系受热均匀。油浴所能达到的温度因所用油的种类不同而不同，常用的油浴有：

　　(1) 甘油。可以加热到 140～150℃，温度过高时容易发生炭化。

　　(2) 植物油，如菜油、花生油等。新鲜植物油受热到 220℃时，往往会有一部分新鲜植物油分解而冒烟，所以加热温度不能超过 220℃。久用的植物油可以加热到 220℃，其中常加入 1%的对苯二酚作抗氧化剂。

　　(3) 石蜡油。可以加热到 200℃左右，温度稍高也不分解，但易冒烟燃烧。

　　(4) 硅油。硅油在 250℃时仍较稳定，透明度好，安全，是目前实验室内较为常用的油浴之一，但其价格较贵。

　　使用油浴加热时要特别小心，防止着火。当油浴受热冒烟严重时，应立即停止加热，油浴中应挂一温度计，可以观察油浴的温度和有无过热现象，同时便于调节温度。使用油浴时要防范可能引起油浴燃烧的因素。

　　加热完毕取出反应容器时，仍用铁夹夹住反应器离开油浴液面且悬置片刻，待容器壁上附着的油滴完后，再用纸片或干布擦干器壁。

　　油浴的使用方法与水浴类似，但久用会变黑，高温会冒烟，混入水珠会造成暴溅。油的膨胀系数较大，若油浴锅内油装得过多，受热时将溢出锅外，造成污染或引起燃烧，所以在人数众多的学生实验室中不常使用油浴加热。

　　4) 砂浴加热

　　在铁盘内放入细砂，将被加热的烧瓶半埋入砂中即构成砂浴。砂浴可加热至 350℃，且不会有污染，但砂子导热慢、散热快，升温也不均匀，所以容器底部与砂浴接触处的砂层要薄，使容器容易受热；容器周围与细砂接触的部分，可用较厚的砂层，使其不易散热，桌面最好垫上石棉板，以免烤坏桌面。但砂浴由于散热太快，温度上升较慢，不易控制。

除以上介绍的几种加热方法外，还可用熔盐浴、金属浴(合金浴)、电热法等加热方法，以满足实验的需要。无论用何种方法加热，都要求加热均匀而稳定，尽量减少热损失。

### 2.5.2　冷却

#### 1. 自然冷却

热的液体可在空气中放置一定时间，任其自然冷却至室温。

#### 2. 冷水冷却

当实验需要快速冷却或需要的温度不是太低时，可将盛有溶液的器皿放在冷水浴或冷水流中冷却。

#### 3. 冷却剂冷却

如果需要将反应混合物保持在 0℃以下，常用碎冰和无机盐的混合物作冷却剂。制作冰盐冷却剂时，应把盐研细，然后和碎冰(或雪)按一定比例均匀混合，混合比例及达到的最低温度见表 2-2。

表 2-2　无机盐与水混合比例及达到的最低温度

| 盐类 | 100g 碎冰中加盐的质量/g | 混合物能达到的最低温度/℃ |
| --- | --- | --- |
| $NH_4Cl$ | 25 | −15 |
| $NaNO_3$ | 50 | −18 |
| $NaCl$ | 33 | −21 |
| $CaCl_2 \cdot 6H_2O$ | 100 | −29 |
| $CaCl_2 \cdot 6H_2O$ | 143 | −55 |

实验室最常用的冷却剂是碎冰和氯化钠的混合物，它实际能冷却到−5～−18℃。

若要达到更低温度，用干冰(固体二氧化碳)与乙醇或丙酮的混合物，可冷至−50～−78℃。干冰在加入时会剧烈起泡，因此在加入之前必须在铁研钵(不能用瓷研钵)中很好地粉碎，操作时注意戴好防护眼镜和手套。由于有爆炸的危险，必须在保温瓶(也称杜瓦瓶)上包以石棉绳或类似的材料，也可以用金属丝网或木箱等加以防护。保温瓶的上缘是特别敏感的部位，小心不要碰撞。

液氮可冷至−196℃，购买和使用都很方便。在某些有机溶剂中加入液氮可以调节所需的低温。一些用作低温恒温的有机溶剂见表 2-3。在一个清洁的保温瓶中注入纯的有机溶剂，其用量不超过容积的 3/4，在良好的通风橱中缓慢地加入新取的液氮，并用一支结实的搅拌棒迅速搅拌。

表 2-3 可作低温恒温浴的有机溶剂

| 化合物 | 冷浴温度/℃ |
|---|---|
| 乙酸乙酯 | -83.6 |
| 丙二酸乙酯 | -51.5 |
| 异戊烷 | -160.0 |
| 乙酸甲酯 | -98.0 |
| 乙酸乙烯酯 | -100.2 |
| 乙酸正丁酯 | -77.0 |

为了保持制冷效果,通常把冷却剂放在保温瓶或其他绝热较好的容器中,上口用铝箔覆盖,降低其挥发和散热的速率。

若有机物要长期保持低温,则需使用电冰箱。置于冰箱内的容器必须贴好标签,盖好瓶塞,否则水蒸气会进入容器,容器内放出的腐蚀性气体也会腐蚀冰箱,逸出的有机溶剂还可能引起爆炸。此外,在进行低温反应时一定要注意根据不同的温度范围选择不同的温度计。温度低于-38℃时,由于水银会凝固,因此不能用水银温度计。对于较低的温度,应采用添加少许颜料的有机溶剂(如甲苯可达-90℃,正戊烷可达-130℃)温度计。

# 2.6　沉淀的分离和洗涤

## 2.6.1　倾析法

当晶体或沉淀的颗粒较大,静置后能沉降至容器底部时,上层清液可由倾析法除去。具体做法是:把沉淀上部的溶液直接倾入另一容器内,如果需要洗涤,可加入少量洗涤液或蒸馏水,搅拌后沉降再倾析除去洗涤液,反复几次,即可洗净固体物质。

## 2.6.2　离心分离法

溶液和沉淀都很少时,可用离心机离心分离。离心分离操作简单,分离速率快。

将盛有溶液和沉淀混合物的离心管放入离心机的试管套筒内,如果离心机是手摇的,插上摇柄,然后按顺时针方向摇转。启动时要慢,逐渐加快,停止离心操作时,必须先取下摇柄,让试管套筒自然停止转动,不可用手去按住离心机的轴,否则不仅易损坏离心机,且因骤然停止会使已沉淀物又翻腾起来。

为了防止由于两支管套中质量不均衡引起的振动而造成轴的磨损,必须在放入离心管的对面位置上,放一同样大小的试管,内装与混合物等体积的水,以保持平衡(电动离心机的使用方法和注意事项与手摇式离心机基本相同)。

离心操作完毕后,从套筒中取出离心试管,再取一小滴管,先捏紧其橡皮头,然后插入试管中,插入的深度以尖端不接触沉淀为限。然后慢慢放松捏紧的橡皮头,吸出溶液,移去。这样反复数次,尽可能把溶液移去,留下沉淀。

如要洗涤试管中存留的沉淀,可由洗瓶挤入少量蒸馏水,用玻璃棒搅拌,在进行离心沉降后按上法将上层清液尽可能地吸尽。重复洗涤沉淀 2~3 次。

### 2.6.3 过滤法

沉淀或晶体比较多,需要将其与溶液分离比较彻底时,常用过滤法。过滤的方法有常压过滤、减压过滤和热过滤三种。

常压过滤最为简便,在玻璃漏斗内壁紧贴一张折成锥形的滤纸,用玻璃棒转移溶液进行过滤。此时应注意,玻璃棒要靠在三层滤纸处,漏斗颈应靠在接收容器的内壁,先转移溶液,后转移沉淀,漏斗内液面不得超过滤纸高度的2/3。

减压过滤也称抽滤,其装置如图2-17所示(注意漏斗下端的斜口正对吸滤瓶的抽气嘴),由于循环水泵的抽气,吸滤瓶内压力下降,在布氏漏斗内的液面和吸滤瓶内造成一个压力差,不但过滤的速率比常压过滤快,而且得到的晶体或沉淀比较干。装置中设置一个安全瓶,是为了防止操作不当时自来水倒吸而沾污滤液。

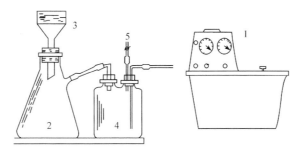

图 2-17 减压过滤装置

1. 循环水式真空泵;2. 吸滤瓶(抽滤瓶);3. 布氏漏斗;4. 安全瓶;5. 导气管

抽滤所用的滤纸应略小于漏斗内径,但又能把瓷孔全部盖没。过滤前,先将滤纸湿润并开泵抽气使滤纸贴紧,再借助于玻璃棒将混合溶液分批往漏斗中转移(注意漏斗内溶液的量不能超过漏斗容量的2/3)。停止过滤时应先使导气管与大气连通,然后再关循环水泵。

洗涤晶体或沉淀时,洗涤溶剂应尽量少,方法是暂停抽气(解除真空),在晶体或沉淀上加少量洗涤溶剂,静置(必要时用玻璃棒小心地拨松晶体)让溶剂均匀地浸润晶体,再抽气除去洗涤溶剂,一般洗涤2~3次即可。

松散的晶体可直接从漏斗中倒出;若是比较致密的沉淀,将漏斗倒扣在滤纸或表面皿上,用洗耳球在漏斗口吹一下,即可将沉淀连同滤纸从漏斗中脱出。

在有强碱、酸、酸酐、氧化剂等存在时,由于它们能腐蚀普通滤纸,故不能使用布氏漏斗抽滤,可改用砂芯漏斗。砂芯漏斗又称玻砂滤器(图2-18),其滤板是用玻璃粉末在高温下熔结而成的。按照滤板微孔的孔径,由大至小分为六级,分别用 G1~G6(或 1~6 号)来表示。G1型孔径最大(80~120μm),G6 型孔径最小(2μm 以下)。G3 型相当于中速滤纸,用于过滤粗晶形沉淀物。较细的晶形或胶状的沉淀物一般选用 G4 型或 G5 型。使用砂芯漏斗,需要用抽气法过滤。其抽滤操作比较方便,只是砂芯漏斗价格较高,在目前广泛使用还受到限制。

热过滤通常采用热漏斗过滤(图2-19),它的外壳是用金属薄板制成的,其内装有热水,必要时还可在外部加热,以维持过滤液的温度。重结晶时常采用热过滤,如果没有热漏斗,可用普通漏斗在水浴上加热,然后立即使用。此时应注意选择颈部较短的漏斗。

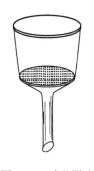

图 2-18　砂芯漏斗

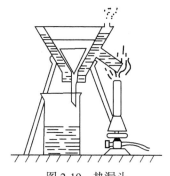

图 2-19　热漏斗

热过滤常采用折叠滤纸。折叠方法如下：将选定的圆形滤纸(方形滤纸可在折好后再剪)按图 2-20 先一折为二，再沿 2-4 折成四分之一。然后将 1-2 的边沿折至 4-2，2-3 的边沿折至 2-4，分别在 2-5 和 2-6 处产生新的折纹。继续将 1-2 折向 2-6，2-3 折向 2-5，分别得到 2-7 和 2-8 的折纹。同样以 2-3 对 2-6，1-2 对 2-5，分别折出 2-9 和 2-10 的折纹。最后在 8 个等分的每一个小格中间以相反方向折成 16 等分。结果得到折扇一样的排列。再在 1-2 和 2-3 处各向内折一小折面，展开后即得到折叠滤纸或称扇形滤纸。在折纹集中的圆心处，折时切勿重压，否则滤纸的中央在过滤时容易破裂。在使用前，应将折好的滤纸翻转并整理好后再放入漏斗中，这样可避免被手指弄脏的一面接触滤液。

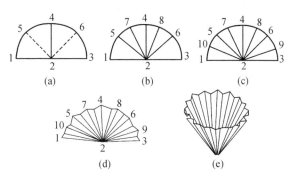

图 2-20　折叠滤纸的折叠方法

## 2.7　结晶、重结晶和升华

### 2.7.1　结晶和重结晶

在无机物制备或有机物合成中，为了获得所需的产品，反应结束后，通常采用蒸发、浓缩的方法，使化合物在溶液中达到过饱和状态而析出，这种方法称为结晶。蒸发浓缩一般在蒸发皿中进行，对热稳定的溶液可用直火加热，否则要用水浴等间接加热，当溶液浓缩到一定浓度后，冷却就会有溶质的晶体析出。如果结晶所得的物质纯度不符合要求，需要重新加入一定量溶剂进行溶解、蒸发和再结晶，这个过程称为重结晶。

不同物质在同一溶剂中具有不同的溶解度，重结晶正是利用这一原理对含有杂质的化合物进化纯化的，重结晶纯化物质的方法，只适用于溶解度随温度上升而增大的化合物。具体操作如下：先将被纯化物质溶解并加热浓缩配成饱和溶液，趁热滤去不溶性杂质，然后将溶液冷却，溶质便结晶析出,而可溶性杂质因未达到饱和状态仍留于母液中。通过过滤将晶体与母液分开,便可得到较纯净的物质(如果有有色杂质,可在被纯化物质溶解步骤先加活性炭进行脱色,在趁热过滤时和不溶性杂质一起除去。注意:活性炭不能在沸腾时加入)。

## 2.7.2　升华

严格地说,升华是指自固态不经过液态而直接转变成蒸气的现象。但有机化学实验操作中,把物质从蒸气不经过液态而直接转变成固态的过程也称为升华。由升华所得的固体物质往往具有较高的纯度,所以升华常用来纯化固体有机化合物。升华要求固体物质在其熔点温度下具有相当高(高于 20mmHg[①])的蒸气压,这是升华提纯的必要条件。

升华点就是固体物质的蒸气压和外压相等时的温度。在这个温度时,晶体的气化甚至在其内部发生,由于气化速率过快,难免将杂质一起带出而污染升华物,因此升华操作时应注意控制温度,让升华在低于升华点的温度下进行。

一个简单的升华装置是由一个瓷蒸发皿和一个覆盖其上的漏斗组成(图 2-21)。粗产物放置在蒸发皿中,上面覆盖一张穿有许多小孔的滤纸,用棉花疏松地塞住漏斗管,以减少蒸气逃逸。然后在石棉网上渐渐加热(最好能用砂浴或其他热浴),控制温度,慢慢升华。蒸气通过滤纸小孔上升,冷却凝结在滤纸上或漏斗壁上。必要时漏斗外壁可用湿布冷却。

对于常压下不能升华或升华很慢的一些物质,常在减压下进行升华。减压升华装置如图 2-22 所示,外面大套管可抽真空,固体物质放在大套管的底部。中间小管作为冷凝管可通水或空气,升华物质冷凝在小管的外面。减压升华一般在水浴或油浴中加热。

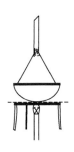　　　　　　　　　　　　　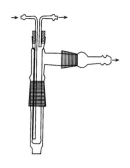

　　图 2-21　常压升华装置图　　　　　　　　　图 2-22　减压升华装置

# 2.8　萃　　取

用一溶剂抽取另一溶液或固体中的物质称为萃取。萃取是有机、分析化学实验中常用的一种基本操作。

## 2.8.1　溶液中物质的萃取

它的基本理论依据是溶液的分配比学说,实验室中常见的是水溶液中溶质的萃取。萃取的

---

① 非法定单位,1mmHg=1.333 22×10²Pa,下同。

效果很大程度上取决于萃取剂的选择。一般萃取剂应具备如下几个条件：①与水不相混合，能较快地分层；②被萃取物质在其中的溶解度要远大于在水中的溶解度，而杂质的溶解度则越小越好；③易挥发，以便与所萃取的物质相分离，常用的萃取剂有乙醚、氯仿、苯、乙酸乙酯等。

萃取操作中，最常用的器皿是分液漏斗。它的容量应比溶液的体积大一倍以上。使用前先用润滑脂(常用凡士林)调试活塞，直至旋转自如，关闭不漏液为止。然后分别将溶液和萃取溶剂加入分液漏斗中，以右手手掌顶住漏斗磨口玻璃塞子，左手握住漏斗的活塞部分，大拇指和食指按住活塞柄，对溶液进行振摇。振摇时应注意经常放气，即打开活塞，使漏斗内过量的蒸气逸出，最后将漏斗静置，使溶液分层(图 2-23)。下层由活塞放出，上层从上口倒出，一次萃取不完全，一般要进行多次萃取。

### 2.8.2 固体物质的萃取

固体物质的萃取，通常是用长期浸出法或采用脂肪提取器(索氏提取器)提取法。实验室中少量固体物质的萃取多用索氏提取器，如图 2-24 所示。索式提取器是利用溶剂回流及虹吸原理，使固体物质每一次都能为纯的溶剂所萃取，因而效率较高。萃取时，固体物质放于滤纸套内，置于提取器中，在水浴上加热，当烧瓶内的溶剂沸腾时，蒸气通过玻璃管上升，被冷凝管冷凝成液体，滴入提取器中，当液面超过虹吸管的最高处时，虹吸作用使得溶液流回烧瓶中。这一过程反复进行，便使可溶性物质被萃取于溶剂中。

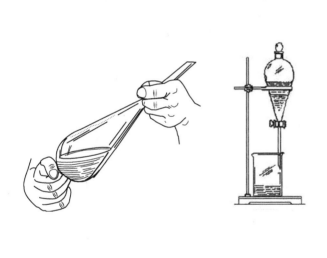

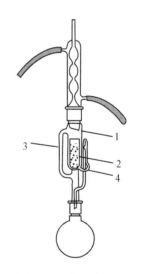

图 2-23　分液漏斗的振摇与静置

图 2-24　索氏提取器

1. 提取器；2. 滤纸套；3. 玻璃管；4. 虹吸管

## 2.9　蒸馏和分馏

液体的蒸气压随着温度的升高而增大，当蒸气压增大到与外界压力相等时，液体便沸腾。液体沸腾时的温度称为沸点。显然，沸点和外界压力有关。纯粹的液体化合物在一定的压力下都具有一定的沸点。将液体加热至沸，液体变成蒸气，然后再使蒸气冷凝变为液体，该操作过程就称为蒸馏。

通过蒸馏，可将易挥发的物质和不挥发的物质分离开来，也可将两种或两种以上沸点相差较大(一般在30℃以上)的液体分开。这是提纯液体最常用的方法之一，同时也是测定化合物沸点的一种方法。

## 2.9.1 常压蒸馏

蒸馏装置主要由蒸馏瓶、温度计、冷凝管、接液管和接收瓶等部件组成(图2-25)。液体置蒸馏瓶中，加热后，其蒸气上升，通过支管，进入冷凝管凝结为液体，经接液管流入接收瓶中。

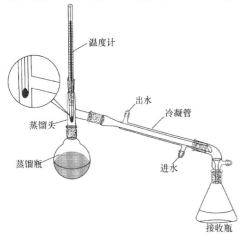

图 2-25　蒸馏装置

蒸馏时，液体的量应不多于蒸馏瓶容积的2/3，不少于1/3。如果液体量太多，沸腾时可能从支管冲出。如果量太少，在蒸馏结束时，相对地会有较大比例的液体残留在瓶中蒸不出去。

冷凝管的大小型号应根据蒸馏速率和所蒸馏液体沸点而定。一般采用水冷凝。如果蒸馏液的沸点高于130℃，蒸馏时应改用空气冷凝。使用水冷凝会因温度骤降而使冷凝管破裂。

加热方式的选择也是根据液体的沸点及其他性质而定。沸点在80℃以下的易燃物质往往用水浴加热；200℃以下的用油浴加热；200℃以上的用砂浴加热。若直接用火加热，应在蒸馏瓶下垫上石棉网，使液体受热均匀。较为理想的加热装置是和烧瓶配套的可调压加热套。

为了防止液体暴沸，加热前应在蒸馏液中加入少量助沸物(如沸石或一端封闭的毛细管等)，以保证沸腾平稳。但一定得注意，助沸物切忌在蒸馏中途加入，否则会因突然放出大量蒸气而将大部分液体从蒸馏瓶中喷出，造成危险。

接收瓶通常要准备两个。因为在达到所需物质的沸点之前，常有沸点较低的液体先蒸出。这部分馏出液称为前馏分或馏头。等前馏分蒸完，温度趋于稳定后，蒸出的就是较纯的物质，这时再更换一个洁净干燥的接收瓶接收。为了准确测出蒸馏的温度，务必使温度计的水银球能完全被蒸气包围。通常将水银球的上沿调至与支管下边在一条水平线上为好。

## 2.9.2 水蒸气蒸馏

当与水不相混溶的物质和水共存时，体系的蒸气压 $p$ 等于它们各自蒸气分压的总和，即

$$p = p_A + p_B$$

式中，$p_A$、$p_B$ 分别代表水和与之共存物质的蒸气压。当 $p$ 与外界大气压相等时，体系便开始沸腾，这时的温度即为体系的沸点，此沸点较任一组分的沸点都低。水蒸气蒸馏就是利用这个原理，将水蒸气通入不溶或难溶于水的有机物中，使该化合物在100℃以下随水蒸气一同蒸馏出来。此法特别适用于分离那些在其沸点附近易分解的物质，也适用于从不挥发物质或不需要的树脂状物质中分离出所需的组分。

在馏出物中，随水一同蒸馏出来的有机物质量($w_B$)和水的质量($w_A$)之比为

$$\frac{w_B}{w_A} = \frac{M_B n_B}{M_A n_A} = \frac{M_B p_B}{M_A p_A}$$

式中，$M$ 为相对分子质量；$n$ 为物质的量。

实验室常用的水蒸气蒸馏装置如图 2-26 所示，包括水蒸气发生器、蒸馏部分、冷凝部分和接收器四个部分。

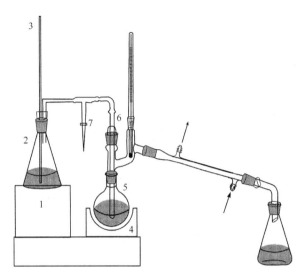

图 2-26　水蒸气蒸馏装置

1. 加热设备；2. 水蒸气发生器；3. 安全管；4. 加热设备；5. 蒸馏烧瓶；6. 蒸气导入管；7. 螺旋夹

水蒸气发生器一般用金属制成，也可用短颈圆底烧瓶代替，瓶口配一双孔软木塞，一孔插入长约 1m、直径约 5mm 的玻璃管作为安全管，另一孔插入水蒸气导出管。导出管与一个 T 形管相连，T 形管的支管套上一短橡皮管，橡皮管上用螺旋夹夹住，T 形管的另一端与蒸馏部分的导管相连。T 形管是用来除去水蒸气中冷凝下来的水，有时在操作发生不正常的情况时，可使水蒸气发生器与大气相通。

蒸馏部分通常采用长颈圆底烧瓶，被蒸馏的液体不能超过其容积的 1/3，斜放与桌面呈 45°，这样可以避免由于蒸馏时液体跳动十分剧烈而引起液体从导出管冲出。

蒸馏前，螺旋夹应先打开，用烈火加热水蒸气发生器，当其中水沸腾时，关闭螺旋夹，让蒸汽通入溶液中，开始蒸馏。为了不使水蒸气冷凝，应同时用小火加热被蒸溶液，使之在整个过程中保持微沸状态。蒸馏时，若发现安全管中水面上升很高，说明有某一部分阻塞住了，应立即旋开螺旋夹，移去热源，拆下装置进行检查和处理。否则就有可能发生塞子冲去、液体飞溅的危险。

蒸馏完毕，应先打开 T 形管上的螺旋夹，然后再撤去水蒸气发生器的热源，否则溶液会倒吸到水蒸气发生器中。

### 2.9.3　减压蒸馏

减压蒸馏是提纯有机化合物的一种重要方法，特别适用于在常压蒸馏时未达到沸点即已受热分解、氧化或聚合的物质。

在常压蒸馏的基础上增加一个减压装置，使得蒸馏体系内部的压力降低，液体的沸点下降，实现了在较正常沸点低的温度下蒸馏液体的目的。这种在较低压力下进行蒸馏的操作称为减压蒸馏。

减压蒸馏装置一般由双颈蒸馏烧瓶[又称克氏(Claisen)蒸馏烧瓶]、冷凝管、接收器、吸收装置、安全瓶、压力计和减压泵组成。根据使用的范围和抽气效能可将减压泵分为三类：一般水泵，压力可达 1.333~100kPa(10~760mmHg)；油泵，压力可达 0.133~133.3Pa(0.001~1mmHg)；扩散泵，压力可达 0.133Pa 以下(<10$^{-3}$mmHg)。在有机实验室里常用的是水泵和油泵两种。若不需要很低的压力时可用水泵，其结构简单，使用方便。如果要求较低的压力，就要用油泵进行减压。好的油泵能达到 1mmHg 以下的真空度，油泵的结构较复杂，工作条件要求也高，为了保护油泵，应在蒸馏装置和油泵之间安装一套吸收装置，用以吸收水、有机溶剂及酸性蒸气，如能用水泵抽气的，尽量使用水泵。

在减压条件下连续蒸馏大量易挥发性溶剂、浓缩萃取液或色谱分离时的接收液，可用旋转蒸发仪。旋转蒸发仪(图 2-27)是一种利用电机旋转蒸馏瓶的装置。旋转蒸发仪的基本组成如下：蒸馏烧瓶是一个带有标准磨口接口的烧瓶，通过一回流蛇形冷凝管与减压泵相连，回流冷凝管另一开口与带有磨口的接收烧瓶相连，用于接收被蒸发的有机溶剂；在冷凝管与减压泵之间有一三通活塞，可以分别与大气和减压系统相通。使用时，应先使体系处于减压状态，再开动电动机转动蒸馏烧瓶。在减压情况下，当溶剂蒸馏时，蒸馏烧瓶在连续转动。由于蒸馏瓶处于不断旋转之中，瓶内不会产生暴沸现象，故可免加沸石；同时液体旋转后将附于瓶壁上并形成一层液膜，增大了蒸发面积，使蒸馏速率加快。旋转蒸发仪可用来蒸发回收有机溶剂，在常压或减压下均可使用。通常在水泵减压下进行旋转蒸发操作。

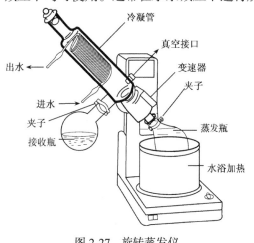

图 2-27 旋转蒸发仪

通大气，然后取下烧瓶，关闭水泵。

旋转蒸发仪的使用操作如下：

(1) 在烧瓶中加入待蒸液体，体积不能超过烧瓶容积的 2/3。将烧瓶装在转动轴磨口上，用标准卡子卡牢。

(2) 打开水泵开关抽真空，待烧瓶吸住后用升降控制开关将烧瓶置于水浴内，旋转转速旋钮，调整至稳定的转速。

(3) 加热水浴，根据烧瓶内液体的沸点设定加热温度。

(4) 在设定温度下旋转蒸发。

(5) 蒸完后用升降控制开关使烧瓶离开水浴，关闭转速旋钮，停止旋转，再打开真空活塞，

### 2.9.4 分馏

液体混合物的各组分，若沸点相差很大，可用蒸馏分开。如果沸点相差不太大，则用简单蒸馏的方法难以分开，应该使用分馏的方法进行分离。

分馏是利用分馏柱使混合物进行多次气化和冷凝的操作。当液体混合物受热沸腾时，蒸气进入分馏柱，蒸气中高沸点的组分被冷凝成液体，流回至烧瓶中，故上升的蒸气中含低沸点的组分相对增加，这一过程可以看作一次简单的蒸馏。高沸点的冷凝液遇到新上升的蒸气时，两者之间进行热交换，上升的蒸气中高沸点的组分又被冷凝，低沸点组分仍继续上升，蒸气中低沸点的成分又有所增加。蒸气在分馏柱中不断地蒸发、冷凝，进行多次平衡，每一次平衡后，蒸气中的低沸点成分含量都增加，这就相当于进行了多次简单蒸馏，最后从分馏柱顶端流出的

液体为纯的或接近纯的低沸点组分，而在烧瓶里残留的则几乎是纯的高沸点组分。

简单分馏装置与蒸馏装置基本相同，不同之处是蒸馏烧瓶和蒸馏头之间加了一根分馏柱，实验室常用的分馏柱有管式和刺形两种(图 2-28)。

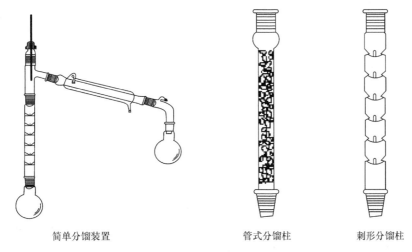

简单分馏装置　　　　　　　管式分馏柱　　　　　刺形分馏柱

图 2-28　简单分馏装置及分馏柱

管式分馏柱又称赫姆帕(Hempel)分馏柱，它是一种填充柱，在柱内填有惰性材料(填料)，目的在于增加表面积，使气、液两相充分接触。常用的填料有玻璃珠、直径与长度相等的玻璃管等。

刺形分馏柱又称韦氏(Vigreux)分馏柱。在柱的内壁每隔一定距离，向内伸入三根倾斜的刺状物，在柱中间相交并排成螺旋状。这种分馏柱不需其他填料，易装易洗，结构简单，而且在蒸馏过程中留在柱内的液体(附液)很少，但比同样长的带有填料的管式分馏柱分馏效率低。

实验时将待分馏的混合物加入圆底烧瓶中，其体积以不超过烧瓶容积的 1/2 为宜，加入沸石。安装分馏装置经仔细检查合格后才可加热。待液体开始沸腾，注意调节浴温，使蒸气慢慢升入分馏柱。当蒸气上升到柱顶时，温度计水银球即出现液滴。此时，调节浴温，使蒸气仅到柱顶而不进入支管就被全部冷凝回流。维持 5min 后，再调节浴温，控制馏出液体的速率为每 2～3s 一滴。记录第 1 滴馏出液滴入接收瓶中的温度，一般低沸点组分蒸完后，温度计水银柱骤然下降，再逐渐升温，按要求分段收集馏分，并记录各馏分的沸点范围和体积。

为了得到良好的分馏效果，应注意以下几点：

(1) 分馏一定要缓慢进行，且控制恒定的蒸馏速率。如果分馏速率太快，产品纯度会下降，但分馏速率也不能太慢，以免冷凝液阻塞柱身而影响分馏。

(2) 必须尽量减少分馏柱的热量损失和波动，必要时需在分馏柱外包一定厚度的保温材料。

(3) 对分馏来说，在柱内保持一定的温度梯度是极为重要的。在理想情况下，柱温度与蒸馏瓶内液体沸腾时的温度接近。柱内自下而上温度不断降低，直至柱顶接近易挥发组分的沸点。柱内温度梯度的保持是通过调节馏出液速率来实现的，若加热速率快，蒸出速率也快，柱内温度梯度变小，影响分离效果。若加热速率慢，蒸出速率也慢，柱身会被流下来的冷凝液阻塞，这种现象称为液泛。因此，要有足够量的液体从分馏柱流回烧瓶。

(4) 液泛能使柱身及填料完全被液体浸润，在分离开始时，可以人为地利用液泛将液体均匀地分布在填料表面，充分发挥填料本身的效率，这种情况称为预液泛。分馏时，先将电压调得稍高些，一旦液体沸腾就应将电压调低，当蒸气升至柱顶时，应通过控制电压使蒸气在柱顶全回流，并维持 5min。

# 2.10  样品的干燥

干燥是指除去附在固体、混杂在液体或气体中的少量水分，也包括了除去少量溶剂。干燥的方法可分为物理方法和化学方法两种。例如，分馏、分子筛脱水等属于物理方法；而化学方法则是使用干燥剂，使其与水作用形成水合物或与水发生化学反应，从而除去试剂样品中的水分。实验室中较常用的是化学方法。

## 2.10.1  液态有机化合物的干燥

### 1. 干燥剂的选择

干燥剂的种类很多，最常用的干燥剂是无水盐类，另外还有活泼金属，如金属钠等，使用时应注意选择。首先必须保证干燥剂不与被干燥的有机化合物发生化学反应，也不溶于有机化合物之中。其次还要考虑干燥剂的干燥效能和吸水容量。干燥效能是指达到平衡时物质被干燥的程度，干燥效能和干燥剂的水蒸气压有关，蒸气压越小的，干燥效能越好。吸水容量是指单位质量干燥剂吸水量的多少。例如，1g $Na_2SO_4$ 最多能吸收 1.27g 水，其吸水容量为 1.27。而 $CaCl_2$ 的吸水容量是 0.97，比 $Na_2SO_4$ 小，但其干燥效能却比 $Na_2SO_4$ 强得多，因此选择干燥剂时应同时考虑干燥效能和吸水容量两个因素。液态有机物的常用干燥剂见表 2-4。

表 2-4  各类液态有机物的常用干燥剂

| 液态有机物 | 适用的干燥剂 |
| --- | --- |
| 醚类、烷烃、芳烃 | $CaCl_2$、Na、$P_2O_5$ |
| 醇类 | $K_2CO_3$、$MgSO_4$、$Na_2SO_4$、CaO |
| 醛类 | $MgSO_4$、$Na_2SO_4$ |
| 酸类 | $MgSO_4$、$Na_2SO_4$、$K_2CO_3$ |
| 酯类 | $MgSO_4$、$Na_2SO_4$ |
| 卤代烃 | $MgSO_4$、$Na_2SO_4$、$K_2CO_3$ |
| 有机碱类(胺类) | NaOH、KOH |

### 2. 干燥操作

液态有机物的干燥操作一般在干燥的锥形瓶中进行。按照条件选定适量的干燥剂(一般每毫升液体需 0.5～1g 干燥剂)投入液体中，塞紧塞子(用金属钠干燥时例外，此时塞中应插入一根无水氯化钙管，使氢气放空而水汽不致进入)，振荡片刻，静置，使所有的水分全被吸去。然后过滤，进行蒸馏精制。为了达到较好的干燥效果，使用干燥剂前应尽量将有机物中的水层分离干净，必要时先使用吸水容量大的干燥剂，过滤后再用干燥效能强的干燥剂。若出现干燥剂附着器壁或相互黏结时，则说明干燥剂用量不够，应再添加干燥剂。干燥后的液体应该是澄清的，而干燥前的液体多呈浑浊状，由浑浊变为澄清可作为判断干燥的简单标志。

## 2.10.2  固体化合物的干燥

可采用蒸发和吸附的方法来干燥，蒸发可采用自然晾干、加热干燥和减压干燥。吸附的方法是使用装有各种类型干燥剂的干燥器进行干燥。

### 1. 自然干燥

这是最经济、方便的方法。应注意被干燥的固体应该是稳定、不分解、不吸潮。干燥时要把被干燥固体放在表面皿或其他敞口容器中，薄薄摊开，让其在空气中慢慢晾干。

### 2. 加热干燥

为了加快干燥，对于熔点较高遇热不分解的固体，可使用烘箱或红外灯烘干。加热温度应低于固体有机物的熔点或分解点，随时加以翻动，不能有结块现象。

### 3. 干燥器干燥

对于易分解或升华的固体，不能用上述方法干燥，应放在干燥器内干燥，干燥器常见的有普通干燥器、真空干燥器(图 2-29)、真空恒温干燥器(图 2-30)。

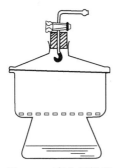

图 2-29　真空干燥器

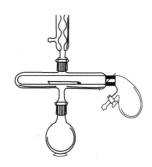

图 2-30　真空恒温干燥器

普通干燥器通常用变色硅胶或无水氯化钙作干燥剂，干燥样品所费时间较长，干燥效率不高，一般适用于保存易吸潮药品。干燥器是磨口的，并涂有一层很薄的凡士林以防止水汽进入，开启或关闭干燥器时，应用左手朝里(或朝外)按住干燥器下部，用右手握盖上的圆顶反方向平推器盖。搬动干燥器，不应只捧着下部，而应同时用大拇指按住盖子，以防盖子滑落。

真空干燥器干燥效率较高，使用时真空度不宜过高，以防止干燥器炸裂。一般用水泵抽气，抽气时应有防止倒吸的安全装置。取样放气时不宜太快，以防止空气流入太快将样品冲散。

真空恒温干燥器也称干燥枪，其干燥效率较高，适用于除去结晶水或结晶醇。但这种方法只能适用于小量样品的干燥，如果干燥化合物数量多，可采用真空恒温干燥箱。使用干燥枪时，先将装有样品的小瓷舟放入夹层内，连接盛有干燥剂(一般常用五氧化二磷)的曲颈瓶，然后用水泵减压，抽到一定真空度时，将活塞关闭，停止抽气。根据被干燥化合物的性质，选用适当的溶剂进行加热(溶剂的沸点切勿超过样品的熔点)，溶剂蒸气充满夹层外面，而使夹层内样品在减压和恒定的温度下进行干燥。整个过程中，每隔一定时间应再抽一次气，以保持一定的真空度。

### 2.10.3　分子筛

分子筛是含水硅铝酸盐的晶体，高温活化失去水后，晶体内部就形成了许多孔径大小均一的微孔，具有很强的吸附能力，能把有效直径小于其孔径的分子吸进孔内，而不能吸附大于其孔径的分子，从而能起筛分分子的作用，分子筛无毒，无腐蚀性，不溶于水及有机溶剂，能在pH 为 4~13 使用。

分子筛的用途很广，它既是一种新型的高效能选择性微孔型吸附剂，也是一类性能优异的催化剂和催化剂载体。作为干燥剂，分子筛具有很强的干燥效能，能用于许多气体、液体的干燥。由于分子筛对于不饱和分子、极性分子和易极化分子具有更强的吸附作用，因此分子筛不能用来干燥这类化合物。分子筛的吸水容量较小。若被干燥物质含有的水分过多，应先用其他干燥剂进行去水，然后再用分子筛干燥。分子筛的类型多达几十种，但目前能大规模生产并获得广泛应用的是 A 型、X 型和 Y 型三大类。其中，4A 型分子筛是一种硅铝酸钠，其微孔的表观直径约为 420pm，能吸附直径在 400pm 以下的分子。5A 型分子筛是硅铝酸钙钠，其微孔表观直径为 500pm，能吸附 500pm 以下的分子，水分子的直径约为 300pm。分子筛使用前都必须经过高温脱水活化，才能有效地发挥作用。活化温度不能高于 600℃，一般控制在(550±10)℃加热 2h。活化后待温度降到 200℃左右应立即取出存放在干燥器内备用，用过的或吸附饱和后的分子筛，经过重新活化，可反复使用。

# 2.11　熔点、沸点的测定

### 2.11.1　熔点的测定

纯粹的固体化合物一般都有固定的熔点，即在一定的压力下，固、液两态之间的变化是非常敏锐的，自初熔至全熔(熔点范围称为熔程或熔距)，温度差不超过 0.5℃。如果该物质含有杂质，则其熔点往往较纯粹者为低，且熔程也较长。因此，根据熔程的长短可定性地检出化合物的纯度。这对于纯粹固体化合物的鉴定，具有很大的价值。

熔点测定，用毛细管法最为简单。将毛细管的一端烧熔封闭，制成熔点管，然后将毛细管的开口端向下插入待测样品粉末中，再把熔点管的开口端向上，让其从一支长 30~40cm 的玻璃管中自由落下，反复多次，使样品粉末紧密地填在熔点管的底部，高 2~3cm。要测得准确的熔点，样品一定要研得极细、装得结实，使热量传导迅速均匀。

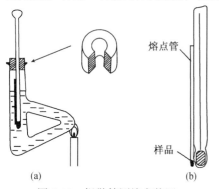
图 2-31　提勒管测熔点装置

使用毛细管测熔点，装置有提勒管、双浴式等。常用的是提勒管[图 2-31(a)]，也称 b 形管。加热时，管中溶液呈对流循环，温度较为均匀。

在测量操作时，应注意下列几个问题：①加热浴液应高于提勒管的上支管口；②熔点管的开口端不能没入浴液中，样品应处于温度计水银球中部；③温度计的水银球应处于提勒管两支管口之中部；④严格控制浴液的温度，开始时升温速率可以快些，当热浴温度距该化合物熔点 10~15℃，应调整火焰使每分钟上升 1~2℃，越接近熔点升温应越慢，但不准忽升忽降。

也可以用显微熔点仪测定熔点，用显微熔点仪(图 2-32)测定熔点，所需样品量很少，只需0.1mg，而且通过显微镜可清楚地看到样品的晶形和熔化过程。

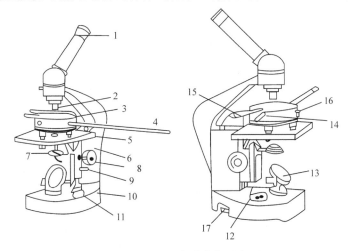

图 2-32　X-型显微熔点仪示意图

1. 目镜；2. 物镜；3. 热台；4. 温度计；5. 载热台；6. 镜身；7. 起偏振件；8. 粗动手轮；9. 止紧螺钉；10. 底座；11. 波段开关；12. 电势器旋钮；13. 反光镜；14. 拨动圈；15. 上隔热玻璃；16. 地线柱；17. 电源开关

测定时先将专用的载玻片用丙酮洗净、晾干，再将研细的样品小心地放在载玻片的中央，使样品分布薄而均匀，盖上另一载玻片，轻轻压实，置于加热台的中心，盖上保温圆玻璃盖。加热台旁边插有校正过的温度计或热电偶。打开照明灯，调节焦距直到从镜头中可以看到晶体外形。开启加热器，用变压器调节加热速率，当接近样品熔点时，控制温度使每分钟上升 1～2℃，把样品的结晶棱角开始变圆时的温度作为初熔温度，结晶完全消失时的温度作为全熔温度。熔点测好后应停止加热，稍冷片刻后用镊子取下保温圆玻璃盖和载玻片，将散热器置于加热台上加快冷却。

如要测定混合熔点，应将两种样品各取少许放在载玻片上，让其彼此靠近，用另一载玻片轻压并稍微转动一下，使样品紧密接触后进行测定，其他操作同上。

## 2.11.2　沸点的测定

沸点的测定分为常量法和微量法两种，常量法的装置和操作与下述蒸馏相同，通过温度计，记录开始馏出时和最后一滴时的温度，就是该液体的沸程。

微量法测定沸点可应用图 2-33 所示的装置进行操作，将一段一端封闭的 5mm 玻璃管用橡皮圈或薄薄的一片橡皮管切片缚在温度计上。用滴管将待测定沸点的液体加入此玻璃管中，并投入一段一端封闭的毛细管，其开口端向下。然后将此整套装置放在提勒管中。像测定熔点时那样加热提勒管，直至从倒插的毛细管里冒出一股快而连续的气泡流为止。达到此点时应立即停止加热。气泡流迅速缓和下来，然后停止放出，当其停止放出而液体刚要进入毛细管的瞬间，表示毛细管中的蒸气压和外界压力相等，此

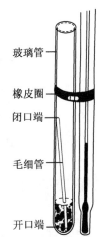

玻璃管

橡皮圈

闭口端

毛细管

开口端

图 2-33　微量法测定
沸点装置

时温度即为该液体的沸点。为了校正起见，待温度降下几摄氏度后再加热，记录刚出现大量气泡时的温度。两次温度计读数相差应小于1℃。

# 2.12　色　　谱

　　色谱法是 1903 年提出的，它首次成功地用于植物色素的分离。将色素溶液流经装有吸附剂的柱子，结果在柱的不同高度显出各种色带，而使色素混合物得到分离，因此早期称为色层分析，现在一般称为色谱法。

　　色谱法是分离、提纯和鉴定有机化合物的重要方法，其分离能力远比分馏、重结晶等一般方法强，分离范围也较广，而且适用于小量和微量的物质处理，如今已在化学、生物学、医学中得到广泛应用。按其分离原理分为吸附色谱、离子交换色谱及排阻色谱等；根据操作条件不同，又可分为柱色谱、薄层色谱、纸色谱、气相色谱及高效(压)液相色谱等类型。

　　色谱法的基本原理是利用混合物各组分在某一物质中的吸附或溶解性能(分配)的不同，或亲和性的差异，使混合物的溶液流经该种物质进行反复的吸附或分配作用，从而使各组分得到分离。下面介绍几种常用的色谱法。

## 2.12.1　柱色谱

　　柱色谱也称柱层析，它包括以氧化铝、硅胶、聚酰胺等为吸附剂的吸附色谱和用硅胶、硅藻土、纤维素等为支持剂以吸收较大量的液体作为固定相的分配色谱。图 2-34 所示是实验室中常见的柱色谱装置。吸附柱色谱通常在玻璃管中填入表面积很大经过活化的多孔性或粉状固体吸附剂(固定相)，液体样品从柱顶加入，流经吸附柱时，被吸附在柱的上端，然后从柱顶加入洗脱溶剂(流动相)进行冲洗、展开，由于各组分在固定相中的吸附作用力不同，以及在流动相中的溶解度不同，各组分以不同的速率沿柱下移。被固定相吸附作用较强、在流动相中溶解度较小的组分，其下移的速率就慢。反之，下移速率较快。随着洗脱剂的不断淋洗，柱中会形成若干色带，如图 2-35 所示，分别收集各组分，再逐个鉴定。柱色谱法主要用于分离。

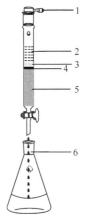

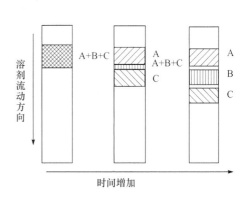

图 2-34　柱层析装置图　　　　　　　　　　图 2-35　色层的展开

1. 导气活塞；2. 流动相；3. 砂层；4. 样品层；

5. 填充物；6. 锥形瓶

## 1. 吸附剂

常用的吸附剂有氧化铝、硅胶、氧化镁、碳酸钙和活性炭等。选择吸附剂首先要满足吸附剂与被吸附物质及展开剂均无化学作用，其次要考虑颗粒大小及酸碱性问题，吸附剂颗粒太粗，流速快而分离效果不好，太细则流速很慢。色谱用的氧化铝可分为酸性、中性和碱性三种。酸性氧化铝是用 1%盐酸浸泡后，用蒸馏水洗至悬浮液 pH 为 4～4.5，然后干燥脱水，备用，酸性氧化铝用于分离酸性物质；中性氧化铝 pH 为 7.5，用于分离中性物质；碱性氧化铝 pH 为 9～10，用于分离生物碱、碳氢化合物等。吸附剂的活性与其含水量有关，含水量越低，活性越高，氧化铝的活性分五级，其含水量分别为 0%(Ⅰ级)、3%(Ⅱ级)、6%(Ⅲ级)、10%(Ⅳ级)、15%(Ⅴ级)。一般常用的是Ⅱ～Ⅲ级。

吸附剂与被吸附物质之间的吸附力与化合物分子的极性有关，分子极性越强，吸附能力越大，氧化铝对各种化合物的吸附性按下列顺序递减：

酸、碱>醇、胺、硫醇>酯、醛、酮>芳香族化合物>卤代物>醚>烯>饱和烃

## 2. 溶剂和洗脱剂

溶剂的选择是重要的一环，除要考虑本身的性质外，还应考虑被分离各组分的极性和溶解度。溶剂的极性应比样品小一些，如果大了样品不易被吸附剂吸附；溶剂对样品的溶解度不能太大，否则影响吸附。但也不能太小，如太小，溶液的体积增加，易使色谱分散。

样品吸附在吸附剂上后，如果用原来溶解样品的溶剂冲洗柱子不能达到分离的目的，可选用极性较大的溶剂作为洗脱剂。为了提供洗脱剂的洗脱能力，一般用混合溶剂冲洗，常用的洗脱溶剂的极性按以下次序递增：

石油醚<环己烷<苯<氯仿<乙醚<乙酸乙酯<丙酮<乙醇<甲醇<水<吡啶<乙酸

## 3. 装柱

色谱柱的大小视处理样品的量多少而定(表 2-5)，用于制备性分离时，柱的长度与直径之比一般为 10∶1～40∶1；用于分析性分离时，柱的长度与直径之比一般约为 75∶1。

表 2-5　色谱柱大小、吸附剂量及样品量

| 样品量/g | 吸附剂量/g | 柱的直径/cm | 柱高/cm |
|---|---|---|---|
| 0.01 | 0.3 | 3.5 | 30 |
| 0.10 | 3.0 | 7.5 | 60 |
| 1.00 | 30.0 | 16.0 | 130 |
| 10.00 | 300.0 | 35.0 | 280 |

先将玻璃管洗净干燥，柱底铺一层玻璃棉或脱脂棉，再铺一层厚约 5mm 的砂子，然后将氧化铝装入管内，必须装填均匀，严格排除空气，吸附剂不能有裂缝。填装方法有湿法和干法两种。湿法是先将溶剂装入管内，再将氧化铝和溶剂调成浆状，慢慢倒入管中，将管子下端活塞打开，控制溶剂的流出速率，约为每秒 1 滴，用木棒或套有橡皮管的玻璃棒轻轻敲击柱身，使氧化铝逐渐下沉，紧密填装在柱内；干法装柱是在管的上端放一漏斗，将氧化铝均匀装入管内，轻敲玻璃管，使之均匀，然后加入溶剂，至氧化铝全部润湿。所装的吸附剂的高度约为管长的 3/4，装完之后，应在吸附剂上面加一层厚约 5mm 的石英砂或一小圆形滤纸、玻璃丝、脱

脂棉，以保证吸附剂上端顶部平整，不受流入溶剂干扰，操作时应保持溶剂的流速，不能使液面低于砂子的上层，以保证整个过程吸附剂都被溶剂所覆盖。

### 2.12.2 纸色谱

纸色谱是以滤纸为载体，根据各组分在两相溶剂中的分配系数不同而互相分离的，属分配色谱。

纸色谱所用的溶剂是由互不混溶的有机溶剂和水组成的，当有机溶剂和水互相溶解时，会产生两种不同的液相，一相是以水饱和的有机溶剂相，另一相是以有机溶剂饱和的水相。因为滤纸中的纤维对水有较大的亲和力，对有机溶剂则较差，所以水相作为色谱的固定相，有机相(被水饱和)作为流动相。流动相也称为展开剂，常用的如丁醇-水，它是指用水饱和的丁醇。再如，正丁醇∶乙酸∶水=4∶1∶5(体积比)，按它们的比例用量，放在分液漏斗中充分振荡混合，放置分层后，取上层正丁醇溶液作为展开剂。色谱操作时，将样品点在起点线的"×"处(图 2-36)，剪去手持部分，将其挂在层析缸中(图 2-37)。展开剂沿着滤纸向上移动，当流动相经过样品时，在滤纸上的水与流动相间连续发生多次分配，结果在流动相中具有较大溶解度的物质随溶剂移动的速率较快，而在水中溶解度数大的物质随溶剂移动的速率较慢，这样便把混合物各组分分开。

通常用比移值($R_f$)表示物质移动的相对距离。

$$R_f = \frac{溶质移动的距离}{溶剂移动的距离}$$

各种物质的 $R_f$ 随要分离化合物的结构、滤纸的种类、溶剂、温度等不同而异。但在上述条件固定的情况下，$R_f$ 对每一种化合物来说是一个特定数值。纸色谱是一种简便的微量分析方法，它可以用来鉴定不同的化合物，还用于物质的分离和定量测定。

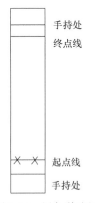

图 2-36  纸色谱滤纸

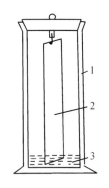

图 2-37  纸色谱装置

1. 层析缸  2. 滤纸  3. 展开剂

因为许多化合物是无色的，色谱之后，需要在纸上喷某种显色剂，使化合物显色以确定移动距离。不同物质所用的显色剂是不同的，如氨基酸用茚三酮，生物碱用碘蒸气，有机酸用溴酚蓝等。

纸色谱操作应注意以下几个问题：

(1) 色谱用的滤纸质量应厚薄均匀，能吸一定量的水，可用新华 I 号滤纸，大小可自由选择，一般为 3cm×20cm、5cm×30cm、8cm×50cm 等。

(2) 用毛细管吸取样品溶液点在已做好标记的滤纸上，点的直径不超过 0.5cm。

(3) 整个操作过程不得用手接触色谱滤纸的中部，因为皮肤表面沾着的脏物碰到滤纸时会出现错误的斑点。

(4) 展开剂应对被分离物质有一定的溶解度。溶解度太大，被分离物质会随展开剂跑到前沿；太小，则会留在原点附近，使分离效果不好。

(5) 展开时应使滤纸浸入展开剂中(约 1cm)，但点样的斑点必须在展开剂液面之上。展开的方法除上升法外，还有下降法和双向色谱法等，需要时请参阅其他书刊。

### 2.12.3 薄层色谱

薄层色谱法是快速分离和定性分析少量物质的一种很重要的实验技术，它兼有柱色谱和纸色谱的优点。薄层色谱不仅适用于微量样品的分离，也适用于较大量样品的精制(可达 500mg)。特别适用于挥发性较小，或在较高温度下容易发生变化的化合物。

常用的薄层色谱有吸附色谱和分配色谱。最典型的是在玻璃板上均匀铺上一薄层吸附剂，制成薄层板，用毛细管将样品溶液点在起点处，将此薄层板置于盛有溶剂的容器中，当溶剂到达前沿后取出，晾干，喷以显色剂，测定色斑的位置，计算比移植 $R_f$。

#### 1. 吸附剂

和柱色谱相似，薄层吸附色谱的吸附剂常用的是氧化铝和硅胶，硅胶分为："硅胶 H"——不含黏合剂；"硅胶 G"——含煅石膏作黏合剂；"硅胶 HF254"——含荧光物质，可在波长 254nm 紫外光下观察荧光；"硅胶 GF254"——含有煅石膏和荧光剂。氧化铝也分为氧化铝 G、氧化铝 GF254 及氧化铝 HF254。其中最常用的是氧化铝 G 和硅胶 G。

薄层吸附色谱与柱色谱一样，化合物的吸附能力与它们的极性成正比，具有较大极性的化合物吸附较强，因而 $R_f$ 值就小，利用化合物极性不同，就可将它们分开。

#### 2. 薄层板的制备

将吸附剂调成糊状物，然后将其涂布在洗净、干燥了的玻璃板上，注意所铺的薄层应尽可能的均匀而且厚度(0.25~1mm)要固定，玻璃板的大小为 150mm×30mm 或 100mm×30mm 左右，厚度约为 2.5mm。薄层的涂布有以下几种方法：

(1) 平铺法。可用自制的涂片(图 2-38)。将洗净的几块玻璃板摆在涂布器中间，将浆料倒入涂布器的槽中，然后将涂布器自左向右推去，即可将浆料均匀铺于玻璃板上。

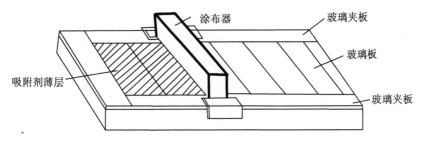

图 2-38 薄层涂布器

(2) 倾注法。将调好的浆料倒在玻璃板上，用手左右摇晃，使表面均匀光滑，然后将层薄板放于已校正水平面的平板上晾干。

制成的薄层板在室温中晾干后需放进烘箱内进一步加热活化。硅胶板于 105～110℃烘30min，氧化铝板于 150～160℃烘 4 h。

3. 点样和展开

在距薄层一端 8～10mm 处，画一条线，作为起点线，用毛细管吸取样品溶液，垂直地轻轻接触到薄层的起点线上。如溶液太稀，一次点样不够，待样点干后，再点第二次、第三次，一般为 2～5 次，每次点样都应点在同一圆心上，点样斑点直径以扩散 1～2mm 圆点为度。将点完样品的薄层板放进盛有展开剂的密闭色谱器中进行展开，点样的位置必须在展开剂液面之上。当展开剂上升到薄层的前沿或各组分已明显分开时，取出薄层板放平晾干。用铅笔或小针画下前沿的位置，然后显色，计算 $R_f$ 值。

# 第 3 章 化学实验室专用仪器设备介绍

## 3.1 酸 度 计

酸度计也称 pH 计，是一种通过测量化学电池电动势的方法来测定溶液 pH 的仪器。除可测量溶液 pH 外，还可测量电动势。酸度计型号很多，构造各异，但测定原理和使用方法相似。下面以 pHS-2C(A)型数显酸度计为例，介绍其构造及使用方法。

仪器外形如图 3-1 所示，由电极、高阻抗直流放大器、功能调节器(斜率和定位)、数字电压表和电源(DC/DC 隔离电源)等组成。适用于水溶液的酸度和电极电位的测量，如配上适当的离子选择电极，则可以作为电位滴定分析终端指示器。

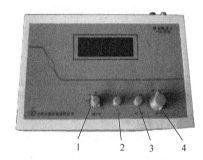

图 3-1　pHS-2C(A)型数显酸度计

1.温度补偿器；2.定位调节器；3.斜率调节器；
4.测量选择开关

### 1. 仪器的准备

接通电源开关，根据测定需要置选择开关于"pH"或"mV"挡，使仪器预热 10min 以上。

### 2. 电极的准备

将活化好的电极(pH 复合电极或 pH 玻璃电极、甘汞电极)夹在电极夹上，并将电极引线插入电极插孔。

### 3. 仪器的标定

仪器在未测被测溶液时先要标定。在连续测量时，每天标定 1~2 次已能满足要求。仪器根据测量精度要求，可选用一点标定法和两点标定法。常规的测量可采用一点标定法，精确测量时采用两点标定法。

1) 一点标定法

(1) 先用蒸馏水清洗电极，用滤纸擦干电极，然后把电极插入一种已知 pH 的标准缓冲溶液中(标准缓冲溶液的 pH 应尽量接近待测溶液的 pH)，将斜率调节器顺时针旋到底，调节温度调节器使所指示的温度与溶液温度相同，并摇动容器使电极响应达到平衡。

(2) 旋转定位调节器，使仪器的指示值为该标准缓冲溶液所在温度相应的 pH。仪器的一点标定即告完成。经标定仪器的定位调节器不应再有变动。

2) 两点标定法

(1) 旋转温度调节器，使所指的温度与溶液温度相同，斜率调节器顺时针旋到底。

(2) 将电极插入已知 pH = 6.86(25℃)的标准缓冲溶液，并摇动容器使溶液均匀。旋转定位调节器，使仪器的指示值为该标准缓冲溶液所在温度相应的 pH。

(3) 用蒸馏水清洗电极，并用滤纸吸干，把电极插入另一种已知 pH 的标准缓冲溶液(待测溶液为酸性选邻苯二甲酸氢钾缓冲溶液，碱性选硼砂缓冲溶液)，摇动容器使溶液均匀。

(4) 转斜率调节器，使仪器的指示值为溶液所在温度相应的 pH(pH=4.00 或 pH=9.18，25℃)。

(5) 重复(2)~(4)步骤，直至达到要求为止。仪器两点标定即告完成，经标定的仪器的定位调节器与斜率调节器不应再有变动。

### 4. 测量 pH

用蒸馏水清洗电极球泡，并用滤纸吸干。把电极插入被测溶液内，摇动容器使溶液均匀后读出该溶液的 pH。若被测溶液与定位溶液温度不同，用温度计测出被测溶液温度，旋转温度调节器，使其指示在被测溶液的温度值上，再插入电极，摇匀后读出 pH。

### 5. 仪器的维护及注意事项

仪器性能好坏，除仪器本身的结构和质量外，与适当的维护是分不开的。酸度计这类仪器，它必须具有很高的输入阻抗，而且使用环境经常接触化学物质，因此合理的维护是十分必要的。

(1) 仪器的输入端(测量电极插口)必须保持干燥清洁，不用时应将短路插头插上，以防灰尘及高湿侵入。在环境湿度较高的场所使用时，应将电极插头用干净的纱布擦干。

(2) 测量电极输入端短路插头，在仪器使用时应妥善保管，注意防潮防污染。

(3) 测量时，电极的引入导线需保持静止，否则会引起测量不稳定。

(4) 用缓冲溶液标定仪器时，要保证缓冲溶液的可靠性。若缓冲溶液有错，将导致测量结果的偏差。缓冲溶液用完可自行配制。

### 6. 电极的使用及维护注意事项

(1) 电极在使用前必须用已知 pH 的标准缓冲溶液进行定位校准。为取得比较满意的测量结果，已知 pH 要可靠，而且 pH 要接近被测溶液的 pH。

(2) 取下电极下方保护帽时要注意，塑料保护栅内的敏感玻璃泡不要与硬物接触，任何破损和擦毛都会使电极失效。

(3) 在使用复合电极时，溶液一定要超过电极头部的陶瓷孔。电极头部若沾污可用医用棉花轻擦。

(4) 玻璃 pH 电极和甘汞电极在使用时，必须注意内电极与球泡间及参比电极内陶瓷芯附近是否有气泡存在，如有必须去除。

(5) 测量完毕，应将电极保护帽套上，帽内应放少量补充液(3mol·L$^{-1}$氯化钾溶液)以保持电极球泡湿润。

(6) 电极的引出端必须保持清洁和干燥，绝对防止电极的输出两端短路，否则将导致测量结果不准和电极失效。

(7) 电极经长期使用，如发现斜率略有减低，则可把电极球浸泡在 4% HF(氢氟酸)中 3~5s，用蒸馏水洗净后在氯化钾溶液中浸泡使之复新。

(8) 电极在测量过程中反应迟钝及漂移不定的情况下应调换电极。

(9) 常温电极一般在 5~60℃范围内使用。如果在低于 5℃或高于 60℃时使用，应分别选用特殊的低温电极或高温电极。

(10) 被测溶液中如含有易污染敏感球泡或堵塞液接界的物质，可能会使电极钝化和灵敏度下降，或读数不准，应根据污染物质的性质，选用适当的溶液清洗，使之复新(电极 1 年后应更换)。

# 3.2　分光光度计

以 722 型分光光度计为例介绍其构造原理和使用方法。

1. 整机结构

722 型分光光度计(图 3-2)微机有中央控制中心(CPU)，并有程序存储器(ROM)和数据存储器(RAM)通过输入输出接口分别对显示器、卤钨灯(波长范围 330~1000nm)稳压电路进行控制。其结构原理方框图如下：

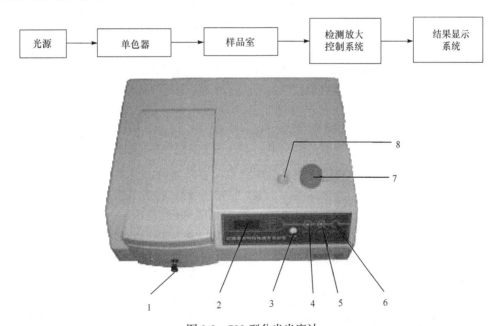

图 3-2　722 型分光光度计

1. 试样架拉手；2. 数字显示器；3. 功能切换选择按钮；4. 100%T 按钮；

5. 0%T 按钮；6. 确认/打印按钮；7. 波长旋钮；8. 波长显示窗

输入测量方式($T$、$A$、$c$、$F$)和测量参数后，由 CPU 根据 ROM 设定的程序和 RAM 存储的数据控制测量方式，并对仪器提供的测量信号进行处理和控制，实现测量和相应的运算。

2. 工作原理

通电开机后点燃光源灯，这时光源灯发出的复合光进入单色器，经光栅色散由出射狭缝射出一束单色光，经样品室被光电池接收并转换为电信号。通过放大器的放大和 A／D 变换后至

CPU，CPU 根据收到的信号和调 0%$T$、调 100%$T$ 指令，由软件自动控制，使信号保持稳定的输出，数显屏上显示 100%$T$(或 0.000$A$)，实现了自动调 0%$T$、调 100%$T$ 的目的。

测量时设定测试波长，参比槽内放入参比样品，按"100%$T$"键，CPU 根据接收到的指令，自动调整 100%$T$/0$A$。当样品槽内待测样品进入光路，单色光被待测样品吸收后透射出的单色光被光电池接收，转换成与待测样品透射光强度成一定比例的电信号，在与参比样品相同水平的状态下，经放大器放大和 A/D 变换后，由 CPU 控制显示出待测样品的透光率或吸光度。

3. 仪器使用方法

1) 吸光度的测定

(1) 开机预热。接通电源，打开仪器电源，让仪器预热 30min。

(2) 选择波长。转动波长旋钮，并观察波长显示窗，调整至需要的测试波长。注意事项：调整测试波长后，稳定 5min 后再进行测试，因波长由长波向短波或短波向长波移动时，光能量变化急剧，光电管接受光后响应较慢，需一段响应平衡时间。

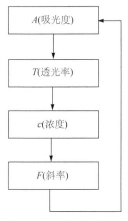

图 3-3　分光光度计功能键切换模式

(3) 调 $T$ 零(0%$T$)。按动"功能"键，便可切换测试模式。相应的测试模式循环如图 3-3 所示。在 $T$ 模式时，将遮光体置入样品架，合上样品室盖，并拉动样品架拉杆使遮光体进入光路。然后按动"调 0%$T$"键，显示器上显示"00.0"或"-00.0"，便完成调 $T$ 零。

(4) 调 100%$T$/0$A$。将参比样品置入样品架，并拉动样品架拉杆使其进入光路。然后按动"调 100%$T$"键，此时屏幕显示"BL"延时数秒便显示"100.0"(在 $T$ 模式时)或"-.000"、".000"(在 $A$ 模式时)，即自动完成调 100%$T$/0$A$。

(5) 测定待测样品吸光度。将待测样品置入样品架，并拉动样品架拉杆使其进入光路。按动"功能"键，将测试模式切换为 $A$ 模式。这时显示器上显示的数据即为样品的吸光度值。

(6) 关机。实验完毕，切断电源，将比色皿取出洗净，并将比色皿座架用软纸擦净。

2) 浓度的测定

(1)～(4) 步骤与吸光度的测定相同。

(5) 置入标准浓度样品并使其进入光路。

(6) 按动"功能"键切换到浓度测试模式。

(7) 按动"参数设置"键（"▲"或"▼"），设置标准样品浓度，并按动"确认"键。

(8) 置入待测样品，读取测试数据。

4. 注意事项

(1) 比色皿的材质有光学玻璃和石英玻璃之分。光学玻璃比色皿只能用于可见光区的测量，石英玻璃比色皿可用于可见光区和紫外光区的测量。每台仪器所配套的比色皿不能与其他仪器上的比色皿单个调换。

(2) 取拿比色皿时，手指只能捏住比色皿的毛玻璃面，而不能碰比色皿的光学表面。

(3) 比色皿不能用碱溶液或氧化性强的洗涤液洗涤，也不能用毛刷清洗。比色皿外壁附着的水或溶液应先用滤纸吸干，再用擦镜纸擦净水渍，以免损伤它的光学表面。

(4) 比色皿装样品之前，要用待装样品润洗 3 次。

(5) 测量读数时，不要打开样品室盖、推拉样品架。

# 3.3　阿贝折光仪

## 1. 构造原理

在不同介质中，光的传播速率是不同的，光线从一种介质射入另一种介质时，只要它的传播方向与两介质的界面不垂直，则在界面处的传播方向发生改变，这种现象称为光的折射。根据折射定律，波长一定的单色光，在确定的外界条件下(如一定温度、压力等)，从一种介质 A 射入另一种介质 B 时，入射角 $\alpha$ 和折射角 $\beta$ 的正弦之比等于这两种介质的折光率比值的倒数 $(n_B/n_A)$；若介质 A 是真空，设定 $n_A = 1$，则入射角 $\alpha$ 和折射角 $\beta$ 的正弦之比等于 $n_B$；当入射角 $\alpha = 90°$ 时，折射角最大，称为临界角 $\beta_0$，介质的折光率等于临界角 $\beta_0$ 正弦值的倒数。

阿贝折光仪(图 3-4)是根据光的全反射原理设计的仪器，它利用全反射临界角的测定方法测定未知物质的折光率，可定量地分析溶液中的某些成分，检验物质的纯度。

为了测定临界角，阿贝折光仪采用了"半明半暗"的方法，就是让单色光由 0°～90° 的所有角度从介质 A 射入介质 B，这时介质 B 中临界角以内的整个区域均有光线通过，因而是明亮的，而临界角以外的全部区域没有光线通过，因而是暗的，明暗两区域的界线非常明显。如果在介质 B 的上方用一目镜观测，就可看到一个界线清晰的半明半暗图像(图 3-5)。介质不同，临界角也不同，目镜中明暗两区域的界线位置也不同，如果在目镜上刻上"＋"字交叉线，改变介质 B 与目镜的相对位置，使每次明暗两区的界线总是与"＋"字交叉线的交点重合，通过测定其相对位置，并经换算，便可得折光率。折光仪标尺上所刻的读数不是临界角度数，而是

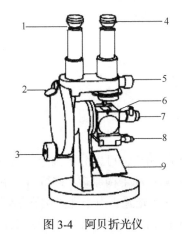

图 3-4　阿贝折光仪

1.读数镜；2.小反光镜；3.棱镜调节旋钮；4.目镜；5.棱镜微调

旋钮；6.棱镜；7.温度计插孔；8.恒温器接头；9.反光镜

图 3-5　临界角时目镜视野图

已换算好的折光率,可直接读出。由于仪器上有消色散棱镜装置,所以可直接使用白光作光源,其测得的数值与钠光的 D 线所测得的结果相同。

2. 使用方法

(1) 将折光仪与恒温水浴连接,调节所需要的温度,同时检查保温套的温度计是否精确。一切就绪后,打开直角棱镜,用擦镜纸蘸少量乙醇或丙酮按同一方向轻轻擦洗上下镜面,晾干后使用。

(2) 在测定样品之前,对折光仪应进行校正。通常的方法是测纯水的折光率,并将重复 2 次所测得的纯水平均折光率与其标准值比较。校正值一般很小,若数值太大,整个仪器应重新校正。

(3) 将 2～3 滴待测样品均匀地置于棱镜镜面上,关闭棱镜,调好反光镜使光线射入,转动棱镜直到镜内观察到有界线或出现彩色光带,调节色散,找到明暗分界线位置,使分界线不带任何彩色,再转动直角棱镜使界线恰好通过"＋"字的中心,记录读数与温度,重复 1～2 次。

(4) 测完后,应立即擦洗上下镜面,晾干后再关闭折光仪。

3. 注意事项

(1) 阿贝折光仪的量程为 1.3000～1.7000,精密度为 ±0.0001,温度应控制在 ±0.1℃的范围内。

(2) 滴加液体要适量,分布要均匀,对于易挥发液体,应快速测定折光率。

(3) 必须注意保护折光仪棱镜,滴样品时,滴管勿触棱镜,其他任何硬物均不可接触镜面。不能在镜面上造成划痕,不能测定强酸、强碱及有腐蚀性的液体,也不能测定对棱镜、保温套之间的黏合剂有溶解性的液体。

(4) 每次加样前,用乙醇或丙酮洗净镜面。一般在镜面上放一块擦镜纸,滴上丙酮,合上镜面浸润片刻,再用擦镜纸擦净。不能用纸来回揩擦,而是要用擦镜纸贴在棱镜面上,用中指轻轻按住,吸下溶有污物的丙酮。重复几次后,敞开镜面,让溶剂挥发。

(5) 折光仪不得暴露于阳光下使用或保存,不用时将金属夹套内的水倒干净,管口封起来,放入木箱内,置于干燥处保存。

# 3.4 旋 光 仪

1. 构造原理

旋光仪是测定物质旋光度的仪器。通过对样品旋光度的测定,可以分析确定物质的浓度、含量及纯度等。WZZ-2B 型自动旋光仪(图 3-6)采用光电检测自动平衡原理,进行自动测量,测量结果由数字显示。其基本原理为:仪器采用 20W 钠光灯作光源,由小孔光阑和物镜组成一个简单的点光源平行光管,平行光经偏振镜 A 变为平面偏振光,当偏振光经过有法拉第效应的磁旋线圈时,其振动平面上产生 50Hz 的 $\beta$ 角摆动,光线经过偏振镜 B 投射到光电管上,产生交变的电信号。仪器以两偏振镜光轴正交时作为光学零点,此时,$\alpha = 0°$。当偏振光通过有 $\alpha_1$ 度旋光性物质时,偏振光的振动面与偏振镜 B 的偏振轴不垂直,光电检测器便能检测到 50Hz 的光电信号，该信号能使工作频率为 50Hz 的伺服电机转动，并通过蜗轮蜗杆将偏振镜 A 转过 $\alpha_1$ 度，并在数显窗显示旋光度。

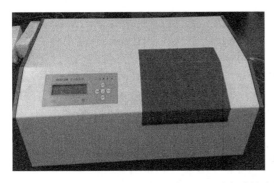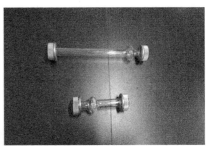

图 3-6　WZZ-2B 型自动旋光仪及使用的旋光管

2. 使用方法

(1) 将仪器电源插头插入 220V 交流电源，打开电源开关(右侧面)，这时钠光灯应启亮，需经 5min 钠光灯预热，使之发光稳定。

(2) 打开光源开关(右侧面)，如光源开关扳上后，钠光灯熄灭，则再将光源开关上下重复扳动 1~2 次，使钠光灯在直流下点亮，为正常。

(3) 打开测量开关，这时数码管应有数字显示(注意：开机后"测量"键只需按一次)。

(4) 将装有蒸馏水或其他空白溶剂的旋光管放入样品室，盖上箱盖，待读数稳定后，按清零按钮(注意：试管中若有气泡，必须使气泡处于凸颈处)。

(5) 取出装有空白溶剂的旋光管，将待测样品注入旋光管，按相同的位置和方向放入样品室内，盖好箱盖，仪器数显窗将显示该样品的旋光度。

(6) 逐次按下复测按钮，重复读几次数，取平均值作为样品的测定结果。

(7) 如果样品超过测量范围，仪器在 ±45° 处来回振荡，此时取出旋光管，仪器即自动转回零位。

(8) 仪器使用完毕后，应依次关闭测量、光源、电源开关。

3. 注意事项

(1) 仪器应放在干燥通风处，防止潮气侵蚀，尽可能在 20℃ 的工作环境中使用仪器，搬动仪器应小心轻放，避免震动。

(2) 在调零或测量时，旋光管中不能有气泡，若有气泡，应先让气泡浮在凸颈处；如果通光面两端有雾状水滴，应用软布揩干。试管螺帽不宜旋得太紧，以免产生应力，影响读数。试管安放时应注意标记的位置和方向。

(3) 钠灯在直流供电系统出现故障不能使用时，仪器也可在钠灯交流供电的情况下测试，但仪器的性能可能略有降低。

# 3.5　电　导　率　仪

### 1. 构造原理

电解质溶液电导率的测量目前多采用电导率仪进行。它的特点是测量范围广，操作简便，如配接自动平衡记录仪还可对电导率的测量进行自动记录。下面简介电导率仪的基本原理(图 3-7)以及 SLDS-I 型电导率仪(图 3-8)的构造和使用方法。

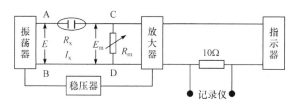

图 3-7　电导率仪原理图

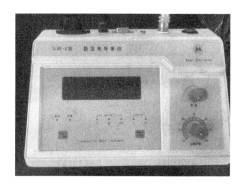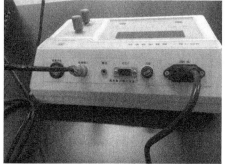

图 3-8　SLDS-I 型电导率仪前、后面板示意图

电导率仪工作原理为：稳压器为振荡器和放大器输入稳定的直流电压，使它们能在稳定的状态下工作；振荡器输出电压不随电导池电阻 $R_x$ 的变化而变化，从而为电阻分压回路提供一稳定的标准电势 $E$；电阻分压回路由电导池 $R_x$ 和测量电阻箱 $R_m$ 串联组成；$E$ 加在该回路 AB 两端，产生测量电流 $I_x$；根据欧姆定律，建立 $E_m$ 和电导 $G$ 的联系，$E_m$ 经过放大后，在显示仪表(直流电表)上，用换算成的电导率值显示出来。

### 2. 使用方法

(1) 将电极插头插入电极插座(注意：插头、插座上的定位销要对准，将插头插入即可)。接通电源，预热 15min。

(2) 温度补偿。用温度计测出被测溶液的温度后，将温度补偿旋钮置于被测液的实际温度上。当置于 25℃时，则无补偿作用。

(3) 常数旋钮。按电极上的常数，调节常数旋钮，使仪器显示值与常数值相同，不用考虑小数点的位置。

(4) 按"测量/转换"键，使仪器处于测量状态，待显示值稳定后，即为被测液体在该温度下的电导率值(注意：如果显示屏出现"OUL"，表示被测值超出量程范围，需要置于高一挡的量程测量；如果读数偏小，可以置于低一挡的量程测量)。

(5) 测量高电导的溶液，若被测溶液的电导率高于 20mS·cm$^{-1}$ 时，应选用 DJS-10 电极，此时量程范围可扩大到 200mS·cm$^{-1}$(20mS·cm$^{-1}$ 挡可测至 200mS·cm$^{-1}$，2mS·cm$^{-1}$ 挡可测至 20mS·cm$^{-1}$，但显示数须乘以 10)。测量纯水或高纯水的电导率，宜选 0.01 常数的电极，被测值为显示数乘以 0.01。电导率高于 30μS·cm$^{-1}$，应选用 DJS-1 铂黑电极。具体操作时可参考表 3-1。

**表 3-1　电导率范围与对应电极常数推荐表**

| 电导率范围 /($\mu$S·cm$^{-1}$) | 0.05～2 | 2～200 | 200～2000 | 2000～20000 | 20000～200000 |
|---|---|---|---|---|---|
| 电阻率范围 /($\Omega$·cm) | 20M～500000 | 500000～5000 | 5000～500 | 500～50 | 50～5 |
| 电极常数/cm$^{-1}$ | 0.01, 0.1 | 0.1, 1 | 1.0 | 1.0,10 | 10 |

**3. 注意事项**

(1) 电极使用前后应清洗干净。
(2) 电极插头、插座不能受潮，盛放被测溶液的容器必须干净。

# 3.6　永停滴定仪

自动永停滴定仪是根据《中华人民共和国药典》所载的永停滴定法的要求而试制成功的一种新型仪器，用作重氮化测定法的终点指示，它与外指示剂法测定结果比较，具有精密度高、测定准确、使用方便、性能稳定等优点。ZYT-2 型自动永停滴定仪采用特制精密计量泵和高可靠三通转换阀，能完成自动吸液、自动注液、自动测定，最后终点自动由 LED 数字显示正确的标准液消耗。其外形结构如图 3-9 所示。使用方法如下：

(1) 泵体与液路管道的清洗与排气泡。滴定开始前，应将计量泵和管路用蒸馏水洗涤 2～3 次，再用滴定液润洗 2～3 次。洗涤方法为：将吸液胶管插入盛装蒸馏水的容器中，滴液管放入空的废液杯。将三通转换阀顺时针旋转到"吸液"位置，按"吸液"键，泵管活塞下移，蒸馏水被吸入泵体，下移到极限位时自动停止，LED 数显屏显示吸入的体积。然后，将三通转换阀逆时针旋转到"注液"位置，按"注液"键，泵管活塞上移，泵体内的水被注入废液杯中，活塞上移到上限位时，自动

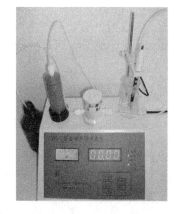

图 3-9　ZYT-2 型自动永停滴定仪

停止。重复以上操作 1～2 次，清洗泵体与液路管道及排出气泡。将吸液管插入滴定液中，重复上述操作 2～3 次，以润洗计量泵和液路管道。

(2) 吸入滴定液。润洗结束后，将滴定液吸满计量泵，按"复零"按钮，数显屏上读数归零。

(3) 安装活化电极。电极一般在使用前，经清洁液温泡 30s，并冲洗干净。注意电极活化不宜过长，过长会影响分析。将放有磁性搅拌子的待测样品液烧杯置于仪器的电磁搅拌板面上，将滴液管尖端与双铂电极下移入待测液中，电极铂片需全部浸入液面下并与烧杯的圆周方向平行。滴液管尖端的位置可稍低于铂电极以防止搅拌子对电极的碰撞。打开搅拌开关，调节适当的搅拌速率，电极应处于溶液旋涡的下游位置，便于迅速分散均匀。

(4) 滴定。根据不同被滴液设置灵敏度和门限值。三通转换阀置"注液"位置，按"滴定"键，此时滴定指示灯亮，自动滴定开始，同时微安表上的电流随滴定过程发生变化。当电流超过门限值时，滴定会自动停止，电流重新低于门限值后又会自动慢滴。当微安表上指针超过门限值 1min 20s 后，终点指示灯亮，蜂鸣器响，滴定到达终点，记录数显屏上显示的所用滴定液的体积。

(5) 按"复零"键终点灯灭，读数归零，关搅拌开关，将电极与滴液管尖端提到样品烧杯上方，用蒸馏水冲洗电极和滴液管尖端。

(6) 从第(2)步开始重复操作，以平行测定多次。

(7) 测定结束后，将电极取出，洗净晾干放置。将仪器泵和管路中的滴定液放尽，并用蒸馏水冲洗泵管多次，关闭电源。

本仪器设有门限电位器，可以从 60~80 范围连续调节，用户可以根据使用过程中出现的具体情况，如被测液体本底电位的高低，滴定过程中表头指针摆动幅度的大小等情况自行设定(顺时针旋门限值增高，反之则反)。一般情况下，在正常使用时，门限电位器置中间位置即可。

## 3.7　荧光分光光度计

以 970CRT 荧光分光光度计为例介绍其构造原理和使用方法。

### 1. 构造原理

970CRT 荧光分光光度计的光学系统从功能上可分为激发光路部分和发射检测光路部分(图 3-10)。激发光路将氙灯光源发出的复合光分解为单色光输出，照射到样品池中的荧光物质

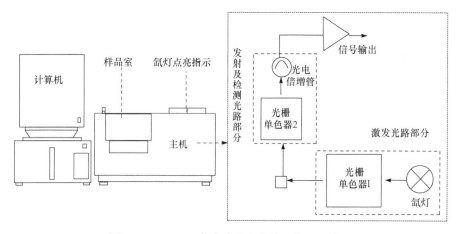

图 3-10　970CRT 荧光分光光度计工作原理简图

激发其发光。荧光物质发出的荧光进入发射光检测光路，被分解为单色光照射到光电倍增管，由光电倍增管所发生的光电流信号经过放大器放大输出至记录仪或工作软件。根据荧光分光光度计的光学系统原理，如果固定激发光路的输出波长(EX)，改变发射光的波长，将各波长的荧光强度信号进行记录输出，即可得到此荧光物质在此激发波长时的发射光谱(荧光光谱)。同样，固定发射光检测光路的输出波长(EM)，改变激发光的波长可得到此荧光物质在此发射波长时的激发光谱。当进行样品的定量分析时，将激发光单色器固定在所选择的激发光波长(EX)处，发射单色器调节至所选择的荧光波长(EM)处，记录样品溶液的荧光强度，根据在低浓度时，荧光强度与荧光物质的浓度成正比的关系即可进行定量分析。

2. 使用方法

(1) 开机。

按操作规程依次打开氙灯电源(氙灯点亮指示应有红光，若无则未点亮)、主机电源、打印机电源、监视器电源和计算机电源。运行 970CRT 软件进行初始化，初始化完成后进入仪器操作软件。

(2) 样品准备。

将对照品溶液或被测样品溶液倒入荧光比色皿中，打开样品室盖，将盛有溶液的比色皿分别插入比色皿槽中，盖上样品室盖。

(3) 图谱扫描。

点击"图谱扫描"快捷键或"定性分析"菜单进入图谱扫描。

① 预扫描。点击参数设置按钮，设置扫描参数(设置扫描方式为 EM 扫描，设定好 EX 波长、EM 扫描范围、灵敏度、EX 缝宽、EM 缝宽、扫描速率)，按扫描按钮开始扫描，扫描完成后保存图谱。根据扫描情况，调整灵敏度和狭缝宽度使输出荧光强度合适。改变 EX 波长，重复进行 EM 扫描。扫描完成后打开图谱，找出发射峰的位置。

② 激发光谱扫描。点击参数设置按钮，设置扫描方式为 EX 扫描，EM 波长设置为发射峰的波长值，EX 波长范围设置为比发射峰的波长短的波长段，扫描完成后保存得到激发光谱。

③ 发射光谱扫描。设置扫描方式为 EM 扫描，EX 波长设定为激发光谱峰值波长，EM 波长范围设置为比激发峰的波长长的波长段，扫描完成后保存得到该激发波长下的发射光谱。

④ 激发光谱内不同波长激发光的发射光谱。选择激发波长为 EX 峰值波长及激发光谱中的其他波长，重复完成 EM 扫描并保存图谱。

⑤ 发射光谱内不同波长发射光的激发光谱。选择发射波长为 EM 峰值波长及发射光谱中的其他波长，重复完成 EX 扫描并保存图谱。

(4) 定量分析。

按照文献或图谱扫描测量的激发光谱与发射光谱，确定激发光谱与发射光谱的峰值波长。用软件的"to λ"功能，设定测定的激发光与发射光波长。点击参数设置按钮设置合适的灵敏度、EX 缝宽、EM 缝宽。

① 标准曲线绘制。点击"绘制标准曲线"快捷键或"定量分析"菜单进入标准曲线绘制。首先测定本底(空白)或输入本底值，输入已知标样浓度值，按"测 INT"键逐一将不同浓度标样测定完(1~9 个)。选择拟合次数，按"拟合"键出标准曲线图谱，保存标准谱图后退出(文件名可自定义)。

② 样品浓度测定。点击"浓度测定"快捷键或"定量分析"菜单进入浓度测定。首先选择已保存的标准曲线并打开，放入样品或空白样品后，按"测 INT"或"测本底"键即可测定样品或空白荧光值，对应显示样品 INT 值和样品浓度或本底值，测定结束后记录数据或将数据打印保存。

(5) 关机。

实验结束后取出样品，将荧光比色皿冲洗干净后晾干放回比色皿盒，按开机相反顺序关闭仪器电源。

### 3. 注意事项

(1) 荧光分光光度计属于精密光学仪器，初始化时请不要对计算机进行任何操作。使用中严禁拍打和强烈震动。

(2) 氙灯点燃和关闭时会产生高压脉冲，在系统工作过程中禁止关闭氙灯电源。

(3) 在扫描过程中请勿进行任何操作，无特殊情况不要终止扫描，直至扫出完整图谱。

(4) 样品室请勿长时间打开，以免灰尘沾污光学元件。

(5) 荧光法由于灵敏度高，干扰因素多，实验时应注意严格控制实验条件，如温度对荧光强度有较大的影响，测定时应控制温度一致；所有的玻璃仪器与测定池等必须保持高度洁净。

## 3.8　火焰原子吸收分光光度计

以 AA320N 火焰原子吸收分光光度计(图 3-11)为例介绍其构造原理和使用方法。

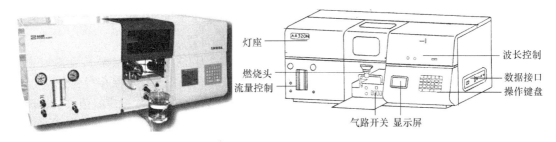

图 3-11　AA320N 火焰原子吸收分光光度计示意图

### 1. 构造原理

原子吸收分光光度计又称原子吸收光谱仪，是利用待测元素的特征光谱辐射，通过其原子蒸气后测定其吸光度的仪器，其基本结构包括锐线光源、原子化器、光学系统和检测系统等。其工作原理为：空心阴极灯等锐线光源发出被测元素的特征光谱辐射，被经过原子化器后的样品蒸气中待测元素的基态原子吸收，通过测定特征辐射被吸收的大小求出被测元素的含量。因为原子化器没有进样时，光通过原子化器时没有被吸收，透光率为 100%，而当原子化器进样时，光通过原子化器时有一部分被吸收，透光率减小。根据朗伯-比尔定律，在一定浓度范围内吸光度与样品浓度成正比，依据这一关系可以用工作曲线或标准加入法测定试样中某一元素的含量。

2. 使用方法

(1) 开机。

接通电源,打开主机电源开关,预热 30min。

(2) 元素灯的调整。

① 根据待测原子类型,更换相应的空心阴极灯,打开元素灯开关。

② 按 F2,将光标移动到 $I$(灯电流),设定合适的灯电流(一般用 10mA)。

③ 拉开燃烧室右壁上的两块挡光板,使光束通过燃烧室。

④ 选择合适的波长到该元素灯对应的波长,手动选择狭缝(0.2 、0.4 、0.7、1.4、2.4、5.0),选择合适的副高压 HV(200 左右),用手动轮微调波长使 F2 页面中的能量指示 $S$(入射光能量)达到最大值。如果 $S$ 值大于 90,可调节副高压 HV,使 $S$ 值回到 90 左右。

⑤缓慢转动空心阴极灯调节轮使 $S$ 达到最大值。如果 $S$ 值大于 90,可调节副高压 HV,使 $S$ 值回到 90 左右。

(3) 燃烧器对光。

① 降低燃烧头高度至光束下面,将对光板放在燃烧头的缝隙移动,调节燃烧头的旋转柄使缝隙与光束平行,并使缝隙处于光束的正下方。

② 旋动燃烧器上下调节钮,使燃烧器慢慢上升直至能量刚有变化。

③ 再将旋钮逆时针方向转动半圈,使燃烧器进一步降低,即光斑的中心在对光板上高 5 mm 左右。

④ 吸喷一份标准溶液,慢慢旋动燃烧器前后调节钮,直至获得最大吸光度值。

(4) 火焰操作(以空气-乙炔火焰操作为例)。

① 检查燃烧头和废液排放管是否安装妥当,然后将"空气/笑气"切换开关推至"空气"位置。

② 将乙炔钢瓶的减压阀开至输出压力为 0.07MPa,打开空气压缩机开关,调整压力为 0.3MPa,接通气路电源总开关和助燃气开关,调节助燃气压力阀,使助燃气压力表指示在 0.2MPa。顺时针旋转辅助气钮,关闭辅助气。

③ 调节乙炔钢瓶减压阀使输出压力为 0.05MPa,打开乙炔开关,调节乙炔流量阀使乙炔流量为 $1\sim2\text{L}\cdot\text{min}^{-1}$。

④ 按下点火钮或使用打火机,点燃燃烧头狭缝上的乙炔气体,调整乙炔流量阀,使乙炔火焰大小合适。

(5) 样品测定。

① 按 F1 打开 "ELEMENTS" (元素表),移动光标到某元素后按确定键可选择测定的元素。

② 按 F2 打开 "SETUP" (设置),移动光标到需要项目可进行样品光束能量、氘灯能量或参考光束能量、灯电流、波长、狭缝、测量前的延迟或调零时间、积分时间、平均次数、时间和吸光度坐标范围等设置。

③ 按 F3 打开 "CONDITION" (条件),移动光标到需要项目可进行测量方式、工作曲线选择、氘灯开/关、单位、火焰方式、火焰高度、空气(乙炔和笑气)流量和压力等条件设置。

④ 按 F4 打开 "WORKING CURVE" (工作曲线),依浓度梯度由小到大输入各标准溶液浓度,由向下 "↓" 键及 "确认" 键确认。

⑤ 按 F5 打开 "ANALYSE TESTING" (分析测定),将燃烧头进样管插入空白液,按下 "开

始"、"调零"键，进行空白调零。调零后系统自动进入 STD1 提示进样，将进样管插入标准溶液 1，按下"读数"键，系统读数完成后按"确认"键。如此读数、确认重复 3 次。标准溶液 1 进样完成，系统进入 STD2 提示进样标准溶液 2，方法与标准溶液 1 相同。如此重复进样标准溶液 3 等系列标准溶液。标准溶液进样完成，进行空白进样，方法同上。将进样管插入待分析试样液，方法同上。测量完成后，进样管接蒸馏水，吸喷几分钟。

(6) 关机与数据管理。

① 关闭乙炔钢瓶阀，待乙炔火焰熄灭后，关闭乙炔流量阀，再关闭空气压缩机开关，按压缩机放气按钮放气。关闭元素灯开关。

② 按 F6 打开"REPORT"(报告)查看分析结果，按 F7 打开"FILES MANAGE"(文件管理)进行文件管理，按 F8 打开"DATA PRINT"(数据打印)打印图谱。

③ 关闭主机电源开头，关闭电源总开头。

### 3. 注意事项

(1) 禁止在仪器附近抽烟或使用明火，防止乙炔爆炸，注意安全。离开仪器必须熄灭火焰。火焰熄灭的 20min 内不要直接用手触摸火焰防护装置，防止烫伤。

(2) 乙炔气输送管道要定期进行防漏检查，防止发生乙炔气泄漏。开启高纯乙炔气钢瓶阀门时，要严格控制气流速率，并动作轻缓，以免气流速率过大冲破容器或因静电作用引起爆炸。在任何时候，如出现报警声，应该先关闭高纯乙炔气钢瓶阀门，查明原因和彻底解决问题后才可以重新开机。

(3) 测定前检查燃烧头和废液排放管是否安装妥当。

(4) 当测量完成后，应当吸喷几分钟蒸馏水，然后关闭乙炔气开关或直接关闭乙炔钢瓶阀使火焰熄灭，最后关闭助燃气和气路电源开关、关断空气压缩机电源并释放剩余气体。

(5) 不能测量含氟的样品，以免损坏玻璃雾化器。

(6) 实验中使用的试剂纯度应符合要求，玻璃仪器应严格洗涤并用去离子水充分冲洗，保证洁净。

# 3.9 气相色谱仪

以 GC-2014C 气相色谱仪(图 3-12)为例介绍其构造原理和使用方法。

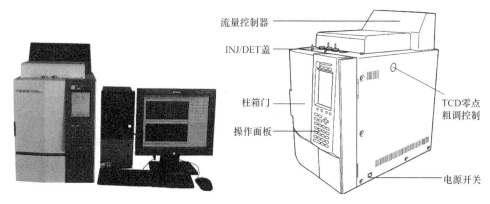

图 3-12 GC-2014C 气相色谱仪示意图

### 1. 构造原理

气相色谱仪由气路系统、进样系统、分离系统、温控系统、检测记录系统五大系统组成，适合对气体物质或可以在一定温度下转化为气体的物质进行检测分析。由于物质的物性不同，其试样中各组分在流动相和固定相之间的分配系数不同，当气化后的试样被载气带入色谱柱中运行时，组分就在其中的流动相和固定相之间进行反复多次分配，由于固定相对各组分的吸附或溶解能力不同，各组分在色谱柱中的运行速率就不相同，经过一定时间的流动后便彼此分离，按顺序离开色谱柱进入检测器，产生的信号经放大后，在记录器上描绘出各组分的色谱峰。根据出峰位置，确定组分的名称，根据峰面积确定浓度大小。

### 2. 使用方法(以 FID 检测为例)

(1) 准备及气体流量调节。

① 将信号线插到 FID 检测器上，根据所测样品选择色谱柱，将色谱柱正确安装至柱箱。

② 氮气。打开高压阀，缓缓旋动低压阀的调节杆，调节至约 0.6MPa，缓缓开启主机上氮气进口压力表(P)，使表压指示为 0.5MPa，再缓慢开启载气流量表(M)，调节氮气流量至实际操作量。

③ 氢气。打开氢气钢瓶或氢气发生器主阀，发生器打开电源即可。用钢瓶时，打开高压阀，缓缓旋动低压阀的调节杆，调节至约 0.3MPa，缓缓开启主机上 $H_2$ 进口压力表(P)，使表压指示为 55kPa 左右(点火时，$H_2$ 压力可高一些)，再缓慢开启载气流量表(M)，调节 $H_2$ 流量至实际操作量。

④ 空气。启动空气压缩机，缓缓开启主机上空气进口压力表(P)，使表压调节至约 50kPa。

(2) 开机及参数设定。

① 确保柱子连接正确及有载气流时，开主机电源，主机的触摸式荧光屏显示仪器正在自检，柱室内鼓风马达运转。打开与气相色谱仪连接的计算机，并运行气相色谱仪 N2000 工作软件。待软件与仪器连接成功后，在仪器控制面板上分别设定测定参数。设定温度参数：根据仪器系统配置设定进样口温度和 DET 的温度(数值参照分析条件)，再设 COL 的温度，恒温分析时，直接输入值即可；程序升温时，按"PROG"键和"▽△"键设定(数值参照分析条件)柱温延续时间、柱的升温速率、色谱柱最终温度、最终温度的时间。设定 READY 检查项：按"FUNC 5 ENT"三个键，设定 READY 检查项(所用的温度模块)，设定完后，按"ESC"键退出。

② 按"SYSTEM"键运行系统，启动加热，各区温度开始朝设定值上升，当温度达到设定值时，READY 灯亮，点火，进行以下设置：按"DET#"键，"△▽"键，选择 FID 画面，通过"ON"键打开检测器，当用 1#FID 时，POL 输入 1，当用 2#FID 时，POL 输入 2；RNG 灵敏度根据分析条件输入，可输入 0、1、2、3 四挡。

(3) 平衡系统。

面板参数设置好后，按《N2000 色谱数据工作站操作规程》打开"在线色谱工作站"软件，输入实验信息并设定各项方法参数后，按下"数据收集"页的"查看基线"按钮，观察基线是否平稳，待基线平直后在主机上调零，按"ZERO" 键及"△▽"键使基线在 0mV 左右即可运行单次进样测试。

(4) 进样测定。

使用微量注射器将样品由进样口注入，按"START"开始检测。此时系统开始进行数据采集。采完样品后按"停止采集"或"自动停止采集"(按参数设定时间),保存数据。打开"离线色谱工作站"软件,可查看或打印图谱结果。

(5) 关机。

实验完毕后,先关闭检测器,再将检测器、进样口、柱温设置恢复至室温,待色谱柱、进样口的温度降至100℃以下时,依次关闭色谱仪电源开关、计算机电源,最后关闭各气瓶总阀。登记仪器使用情况,做好实验室的整理和清洁工作,并检查安全后,方可离开实验室。

### 3. 注意事项

(1) 操作过程中,一定要先通载气再加热,以防损坏检测器。

(2) 检测器温度不能低于进样口温度,否则会污染检测器,进样口温度应高于柱温的最高值,同时化合物在此温度下不分解。

(3) 取样前用溶剂反复洗进样针,再用要分析的样品至少洗2～5次,以避免样品间的相互干扰。进样器所取样品要避免带有气泡,以保证进样重现性。

# 3.10 高效液相色谱仪

以 LC-10AT 型高效液相色谱仪为例介绍其构造原理和使用方法。

### 1. 构造原理

LC-10AT 型高效液相色谱仪(图 3-13)的系统由储液瓶、高压泵、进样器、色谱柱、检测器、色谱工作站等组成。储液瓶中的流动相被高压泵抽入系统,样品溶液经进样器进入流动相,被流动相载入色谱柱(固定相) 内,由于样品溶液中的各组分在两相中具有不同的分配系数,在两相中做相对运动时,经过反复多次的分配过程,各组分在移动速率上产生较大的差别,被分离成单个组分依次从柱内流出,通过检测器时,样品浓度或含量信息被转换成电信号传送到色谱工作站,数据以图谱形式保存起来,根据色谱图中色谱峰等相关信息进行样品的定性定量分析。

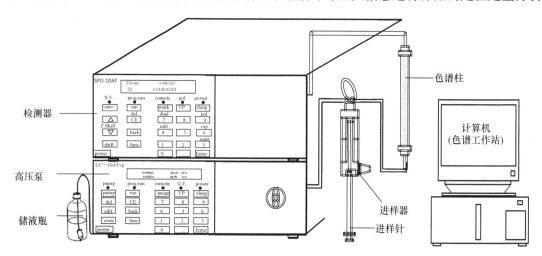

图 3-13　LC-10AT 型高效液相色谱仪示意图

2. 使用方法(以紫外检测为例)

(1) 准备。

① 准备所需的流动相,配制样品和标准溶液,用合适的 0.45μm 滤膜过滤,超声脱气 20min。

② 根据待检样品的需要更换合适的色谱柱(注意方向)和定量环,检查仪器各部件的电源线、数据线和输液管道是否连接正常。

(2) 开机。

接通电源,开启不间断电源、依次按下【power】键开启溶剂输送泵、检测器电源,待泵和检测器自检结束后,打开打印机、计算机显示器、主机,最后打开在线色谱工作站。

(3) 参数设定。

① 波长设定:在检测器显示初始屏幕时,按【func】键,用数字键输入所需波长值,按【Enter】键确认。按【CE】键退出到初始屏幕。

② 流速设定:在溶剂输送泵显示初始屏幕时,按【func】键,用数字键输入所需的流速(柱在线时流速一般不超过 $1mL \cdot min^{-1}$),按【Enter】键确认。按【CE】键退出。

(4) 更换流动相并排气泡。

① 将管路的吸滤器放入装有准备好的流动相的储液瓶中;逆时针转动输送泵的排液阀 180°,打开排液阀。

② 按输送泵的【purge】键,pump 指示灯亮,泵大约以 $9.9mL \cdot min^{-1}$ 的流速冲洗 3min(可设定)后自动停止。

③ 将排液阀顺时针旋转到底,关闭排液阀(如管路中仍有气泡可重复以上操作直至气泡排尽)。

(5) 平衡系统。

① 按《N2000 色谱数据工作站操作规程》打开【在线色谱工作站】软件,输入实验信息并设定各项方法参数后,按下【数据收集】页的【查看基线】按钮。

② 按下溶剂输送泵的【pump】键,pump 指示灯亮。用实验方法规定的流动相冲洗系统,一般最少需 6 倍柱体积的流动相。检查各管路连接处是否漏液,如漏液应予以排除。观察泵控制屏幕上的压力值,压力波动应不超过 1MPa(如超过则可初步判断为柱前管路仍有气泡,应检查管路后再操作)。观察基线变化。如果冲洗至基线漂移<$0.01mV \cdot min^{-1}$,噪声<0.001mV 时,可认为系统已达到平衡状态,可以进样。

(6) 进样测定。

① 进样前按检测器【zero】键调零,按软件中【零点校正】按钮校正基线零点,再按一下【查看基线】使其进入"查看基线"状态。用试样溶液清洗进样器,抽取适量样品溶液并排除气泡后即可进样。

② 使进样阀保持在【Load】位置,将进样器插入进样口,慢慢将试样溶液推入,然后将进样阀快速扳至【Inject】位置完成进样,此时系统通过感应开关自动进行数据采集。采完样品后按"停止采集"或"自动停止采集"(按参数设定时间),保存数据。打开"离线色谱工作站"软件,可查看或打印图谱结果。

(7) 清洗系统和关机。

① 数据采集完毕后,弹起检测器【power】键关闭检测器电源,继续以工作流动相冲洗 10min 后,再用经过滤和脱气的适当溶剂清洗冲洗 10~20min,最后用纯甲醇清洗色谱系统 10~20min。

同时用进样器吸取工作流动相清洗进样阀。

② 清洗完成后，先将流速降到 0，再依次按输送泵的【pump】键关闭泵，弹起【power】键断开输送泵电源。实验完成后做好使用登记。

3. 使用注意事项。

(1) 防止任何固体微粒进入泵体，流路的前端应连接吸滤器，吸滤器应经常清洗或更换。流动相应选用色谱纯试剂和高纯水，流动相、酸碱液及缓冲溶液使用前需经过滤除去其中的颗粒性杂质和其他物质(使用 0.45μm 或更细的膜过滤)后方可使用，过滤时注意区分水系膜和油系膜的使用范围。采用过滤或离心方法处理样品，确保样品中不含固体颗粒。高压泵在使用时要注意储液瓶内的流动相不被用完，其工作压力不要超过规定的最高压力。

(2) 必须使用符合要求的流动相，流动相不应含有任何腐蚀性物质。对于没有在线脱气装置的色谱仪，流动相过滤后需用超声波脱气，脱气后恢复到室温使用。用流动相或比流动相弱(若为反相柱，则极性比流动相大；若为正相柱，则极性比流动相小)的溶剂制备样品溶液，尽量用流动相制备样品液；水相流动相需经常更换(一般不超过 2d)，防止长菌变质。手动进样时，进样量尽量小，使用定量环定量时，进样体积应为定量环的 3～5 倍。

(3) 反相色谱柱使用缓冲溶液作为流动相时，做完样品后应立即用去离子水或低浓度甲醇水(如 5%甲醇水溶液)冲洗管路及柱子，然后再用甲醇(或甲醇水溶液)冲洗以充分洗去离子。长时间不用仪器，应将色谱柱内充满适宜溶剂(如反相色谱柱采用甲醇)后取下，用堵头封闭两端保存(注意不能用纯水保存柱子)。

(4) 使用前仔细阅读色谱柱附带的说明书，注意适用范围(如 pH、流动相类型等)，不得注射强酸、强碱的样品，特别是碱性样品。避免将基质复杂的试样尤其是生物试样直接注入色谱柱，该类样品必须先进行预处理或在柱前添加保护柱才能进样。色谱柱在使用过程中要注意避免压力的急剧变化和机械振动，调节流速时应缓慢进行。不要高压冲洗或反冲色谱柱，不要在高温下长时间使用硅胶键合相色谱柱，取下时注意轻拿轻放。

## 3.11  傅里叶变换红外光谱仪

以 NICOLET 6700 傅里叶变换红外光谱仪(图 3-14)为例介绍其构造原理和使用方法。

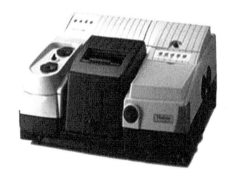 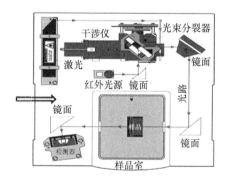

图 3-14  NICOLET 6700 傅里叶红外光谱仪示意图

1. 构造原理

傅里叶变换红外光谱仪是基于对干涉后的红外光进行傅里叶变换的原理而开发的红外光谱仪，主要由红外光源、干涉仪(分束器、动镜、定镜)、样品室、检测器以及信号输出等部分组成。光源发出的光被分束器(类似半透半反镜)分为两束，一束经透射到达动镜，另一束经反射到达定镜。两束光分别经定镜和动镜反射再回到分束器，动镜以一恒定速率做直线运动，因而经分束器分束后的两束光形成光程差，产生干涉。干涉光在分束器会合后通过样品池，通过样品后含有样品信息的干涉光到达检测器，然后通过傅里叶变换对信号进行处理，最终得到透光率或吸光度随波数或波长变化的红外光谱图。

2. 使用方法

(1) 样品准备。

① 液体试样：沸点较高的试样，可直接滴在两片 KBr 盐片之间形成液膜进行测试；沸点较低、挥发性较大的试样或黏度小且流动性较大的高沸点样品，可以注入封闭液体池中进行测试。

② 固体试样：可采用压片、石蜡糊等方法制样。压片法的操作为：取样品与干燥的 KBr(KBr 与样品的质量比约 100∶1)在玛瑙研钵中混合均匀，使用压片装置压片后进行测试。石蜡糊法的操作为：取干燥试样研细，与液体石蜡或全氟代烃混合调成糊状，夹在盐片中测试。

③ 气体试样：灌注于专门的气体池内进行测试。

(2) 开机。

打开红外光谱仪并稳定至少 20min，打开样品室，确认样品室内为样品架并正确安装，关闭样品室。打开计算机，确认计算机工作正常，双击桌面"OMINC"图标，打开"OMINC"软件，进入软件主界面。

(3) 实验条件设置。

点击菜单栏"采样"项中"实验设置"或"实验设置"快捷键，在跳出窗口中，设置扫描次数、分辨率，背景光谱管理项一般选择【采集样品前采集背景】，其他参数选项可根据习惯而定。

(4) 样品采集。

点击【采集样品】图标，跳出【准备背景采集】对话框，点击"确定"，进行背景扫描(吸收谱一般选择"空气"为背景)。背景扫描完毕，跳出【准备样品采集】对话框，推开样品室上盖，将样品架放入样品室内样品固定座，拉下样品室盖子，点击"确定"，进行样品的采集，采集结束后，跳出谱图标题窗口，输入标题名后点击"确定"，跳出【数据采集完成】窗口，点击"是"，样品采集结束。

(5) 谱图处理。

点击菜单栏【数据处理】项中的"吸光度"和"透光率"可以进行吸光度与透光率的转换；另外还可以对谱图进行基线校正、平滑、差谱等。点击菜单栏【谱图分析】项中"标峰"或"标峰"快捷键可对峰值进行标定。

(6) 实验结束。

谱图采集完毕，打开样品室取出样品，关闭样品室，关闭"OMNIC"操作软件，关闭计算机。最后打扫清理干净实验台和磨具。

3. 注意事项

(1) 为防止仪器受潮而影响使用寿命，红外实验室应经常保持干燥，即使仪器不用，也应每周开机至少两次，每次半天，同时开除湿机除湿。特别是梅雨季节，最好是能每天开除湿机。为了维持光路干燥，应经常更换样品室和分束器存放室内的干燥剂。

(2) 实验室内应尽量少讲话或靠近样品室呼吸以保持二氧化碳浓度恒定。实验室里的人数应尽量少，无关人员不要进入，实验时尽量关闭门窗但要注意适当通风换气。

(3) 实验中不要使用挥发性、腐蚀性比较强的液体，以免损坏仪器。

(4) 采用 KBr 压片法时制样要均匀，否则制得的片子有麻点，透光率低。使用液体池时，需注意窗片的保护。使用可拆卸液体池时，在操作中注意不要形成气泡。

# 3.12　贝克曼温度计

贝克曼温度计分为玻璃水银贝克曼温度计和数字贝克曼温度计，温度可以精确到 0.002℃，然而普通温度计不能达到此精确度。

1. 玻璃水银贝克曼温度计

1) 仪器构造

贝克曼温度计是测量温差的温度计，它的构造如图 3-15 所示。它的特点是：测量精度高；只能测量温度的变化值，而不能测量温度的绝对值；测量范围可以调节。这些特点是由其特殊结构决定的，温度计上的标度通常只有 5℃，每 1℃ 约长 5cm，中间分成 100 等份，故可以直接读出 0.01℃，如果用放大镜观察，可以估计到 0.002℃。在温度计上端有一 U 形储汞器，通过毛细管与底部水银球相连，借此可以调节水银球中的水银量，使在所测定的温度范围内的温差都能在 0~5 的刻度范围内指示出来。在储汞器背后的温度标度表示了该温度计使用的温度范围(−20~120℃)。所以，尽管贝克曼温度计只有 5 度刻度，却可以精密地量出很宽的温度范围而不超过 5℃ 的温度变化。因此，该温度计广泛应用于热量实验以及溶液凝固点下降、沸点上升等需要测微小温度差的情况。

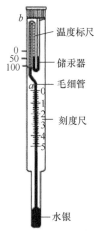

图 3-15　贝克曼温度计的构造

2) 调节方法

调节就是通过调节水银球中的水银量，使之处于所要测量的起始温度时，能使贝克曼温度计的水银柱液面处于合适的位置上。其步骤如下：

(1) 根据所要测量的温度变化范围，确定起始温度在贝克曼温度计上的刻度位置。如果测量温度降低，则测量开始时温度计水银标定为 4~5℃ 为宜；如果测量温度上升，则在 0~1℃ 为宜；而测量温度波动以选择 2~3℃ 为宜。

(2) 估计水银柱上升至毛细管弯头($b$ 点)时的温度值($T_x$)。$T_x$ 由三部分组成：由确定的起始温度至水银柱刻度最高处($a$ 点)这一段温度计的刻度数；由水银柱刻度最高处($a$ 点)至毛细管弯头($b$ 点)这一段的刻度数；所确定的起始温度($T$)。

(3) 将贝克曼温度计放在盛水的小烧杯中慢慢加热, 使水银柱上升至毛细管顶部, 此时将其从烧杯中移出, 并倒转使毛细管的水银柱与上部储汞器中的水银相接。

(4) 竖起贝克曼温度计, 右手握住温度计中部, 用左手虎口从下往上在右手腕上拍击, 使水银柱在弯头处断开。

(5) 将调节好的贝克曼温度计放入被测系统中, 观察其数值是否在预定位置。然后重复上述操作, 直到达到要求为止。

3) 注意事项

(1) 贝克曼温度计调节好后, 应直立放置, 平放时应将上部垫高, 以免水银球和储汞器中的水银相连。

(2) 调节时需十分小心, 扣断水银柱时必须垂直拿着, 振动不要过猛, 以免损坏。

(3) 温度计用于低温度变化的测量, 在调节时要用冰水, 方能使储汞器中的水银下流到所需的刻度。

(4) 使用放大镜读数时, 必须保持镜面与水银柱面平行, 并使水银柱与水银弯月面处于放大镜中心。观察者的眼睛必须保持正确的高度, 使读数处的标线看起来是直线。

2. 数字贝克曼温度计

数字贝克曼温度计(图 3-16)是一种能自动显示数字的温度温差测量仪, 采用电子技术和专用计算机芯片, 通过高性能低温度的信号处理技术制成, 具有分辨率高、稳定性好、操作简单、显示清晰、读数准确、测量范围宽等特点。

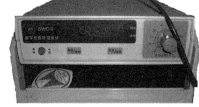

数字贝克曼温度计不仅可用来代替玻璃水银贝克曼温度计测量温差, 而且可用于测量温度值。该仪器并设有读数保持、信号输出和超量程显示等功能, 可以和微机直接结合完成温度、温差的自动化测量。在物理化学、生物医学等学科的科研和生产中具有十分广阔的应用前景。

图 3-16　SWC-Ⅱ型数字贝克曼温度计

1) 工作参数

(1) 温度测量范围为 $-50 \sim 150℃$。

(2) 测量温差的分辨率为 $0.001℃$, 温度测量的分辨率为 $0.01℃$。

(3) 温差测量范围为 $\pm 19.999℃$。

(4) 时间漂移为 $\leqslant 0.0005℃/h$。

(5) 输出信号为 BCD 码。

2) 使用方法

(1) 将后盖板上的电源线接入 ~220V 电源。

(2) 将传感器探头插入后盖板上的传感器接口。

(3) 将温度传感器插入待测系统中, 深度大于 50mm。

(4) 按下电源开关, 此时显示屏显示仪表初始状态。

(5) 将选择面板上"温度-温差"按钮置于"温差", 表明仪器处于温差测量状态。

(6) 根据实验所需的实际温度选择恰当的基温挡, 使温差的绝对值尽可能的小。记录数字 $T_1$, 例如, 当物体的实际温度为 $18℃$, 可将基温挡置于 $20℃$, 此时显示器显示 $2.000℃$, 则显示器动态显示的数字即为相对于基温的温度 $T_1$ 的温度差值 $\Delta T$。例如, 显示器显示 $6.325℃$, 则

$\Delta T$=6.325℃–2.000℃=4.325℃。

(7) 保持功能的操作，有时在测量时温度或温差变化太快以致无法读数时，可以按下保持开关，进行读数，松开开关后，仪器又自动进入测量状态。

3) 使用注意事项

(1) 电源接通前，应检查探头编码是否与仪器后盖相符，检查完毕后才可进行测量。

(2) 进行基温测量时，基温选择挡在一次实验中不允许换挡。

(3) 当显示器上跳跃显示"0000"时，表明仪器测量已超量程，应立即停止测量。

(4) 避免在高温环境下实验，如靠近电暖气等。

# 3.13　氧弹式热量计

1. 概述

热量计的种类很多，其中氧弹热量计是一种环境恒温式的热量计(图 3-17)。它的基本原理是能量守恒定律：样品完全燃烧所释放的能量使得氧弹本身及其周围的介质和热量计有关附件的温度升高，测量介质在燃烧前后温度的变化值，就可求算该样品的等容燃烧热。

2. 氧弹热量计的仪器结构和技术要求

(1) 自密封式氧弹。

其结构示意图如图 3-18 所示。为了防止燃烧生成的酸对氧弹的腐蚀，氧弹的全部结构采用不锈钢。氧弹的结构分三部分：一个圆筒形弹体，一个盖子和一个连接盖子和弹体的环。氧弹的强度足够耐受固体燃烧时产生的最大压力(60~70 个大气压)，并能耐受液体燃烧所产生的更大压力。

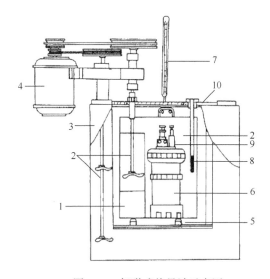

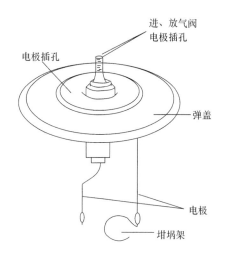

图 3-17　氧弹式热量计示意图　　　　　　图 3-18　氧弹结构示意图

1. 内桶；2. 搅拌器；3. 外桶；4. 搅拌马达；5. 绝热支柱；6. 氧弹；
7. 贝克曼温度计；8. 温度计；9. 电极；10. 弹盖

(2) 水夹套(外筒)。

水夹套是双层容器，实验时充满水，通过水套罐搅拌器使筒内水温均匀，形成恒温环境。水筒放在水套中的一个具有三个支点的绝缘支架上。水套备有胶木盖，上有孔，以便插入测温探头、点火线等，盖下面镶有抛光金属板。

(3) 水筒(内筒)。

水筒全部由不锈钢薄板制成，截面为梨形，以减少与外筒间的辐射作用，当氧弹放入水筒后，可加水淹没氧弹，而水面至内筒上缘有 250~500mL 的空间，水筒的装水量一般为 300mL，内部设有搅拌器(氧弹搁在弹头座架上)。

(4) 搅拌器。

内筒搅拌器由电动机带动，搅拌转速为 500r/min。通过搅拌器螺旋桨的运动，使样品燃烧放出的热量尽快在热量系统内均匀散布。电动机与搅拌器间用绝热固定板连接，以防止因电机产生的热而影响测量精度。搅拌器电动机为同步电动机，转速平稳。外筒搅拌器为手拉式搅拌器，上下拉动次数即能使外筒水温均匀，给内筒形成一个恒温的环境。

(5) 玻套温度计。

用来测量水夹套水温。

(6) 点火丝。

点火丝一般用直径 0.1mm 左右的镍铬丝，中部绕成直径为 2mm 的螺旋，形成 3~5 圈且与样品接触，当有电流通过时，镍铬丝被烧成赤热，并在很短的时间内熔断，引燃样品。

(7) 氧气钢瓶及其减压阀。

(8) 压片机。

用于样品压片。压膜及冲杆用硬质钢制成，表面光洁，容易擦拭。压制时，模子或底片由可移动的垫块支撑，压好后，可将垫块移动一边，取出模子或样品。该压片机底板上有用以固定在桌面上的螺钉孔，不用时，应在易生锈部位涂上防锈油脂。

(9) 控制器面板。

该仪器测温精度高，稳定性好。控制器面板上设置电源、搅拌、数据、结束、点火、复位六个电子开关按键，能对样品热值测定进行全过程操作和温度的显示。

3. 使用方法

该仪器全部操作可通过设置在面板上的电子开关完成，控制器测温范围为 0~35℃，温度分辨率为 0.001℃，其使用方法如下：

(1) 压片。

用台秤称取一定量的样品，在压片机中压成片状(且勿过紧或过松)。然后再精确称量。

(2) 装样。

旋开氧弹，把氧弹的弹头放在弹头架上，用镊子将药品片放入坩埚内，将坩埚放在燃烧架上。测量燃烧丝长度，在直径约 3mm 的铁钉上，将引燃铁丝的中段绕成螺旋形。然后将燃烧丝两端分别固定在氧弹头的两根电极上，中部贴紧样品(铁丝不能与坩埚壁接触)，在弹杯中注入 10mL 水，把弹头放入弹杯中，用手拧紧(加水是让 $N_2$ 燃烧后产生的气体溶于水形成酸，通过中和滴定，测出燃烧的 $N_2$ 的量，分析少部分 $N_2$ 燃烧放出的热量。我们这个实验通过充氧气，排除空气来赶走 $N_2$，所以不需要加水)。

(3) 充氧气。

在教师指导下用高压钢瓶充氧气，开始充入少量氧气，然后开启出口，以赶出弹中空气，再充入约 1.5MPa 氧气。

(4) 调节水温。

将热量计外筒内注满水(已满)，用手动搅拌器稍加搅动。打开精密数字温度温差仪的电源，将传感器插入加水口测其温度，待温度稳定后，记录其温度值。再用塑料筒取适量自来水，测其温度，如温度偏高或相平则加冰调节水温使其低于外筒水温 1℃左右。用容量瓶精取 3000mL 已调好的自来水注入内筒，再将氧弹放入，水面刚好盖过氧弹。如氧弹有气泡逸出，说明氧弹漏气，寻找原因并排除。将两根电极线一端插入氧弹两电极上，另一端插入点火输出孔,电极线嵌入桶盖的槽中，盖上盖子(注意：搅拌器不要与弹头相碰)。同时，将传感器插入内筒水中。

(5) 点火。

开启恒温式热量计的电源开关，开启搅拌开关，进行搅拌。将温差仪"采零"并"锁定"。然后将传感器取出放入外筒水中，待温度稳定后，记录其温差值(此数值即为雷诺温度校正图 5-9 中的 $J$ 点温差值)。再将传感器插入内筒水中。待温度稳定后，设置蜂鸣 60s 一次，每隔 60s 记录一次温差值(精确至 $\pm0.002$℃)，连续记录 10 次温差值。重新设置蜂鸣为 15s 一次，按下"点火"按钮 4~5s(此时点火指示灯灭，停顿一会点火指示灯又亮，直到燃烧丝烧断，点火指示灯才灭。氧弹内样品一经燃烧，水温很快上升，点火成功)。每隔 15s 记录一次温差值，直至临近的两次读数差值小于 0.005℃，设置蜂鸣 60s 一次，每隔 60s 记录一次温差值(精确至 $\pm0.002$℃)，连续读 10 个点，实验结束。

(6) 校验。

实验停止后，关闭电源，将传感器放入外筒。取出氧弹，放出氧弹内的余气。旋下氧弹盖，测量燃烧后剩余铁丝的长度并检查样品燃烧情况。样品没有完全燃烧，实验失败需要重做。

**4. 仪器使用维护注意事项**

(1) 氧弹应定期进行 20MPa 水压检查，每年至少一次。

(2) 仪器使用完毕后应保持表面清洁干燥，以防腐蚀，长期不用时，应将水倒掉。

(3) 氧气减压阀在使用前应将零件上的油污擦洗干净，以免在充氧时发生意外爆炸事故。氧气减压阀应定期进行耐压实验，每年至少一次。

(4) 仪器使用的理想环境温度是(20±5)℃，每次测定时室温变化不得大于 1℃，因此室内禁止使用各种热源。

(5) 氧弹的密封每次使用前应仔细检查，如密封垫圈损坏，应立即调换，以防密封不良。

# 3.14　凝固点测定仪

1. 实验原理

在一定压力下，固体溶剂与溶液呈平衡时的温度称为溶液的凝固点。在无固溶体形成时，稀溶液中溶剂的凝固点比纯溶剂的凝固点低，简称稀溶液的凝固点降低。此时，从溶液中析出的是纯固体溶剂，溶质不析出。用于测定溶剂和溶液凝固点的仪器称为凝固点测定仪(图 3-19)。

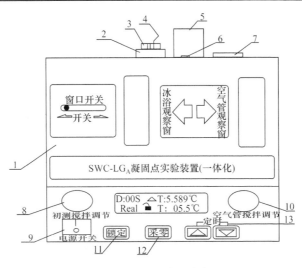

图 3-19　凝固点测定仪

1. 冰浴槽；2. 凝固点管端口；3. 凝固点管传感器插孔；4. 手动搅拌；5. 冰浴手动搅拌器；6. 冰浴传感器插孔；

7. 空气套管端口；8. 初测搅拌调节；9. 电源开关；10. 空气管搅拌调节；11. 锁定键；12. 采零键；13. 定时键

### 2. 使用方法

1) 冰浴的准备和基温设定

打开电源及窗口开关，将传感器插入冰浴传感器插孔，空气套管(上下粗细一致的)置于空气套管端口。往冰浴槽中加入适量自来水、碎冰和氯化钠[①]，使温度保持在 2～3℃[②](实验过程中适时补充碎冰以维持温度)。仪器显示温度值相对恒定时，按下"采零"键并迅速按下"锁定"键，此时的温度即为设定的基温[③]($\Delta T = 0.000$)。

2) 凝固点的测定

(1) 样品的准备。

用移液管移取 25mL 溶剂(或溶液)置于洗净烘干的凝固点管(上粗下细)中,注意不要使溶剂(或溶液)溅到管壁上。放入一粒磁性搅拌子，传感器[④]回至室温后擦干净插入溶剂中(与管底有1cm 左右的距离)，待温度读数恒定时记录该温度($T$，密度计算时所用温度)。

(2) 近似凝固点的测定。

将凝固点管插入凝固点管端口中，调节初测搅拌调节至适当位置开始搅拌，使溶剂(或溶液)逐步冷却，当有固体析出时，将凝固点管从冰浴中取出，迅速擦干管外的冰水，移入空气套管中，观察"$\Delta T$"温差显示值，"$\Delta T$"温差显示值相对稳定时读数，此数值即为溶剂(或溶液)的近似凝固点(相对值)。

(3) 凝固点的测定。

取出凝固点管，用手握住盛试液部位，使晶体完全熔化，再将凝固点管插入凝固点管端口中并搅拌，使溶剂快速冷却。当温差降至高于近似凝固点时，迅速取出凝固点管，擦干后插入空气套管中。调节空气管搅拌调节，先缓慢搅拌，使溶剂(或溶液)温度均匀下降，当温差值低于近似凝固点时，快速搅拌[⑤]，促使固体析出，温度开始回升，减慢搅拌，注意观察温差显示值，当温差值相对稳定时(持续 30s)，记录此稳定的温差值即为溶剂(或溶液)的凝固点(相对值)。重复本操作 3 次，取 3 次测定结果的平均值。

3. 注意事项

① 控制水量，以免溢出损坏仪器。

② 冰浴温度一般控制在低于待测溶液凝固点 2～3℃。

③ 一般以低于待测溶液凝固点 2～3℃设置基温。

④ 传感器和仪表必须配套使用(传感器探头编号与仪表的出厂编号应一致)，以保证检测的准确度。

⑤ 为防止过冷超过 0.5℃，当温度低于粗测凝固点温度时，必须及时调整调速旋钮，加快搅拌速率。

# 3.15　电位差计

1. 电位差计的工作原理

电位差计是一种测量电动势的仪器，它是根据补偿原理进行工作的。补偿法就是用一个可变的已知电压与未知的电动势(或电压)进行比较，从而通过已知电压计算待测电压数值，即对消法测电池电动势。SDC-ⅡA 型数字电位差综合测试仪的仪器面板如图 3-20 所示。

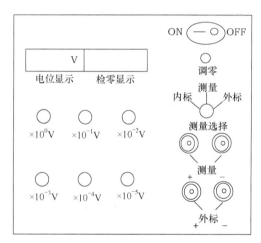

图 3-20　SDC-ⅡA 型数字电位差综合测试仪的仪器面板示意图

2. 使用方法

(1) 开机。

用电源线将仪表后面板的电源插座与 220V 电源连接，打开电源开关(ON)，预热 15min 后再进入下一步。

(2) 标准电池的校正。

根据室温，按公式：

$$E_s / V = 1.0183 - 4.06 \times 10^{-5}(T / ℃ - 20) - 9.5 \times 10^{-7}(T / ℃ - 20)^2$$

计算室温下标准电池的电动势 $E_s$。

将"测量选择"旋钮置于"外标"，用测试线将已知电动势的标准电池按"+"接"+"极、"−"接"−"极的原则，与电位差计测试仪面板上的"外标插孔"相连接。注意：标准电池在使用中要避免振动及倒置。

调节"$10^0 \sim 10^{-4}$"五个旋钮和"补偿旋钮"，使"电位指示"数值即为计算的标准电池电动势的数值 $E_s$。

待"检零指示"显示数值稳定后，按一下"采零"键，此时，检零指示应显示"0000"。注意：用标准电池修正后，在测量电动势过程中，"调零"旋钮不用再动。

(3) 测量。

拔出"外标插孔"的测试线，再用测试线将被测电池按正、负极对应插入"测量插孔"。将"测量选择"置于"测量"，将"补偿"旋钮逆时针旋到最小。调节"$10^0 \sim 10^{-4}$"五个旋钮，使"电位指示"显示的数值负且绝对值最小。调节"补偿旋钮"，使"检零指示"显示为"0000"，此时，"电位显示"数值即为被测电动势的值。

注意：测量过程中若"检零指示"显示溢出符号"OU.L"，说明"电位指示"显示的数值与被测电池电动势相差过大。调节"$10^0 \sim 10^{-4}$"五个旋钮，当差值减少到一定程度时就会正常显示数字。

(4) 关机。

首先关闭电源开关(OFF)，然后拔下电源线。

## 3.16　NDJ-8 型旋转黏度计

NDJ-8 型旋转黏度计的示意图及面板图如图 3-21 和图 3-22 所示。

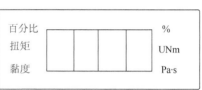

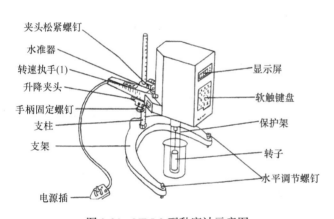

图 3-21　NDJ-8 型黏度计示意图　　　　图 3-22　NDJ-8 型黏度计的面板图

### 1. 使用方法

(1) 调水平。

仪器安装好后，调节支架两端的水平调节螺钉，使仪器水平。

(2) 准备被测液体。

将被测液体置于直径不小于 70mm 的烧杯中，测被测液体的温度。

(3) 选择转子和转速。

估计被测液体的黏度，根据量程表选择恰当的转子和转速。将选好的转子旋入连接螺杆，旋转升降旋钮，使转子缓慢地浸入液体中，直至液体的表面与转子的液面线相平。调整仪器后面的"高低挡转速切换执手"(左边，上刻有 H、L 标志)、"变速执手"(右边，有高低速两挡)。

(4) 开机。

上述工作完毕，接通电源，打开电机电源开关，显示屏出现本机型号 NDJ-8。

(5) 输参数。

输转子号：先按面板上"S"键，然后按数字键 1,2,3,4，放手后显示"S1"，"S2"，"S3"，"S4"，分别为 1~4 号转子的代号。

输入转速：先按面板上"R"键，然后按数字键 1, 2, 3, 4，放手后即可(如转速为 60r/min，按"R"键，再按 60，放手后即显示"R60")。

(6) 测量。

在转子号及转速输入后，按"RUN"键，仪器进行测量工作，在测量过程中，仪器一直显示"0000"，测量结束，显示器显示被测液体的黏度值，显示时间维持 3s，然后仪器进入待测状态，显示"NDJ-8"，如果再按"RUN"，仪器进入下一次测量过程。

(7) 在测量过程中，如出现"H"符号，表示超量程，此时要变换转子或转速重新测量。

(8) 在测量过程中，如要中途中断测量，可按"AC"键或切断电源重新接通，重复开机后操作即可。

## 2. 注意事项

(1) 本仪器适合在常温环境下使用，仪器必须在指定频率和电压允差范围内测定，否则会影响测量精度。

(2) 利用支架固定仪器测定，应保持仪器稳定和水平。

(3) 装卸时应将连接螺杆微微提起操作，以免损坏轴尖。不要用力过大，不要使转子横向受力，以免转子弯曲；装上转子后，不得将仪器侧放或倒放。

(4) 必须要在电机运转时变换转速。

(5) 连接螺杆和转子连接端面及螺纹处应保持清洁，否则将影响转子的正确连接及转动时的稳定性。

(6) 仪器升降时应用手托住仪器，防止仪器坠落。

(7) 转子每次使用完毕要及时清洗(不得在仪器上进行清洗)，清洗后请正确放入转子架中；不得随意拆动调整仪器零件，不要自行加注润滑油；仪器搬动或运输应先将黄色包装套圈托起连接螺杆，然后把螺杆拧紧，放入箱内。

(8) 悬浊液、乳浊液、高聚物及其他高黏度液体中很多都是非牛顿液体，它的测定应规定转子、转速和时间。

(9) 做到下列各点能测得较精确的数值：精确地控制被测液体的温度；将转子浸入液体保持足够长时间，使两者温度平衡；测定时尽可能将转子置于容器中心；保证液体的均匀性；浸入液体中的转子表面应无气泡；变换转子或转速使百分比读数偏高些；使用保护架进行测定；保证转子的清洁；测较低黏度的液体时选用 1 号转子。

# 第二部分

# 实 验 内 容

# 第4章　基本操作练习与验证性实验

## 实验一　常用玻璃仪器的洗涤及溶液的配制

### 【实验目的】

(1) 熟悉常用仪器的主要用途、使用方法及常用玻璃仪器的洗涤方法。

(2) 掌握试剂的取用、托盘天平和电子分析天平的使用等。

(3) 学习溶液配制的一般方法。

### 【实验原理】

1. 玻璃仪器的洗涤

根据实验要求、污物性质和沾污的程度，可利用摩擦、溶解、酸碱反应、氧化还原反应等原理进行洗涤。具体洗涤方法参见2.1。

仪器干净与否判断标准：倒置30s内不挂水珠。

切记用蒸馏水涮洗。

2. 溶液的配制

溶液配制的基本原理是稀释或溶解前后溶质的量不变，主要分为一般溶液配制和准确浓度溶液配制两大类，其主要区别是对浓度准确度要求不同。在配制方法上，主要是所用仪器精度不同(一般溶液配制可用托盘天平称量、量筒定容；准确浓度溶液配制必须用分析天平称量、容量瓶等定容)。根据初始试剂性状不同，具体操作方法也略有不同(主要有固体溶解配制、浓溶液稀释配制、饱和溶液配制和易水解盐类溶液配制等)。

溶液配制一般步骤是：计算、称量、溶解(稀释)定容、装瓶。

### 【器材和药品】

1. 器材

托盘天平(精度0.1g)，电子分析天平(精度0.1mg)，烧杯(50mL、150mL)，量筒(20mL、100mL)，容量瓶(100mL、50mL)，刻度吸管(10mL)，胶头滴管，玻璃棒，毛刷。

2. 药品

NaCl(固)，$H_2SO_4$(浓)，$H_2C_2O_4 \cdot 2H_2O$(置称量瓶中)，磺基水杨酸溶液(10%)，HAc-NaAc缓冲溶液(pH=5)，$Fe^{3+}$标准溶液(含 $Fe^{3+}$ 25μg·$mL^{-1}$)，去污粉，铬酸洗液。

## 【实验步骤】

1. 常用玻璃仪器的洗涤

(1) 对照清单认领并清点仪器。

(2) 按照玻璃仪器洗涤方法和步骤洗涤玻璃棒、量筒、烧杯、刻度吸管、容量瓶等配制溶液所需的玻璃仪器。

2. 溶液的配制

(1) 配制 100mL 0.1mol·$L^{-1}$ NaCl 溶液。计算所需 NaCl 固体的质量,按固体试剂取用规则,在托盘天平上用烧杯称取 NaCl。用量筒取 100mL 蒸馏水,加入盛 NaCl 的烧杯,搅拌使 NaCl 完全溶解,即得到所需溶液。

(2) 配制 100mL 3mol·$L^{-1}$ $H_2SO_4$ 溶液。计算所需浓 $H_2SO_4$ 和水的体积,按液体试剂取用规则,量取所需要的浓 $H_2SO_4$ 和水,搅拌下将浓 $H_2SO_4$ 沿烧杯壁慢慢倒入水中,待冷至室温后倒入带有标签的试剂瓶内。

(3) 配制 100mL 准确浓度(0.1000mol·$L^{-1}$ 左右)的 $H_2C_2O_4$ 溶液。计算所需草酸晶体 ($H_2C_2O_4$·$2H_2O$)质量,用电子分析天平称取草酸晶体于小烧杯中,加水溶解后,完全转移至 100mL 容量瓶中,加水至刻度线,摇匀。计算 $H_2C_2O_4$ 溶液的浓度。

(4) 配制 50mL 1μg·$mL^{-1}$ 磺基水杨酸铁溶液。用刻度吸管分别吸取 2.00mL 磺基水杨酸、2.00mL 缓冲溶液和 4.00mL $Fe^{3+}$标准液,依次加入 50mL 容量瓶中,加水稀释至刻度,摇匀。将所得溶液交指导教师测定其吸光度,用以判断所配溶液浓度是否符合要求,进而发现操作中的问题。

## 【注意事项】

(1) 已洗净的仪器不能用布或纸抹。

(2) 洗涤时不要未倒废液就注水。

(3) 不要几个小仪器一起刷洗。

## 【思考题】

(1) 应如何判断器皿是否清洁?

(2) 配制 0.1000mol·$L^{-1}$ 某溶液时,应选用何种天平称取试剂?

(3) HCl 和 NaOH 溶液的浓度能否直接配制准确?为什么?

(4) 铬酸洗液的去污原理是什么?如何使用?如何判断其是否失效?

## 【安全提示】

浓 $H_2SO_4$ 有强腐蚀性,取用时要小心。

# 实验二　硫酸铜的提纯

## 【实验目的】

(1) 熟悉用重结晶法提纯物质的原理。

(2) 掌握托盘天平的使用以及加热、溶解、过滤、蒸发、结晶等基本操作。

## 【实验原理】

可溶性晶体物质中的杂质可用重结晶法除去。根据物质溶解度的不同，一般可先用溶解、过滤的方法，除去易溶于水的物质中所含难溶于水的杂质；然后再用重结晶法使其与少量易溶于水的杂质分离。重结晶的原理是：由于晶体物质的溶解度一般随温度的降低而减小，当热的饱和溶液冷却时，待提纯的物质首先以结晶析出，而少量杂质由于尚未达到饱和，仍留在溶液(母液)中。

粗硫酸铜晶体中的杂质通常以硫酸亚铁($FeSO_4$)、硫酸铁[$Fe_2(SO_4)_3$]为最多。当蒸发浓缩硫酸铜溶液时，亚铁盐易被氧化为铁盐，而铁盐易水解，有可能生成 $Fe(OH)_3$ 沉淀，混杂于析出的硫酸铜结晶中，所以在蒸发过程中溶液应保持酸性。

若亚铁盐或铁盐含量较多，可先用过氧化氢($H_2O_2$)将 $Fe^{2+}$ 氧化为 $Fe^{3+}$，再调节溶液为 pH 至 4 左右，使 $Fe^{3+}$ 水解成为 $Fe(OH)_3$ 沉淀而除去。

$$2Fe^{2+} + H_2O_2 + 2H^+ \xrightarrow{pH \approx 4} 2Fe^{3+} + 2H_2O$$
$$Fe^{3+} + 3H_2O \Longrightarrow Fe(OH)_3\downarrow + 3H^+$$

除去铁离子后的滤液用少量 $H_2SO_4$ 酸化后，即可蒸发浓缩使硫酸铜结晶。微量可溶性杂质仍留在母液中，过滤时可与硫酸铜分离。

## 【器材和药品】

1. 器材

托盘天平(公用)，研钵(公用)，硫酸铜回收瓶(公用)，烧杯(100mL)，量筒(20mL)，玻璃棒，铁架台，铁圈(2 个)，石棉网，酒精灯，三角漏斗，滤纸，蒸发皿，布氏漏斗，吸滤瓶，点滴板，pH 试纸。

2. 药品

硫酸铜 $CuSO_4 \cdot 5H_2O$(粗)，过氧化氢 $H_2O_2$(3%)，氢氧化钠 $NaOH(0.5mol \cdot L^{-1})$，硫酸 $H_2SO_4(1mol \cdot L^{-1})$。

## 【实验步骤】

1. 称量和溶解

用托盘天平称取研细的粗硫酸铜晶体 5g，放入已洗涤清洁的 100mL 烧杯中。用量筒量取

20mL 水，加入上述烧杯中。然后将烧杯放在石棉网上加热，并用玻璃棒搅拌。当硫酸铜完全溶解时，立即停止加热。

2. 沉淀

往溶液中加入 1mL 3% $H_2O_2$ 溶液，加热，逐滴加入 0.5mol·$L^{-1}$ NaOH 溶液直到 pH≈4；再加热片刻后静置，使红棕色 $Fe(OH)_3$ 沉降。

3. 过滤

将折好的滤纸放入漏斗中，从洗瓶中挤出少量水湿润滤纸，使之紧贴在漏斗上。将漏斗放在漏斗架上。趁热过滤硫酸铜溶液，滤液承接在清洁的蒸发皿中。从洗瓶中挤出少量水淋洗烧杯及玻璃棒，洗涤水全部滤入蒸发皿中。按同样操作再洗涤一次。将过滤后的滤纸及不溶性杂质投入废物缸中。

4. 蒸发和结晶

在滤液中加入 2 滴 1mol·$L^{-1}$ $H_2SO_4$ 使溶液酸化，然后在石棉网上加热、蒸发、浓缩(勿加热过猛以免液体溅失)至溶液表面出现晶膜时，立即停止加热；让蒸发皿自然冷却至室温，使 $CuSO_4·5H_2O$ 晶体析出。

5. 减压过滤分离

将蒸发皿内 $CuSO_4·5H_2O$ 晶体全部移至布氏漏斗，减压过滤；尽量滤干，并用干净的玻璃棒轻轻挤压布氏漏斗上的晶体，尽可能除去晶体间夹带的母液。停止减压过滤，取出晶体，将其摊在两张滤纸之间，用手指在纸上轻压以吸干其中的母液。用托盘天平称量，计算产率。

## 【思考题】

(1) 酒精灯使用时有哪些注意事项？

(2) 过滤操作中应注意哪些事项？

(3) 用重结晶法提纯硫酸铜，在蒸发滤液时，为什么加热不可过猛？为什么不可将滤液蒸干？

(4) 让 $Fe^{3+}$ 沉淀时，pH 过高或过低对实验结果会有什么影响？

## 【安全提示】

过氧化氢对皮肤有强烈腐蚀性，注意避免接触皮肤。

# 实验三　弱电解质解离平衡和沉淀反应

## 【实验目的】

(1) 验证弱电解质解离平衡及其移动。

(2) 验证难溶电解质的多相离子平衡及溶度积规则。

(3) 掌握试管加热、离心分离、药品取用等基本操作。

**【实验原理】**

弱电解质溶液中加入含有相同离子的另一强电解质时, 弱电解质的解离程度降低, 这种效应称为同离子效应。

离子的水解是中和反应的逆反应, 水解后溶液的酸碱性取决于水解离子的性质, 水解的程度除与水解离子的性质有关外, 还与溶液的温度和浓度等条件有关。升高温度、稀释溶液都有利于水解。

在难溶电解质的饱和溶液中, 未溶解的难溶电解质和溶液中相应的离子之间建立了多相离子平衡。例如, 在 $PbI_2$ 饱和溶液中, 建立了如下平衡:

$$PbI_2 \rightleftharpoons Pb^{2+} + 2I^-$$

其平衡常数的表达式为 $K_{sp}^{\ominus} = [Pb^{2+}][I^-]$, 称为溶度积。

根据溶度积规则可判断沉淀的生成和溶解, 当将 $Pb(Ac)_2$ 和 KI 两种溶液混合时, 如果:

(1) $c_{Pb^{2+}} c_{I^-}^2 > K_{sp}^{\ominus}$, 溶液过饱和, 有沉淀析出。

(2) $c_{Pb^{2+}} c_{I^-}^2 = K_{sp}^{\ominus}$, 饱和溶液。

(3) $c_{Pb^{2+}} c_{I^-}^2 < K_{sp}^{\ominus}$, 溶液未饱和, 无沉淀析出。

使一种难溶电解质转化为另一种难溶电解质, 即把一种沉淀转化为另一种沉淀的过程称为沉淀的转化。对于同一种类型的沉淀, 溶度积大的难溶电解质易转化为溶度积小的难溶电解质。对于不同类型的沉淀, 能否进行转化需要进行具体计算。

**【器材和药品】**

1. 器材

试管, 离心试管, 离心机, 酒精灯, 玻璃棒。

2. 药品

HAc($0.1mol \cdot L^{-1}$), HCl($2mol \cdot L^{-1}$), $NH_3 \cdot H_2O$($0.1mol \cdot L^{-1}$、$2mol \cdot L^{-1}$), $NH_4Ac(s)$, $NH_4Cl$($1mol \cdot L^{-1}$), $Fe(NO_3)_3 \cdot 9H_2O(s)$, $BiCl_3$($0.1mol \cdot L^{-1}$), $MgSO_4$($0.1mol \cdot L^{-1}$), $ZnCl_2$($0.1mol \cdot L^{-1}$), $Pb(Ac)_2$($0.01mol \cdot L^{-1}$), $Na_2S$($0.1mol \cdot L^{-1}$), KI($0.02mol \cdot L^{-1}$), NaCl($0.1mol \cdot L^{-1}$), $AgNO_3$($0.1mol \cdot L^{-1}$), $K_2CrO_4$($0.1mol \cdot L^{-1}$), 酚酞, 甲基橙。

**【实验步骤】**

1. 同离子效应

(1) 在试管中加入 2mL $0.1mol \cdot L^{-1}$ 氨水, 再加入一滴酚酞溶液, 观察溶液显什么颜色。再加入少量 $NH_4Ac$ 固体, 摇动试管使其溶解, 观察溶液颜色有何变化。说明原因。

(2) 在试管中加入 2mL $0.1mol \cdot L^{-1}$ HAc, 再加入一滴甲基橙, 观察溶液显什么颜色。再加入少量 $NH_4Ac$ 固体, 摇动试管使其溶解, 观察溶液颜色有何变化。说明原因。

2. 离子的水解和影响水解的因素

(1) 酸度对水解平衡的影响。

在试管中加入 2 滴 $0.1mol \cdot L^{-1}$ $BiCl_3$ 溶液，加入 1mL 水，观察沉淀的产生，往沉淀中滴加 $2mol \cdot L^{-1}$ HCl 溶液，至沉淀刚好消失。

$$BiCl_3 + H_2O \rightleftharpoons BiOCl\downarrow + 2HCl$$

(2) 温度对水解平衡的影响。

取绿豆大小的 $Fe(NO_3)_3 \cdot 9H_2O$ 晶体，用少量蒸馏水溶解后，将溶液分成两份，第一份留作比较，第二份用小火加热煮沸。溶液发生什么变化？说明加热对水解的影响。

### 3. 沉淀的生成和溶解

(1) 在试管中加入 $1mL0.1mol \cdot L^{-1}$ $MgSO_4$ 溶液，加入 $2mol \cdot L^{-1}$ 氨水数滴。此时生成的沉淀是什么？再向此溶液中加入 $1mol \cdot L^{-1}$ $NH_4Cl$ 溶液，观察沉淀是否溶解。解释观察到的现象，写出相关反应式。

(2) 取 2 滴 $0.1mol \cdot L^{-1}$ $ZnCl_2$ 溶液加入试管中，加入 2 滴 $0.1mol \cdot L^{-1}$ $Na_2S$ 溶液，观察沉淀的生成和颜色。再在试管中加入数滴 $2mol \cdot L^{-1}$ HCl，观察沉淀是否溶解。写出相关反应式。

### 4. 沉淀的转化

取 10 滴 $0.01mol \cdot L^{-1}$ $Pb(Ac)_2$ 溶液加入试管中，加入 2 滴 $0.02mol \cdot L^{-1}$ KI 溶液，振荡，观察沉淀的颜色。再在其中加入 $0.1mol \cdot L^{-1}$ $Na_2S$ 溶液，边加边振荡，直到黄色消失，黑色沉淀生成为止。解释观察到的现象，写出相关反应式。

### 5. 分步沉淀

往离心试管中加入 6 滴 $0.1mol \cdot L^{-1}$ NaCl 溶液和 2 滴 $0.1mol \cdot L^{-1}$ $K_2CrO_4$ 溶液，稀释至 2mL，摇匀后逐滴加入 6~8 滴 $0.1mol \cdot L^{-1}$ $AgNO_3$ 溶液(边加边摇)。离心沉降后，观察生成的沉淀的颜色(注意沉淀和溶液颜色的区别)。再往清液中滴加数滴 $0.1mol \cdot L^{-1}$ $AgNO_3$ 溶液，会出现什么颜色的沉淀？根据实验现象判断哪一种难溶物先沉淀。与根据溶度积计算得出的结论一致吗？

【思考题】

(1) 如何抑制或促进水解？举例说明。

(2) 是否一定要在碱性条件下，才能生成氢氧化物沉淀？不同浓度的金属离子溶液，开始生成氢氧化物沉淀时，溶液的 pH 是否相同？

【安全提示】

加热试管中溶液时，试管口严禁对人。

# 实验四 缓冲溶液的配制和性质

【实验目的】

(1) 熟悉缓冲溶液的配制方法，加深对其性质的理解。

(2) 了解酸度计测定溶液 pH 的原理，掌握酸度计使用方法。

【实验原理】

缓冲溶液是由弱酸及其盐或弱碱及其盐组成。对于由弱酸及其盐组成的缓冲体系，其 pH 可用下式表示：

$$pH = pK_a^{\ominus} + \lg \frac{[盐]}{[酸]}$$

因此，缓冲溶液的 pH 除主要取决于 $pK_a^{\ominus}$ 外，还随盐和酸的浓度比而变。只要按不同的浓度比配制溶液，就可得到不同 pH 的缓冲溶液。

缓冲溶液中具有抗酸及抗碱成分，所以加入少量酸或碱其 pH 变化不大。当稀释缓冲溶液时，酸和盐的浓度比不变，故适当稀释对 pH 影响不大。缓冲容量(buffer capacity)是衡量缓冲能力大小的尺度。它的大小与缓冲剂浓度、缓冲组分比值有关。缓冲剂浓度越大，缓冲容量越大；缓冲组分比值为 1∶1 时，缓冲容量最大。

酸度计测定溶液的 pH 是一种比较精确而又快速的方法(电势法)。酸度计的指示电极(常用玻璃电级)和参比电极(常用甘汞电极)与待测溶液组成一原电池：

玻璃电极｜待测溶液($pH_x$)｜甘汞电极

甘汞电极的电极电势稳定不变，而玻璃电极的电极电势与待测液的 pH 有关，因此通过测定电池的电动势便可求得待测液的 pH。

$$E_x = \varphi_甘 - \varphi_玻 = \varphi_甘 - (\varphi_玻^{\ominus} - 0.05916 pH_x) \tag{4-1}$$

因 $\varphi_玻^{\ominus}$ 不确定，故先用已知 pH 的标准液代替待测液测定电池电动势以求算 $\varphi_玻^{\ominus}$，这称为定位或校正。

$$E_s = \varphi_甘 - (\varphi_玻^{\ominus} - 0.05916 pH_s) \tag{4-2}$$

式(4-1)与式(4-2)相减，得

$$E_x - E_s = 0.05916(pH_x - pH_s)$$

$$pH_x = \frac{E_x - E_s}{0.05916} + pH_s$$

0.05916 由 $2.303\frac{RT}{F}$ 换算所得，该数值随温度而变。在酸度计上可通过温度补偿器加以校准。

酸度计可直接测定电动势或 pH，当酸度计置于 "pH" 挡时，测得的读数即为待测溶液 pH。

【器材和药品】

1. 器材

酸度计，量杯(20mL)，量筒(10mL)，烧杯(50mL，6 个)，烧杯(500mL)，滤纸条。

2. 药品

HAc($0.1 mol \cdot L^{-1}$、$0.05 mol \cdot L^{-1}$)，NaAc($0.1 mol \cdot L^{-1}$、$0.05 mol \cdot L^{-1}$)，$NH_3 \cdot H_2O$($0.1 mol \cdot L^{-1}$)，$NH_4Cl$($0.1 mol \cdot L^{-1}$)，NaOH(pH=10)，NaOH($0.1 mol \cdot L^{-1}$)，HCl($0.1 mol \cdot L^{-1}$)，HCl (pH=5)，

邻苯二甲酸氢钾(0.05mol · L$^{-1}$, pH=4.01), 硼砂(0.01mol · L$^{-1}$, pH=9.18)。

**【实验步骤】**

1. 配制缓冲溶液

通过计算, 把配制下列缓冲溶液所需各组分的体积填入表 4-1(总体积为 30mL)。

**表 4-1 缓冲溶液的配制及其 pH 测定**

| 缓冲溶液 | pH(预设) | 各组分的体积/mL | | pH(实测) |
|---|---|---|---|---|
| 甲 | 5.05 | 0.1mol · L$^{-1}$ HAc | | |
| | | 0.1mol · L$^{-1}$ NaAc | | |
| 乙 | 5.05 | 0.05mol · L$^{-1}$ HAc | | |
| | | 0.05mol · L$^{-1}$ NaAc | | |
| 丙 | 9.25 | 0.1mol · L$^{-1}$ NH$_3$ · H$_2$O | | |
| | | 0.1mol · L$^{-1}$ NH$_4$Cl | | |
| 丁 | 8.55 | 0.1mol · L$^{-1}$ NH$_3$ · H$_2$O | | |
| | | 0.1mol · L$^{-1}$ NH$_4$Cl | | |
| HCl 溶液 | 5 | | | |
| NaOH 溶液 | 10 | | | |

按表 4-1 中用量分别配制四种缓冲溶液, 然后用酸度计(参见 3.1)测定它们的 pH, 记录并与计算值比较(为了后面的实验考察缓冲溶液的性质, 同时测出 pH=5 的 HCl 溶液和 pH=10 的 NaOH 溶液的 pH)。

2. 缓冲溶液的性质

(1) 取两个量杯, 分别加 10mL 甲缓冲溶液和 pH=5 的 HCl 溶液, 然后在两个量杯中各加入 10 滴 0.1mol · L$^{-1}$ HCl, 用玻璃棒搅拌均匀, 采用酸度计测定 pH。

用同样的方法, 试验 10 滴 0.1mol · L$^{-1}$ NaOH 对两溶液 pH 的影响, 记录实验结果于表 4-2。

**表 4-2 缓冲溶液抵抗外来酸碱的作用(1)**

| 试管 | 溶液 | 酸、碱加入量 | pH | ΔpH |
|---|---|---|---|---|
| 1 | 甲缓冲溶液 | 10 滴 HCl | | |
| 2 | pH=5 的 HCl | 10 滴 HCl | | |
| 3 | 甲缓冲溶液 | 10 滴 NaOH | | |
| 4 | pH=5 的 HCl | 10 滴 NaOH | | |

(2) 用丁缓冲溶液和 pH=10 的 NaOH 溶液重复上述实验, 记录结果于表 4-3。

**表 4-3　缓冲溶液抵抗外来酸碱的作用(2)**

| 试管 | 溶液 | 酸、碱加入量 | pH | ΔpH |
|---|---|---|---|---|
| 1 | 丁缓冲溶液 | 10 滴 NaOH | | |
| 2 | pH=10 的 NaOH | 10 滴 NaOH | | |
| 3 | 丁缓冲溶液 | 10 滴 HCl | | |
| 4 | pH=10 的 NaOH | 10 滴 HCl | | |

(3) 分别取 10mL 乙缓冲溶液、丙缓冲溶液、pH=5 的 HCl 溶液、pH=10 的 NaOH 溶液置于量杯中，各加入 10mL 水，玻璃棒搅拌均匀后，用酸度计测定它们的 pH，记录结果于表 4-4。

**表 4-4　缓冲溶液抵抗稀释的作用**

| 试管 | 溶液 | 稀释后 pH | ΔpH |
|---|---|---|---|
| 1 | 乙缓冲溶液 | | |
| 2 | 丙缓冲溶液 | | |
| 3 | pH=5 的 HCl | | |
| 4 | pH=10 的 NaOH | | |

### 3. 影响缓冲溶液缓冲能力的因素

在剩余的甲、乙、丙、丁四种缓冲溶液中，加入 5mL 0.1mol·L$^{-1}$ NaOH，用酸度计测 pH，记录结果于表 4-5。

**表 4-5　影响缓冲溶液缓冲能力的因素**

| 溶液 | 缓冲剂浓度 | 加 NaOH 后 pH | ΔpH |
|---|---|---|---|
| 甲缓冲溶液 | 0.1mol·L$^{-1}$ | | |
| 乙缓冲溶液 | 0.05mol·L$^{-1}$ | | |
| | 缓冲比 | | |
| 丙缓冲溶液 | | | |
| 丁缓冲溶液 | | | |

## 【思考题】

(1) 缓冲溶液为什么具有缓冲能力？它的 pH 由哪些因素决定？

(2) 现有 $H_3PO_4$、HAc、$H_2C_2O_4$、$H_2CO_3$、HF 等几种酸及其盐(包括酸式盐)，欲配制 pH=2、10、12 的缓冲溶液，各选用哪种作为缓冲剂较好？

# 实验五　氧化还原反应和电化学

## 【实验目的】

(1) 验证电极电势与氧化还原反应的关系。

(2) 验证介质酸碱性、沉淀剂、配位剂等对电极电势和氧化还原反应的影响。

(3) 熟悉原电池和电解池的构造和原理。

## 【实验原理】

氧化还原反应就是氧化剂得到电子、还原剂失去电子的电子转移过程。氧化剂或还原剂的相对强弱,可用相应电对的电极电势的相对高低来衡量。若以还原电势为准,则一个氧化还原电对的电极电势 $\varphi$ 的代数值越大,其氧化态越易得到电子,即氧化态氧化能力越强,而还原态的还原能力越弱;若一个氧化还原电对的电极电势 $\varphi$ 的代数值越小,其还原态越易给出电子,即还原态还原能力越强,而氧化态的氧化能力越弱。

根据电极电势的大小,不但可以判断氧化剂、还原剂的相对强弱,还可以判断氧化还原反应进行的方向:电极电势大的电对的氧化态为氧化剂、电极电势小的电对的还原态为还原剂的氧化还原反应可自发进行。

影响电极电势的因素可用能斯特(Nernst) 方程表示:

$$\varphi = \varphi^{\ominus} + \frac{RT}{nF} \ln \frac{a(氧化态)}{a(还原态)}$$

介质酸碱性、生成沉淀、生成配合物等会影响电对的电极电势,从而影响到物质的氧化、还原能力和氧化还原反应。

原电池是利用氧化还原反应产生电流的装置。电池负极发生氧化反应,正极发生还原反应。

电解池是将电能转变为化学能的装置。电解池中,阳极(与电源正极相连)发生氧化反应,阴极(与电源负极相连)发生还原反应。

## 【器材和药品】

1. 器材

烧杯(50mL),试管,盐桥,导线,电极(锌片,铜片),酒精灯,表面皿,滤纸。

2. 药品

$Na_2SO_3$(固体),$H_2SO_4$($3mol \cdot L^{-1}$),HAc($6mol \cdot L^{-1}$),KI($0.1mol \cdot L^{-1}$),KBr($0.1mol \cdot L^{-1}$),$FeCl_3$($0.1mol \cdot L^{-1}$),$FeSO_4$($0.1mol \cdot L^{-1}$),$K_2Cr_2O_7$($0.1mol \cdot L^{-1}$),$KMnO_4$($0.01mol \cdot L^{-1}$),$KClO_3$($0.1mol \cdot L^{-1}$),$SnCl_2$($0.1mol \cdot L^{-1}$),$K_3[Fe(CN)_6]$ ($0.1mol \cdot L^{-1}$),$ZnSO_4$($0.1mol \cdot L^{-1}$、$1mol \cdot L^{-1}$),$CuSO_4$($1mol \cdot L^{-1}$、$0.1mol \cdot L^{-1}$),NaCl($1mol \cdot L^{-1}$),HCl(浓、$1mol \cdot L^{-1}$),$MnO_2$(s),氯水,溴水,碘水,$CCl_4$,淀粉(0.2%),酚酞(0.2%乙醇溶液)。

## 【实验步骤】

1. 电极电势高低与氧化、还原能力强弱的关系

(1) 根据实验室准备的药品:$H_2SO_4$、$CCl_4$、$FeCl_3$、KBr、KI、$K_2Cr_2O_7$、$KMnO_4$(不一定全用)等,试设计方案证明:$I^-$ 的还原能力>$Br^-$ 的还原能力。

(2) 根据实验室准备的药品:$Br_2$ 水、$I_2$ 水、$CCl_4$、$FeSO_4$、$SnCl_2$(不一定全用)等,试设计方案证明:$Br_2$ 的氧化能力>$I_2$ 的氧化能力。

(3) 查出下列电对的标准电极电势:

$$SO_4^{2-} + 2H^+ + 2e^- \rightleftharpoons SO_3^{2-} + H_2O$$

$$H_2SO_3 + 4H^+ + 4e^- \rightleftharpoons S + 3H_2O$$

$$I_2 + 2e^- \rightleftharpoons 2I^-$$

$$2IO_3^- + 12H^+ + 10e^- \rightleftharpoons I_2 + 6H_2O$$

$$Cl_2 + 2e^- \rightleftharpoons 2Cl^-$$

根据标准电极电势，解释下面实验所发生的现象。

在试管中加入 2 滴 $0.1mol \cdot L^{-1}$ KI 溶液、2mL 水和 2 滴 0.2%淀粉溶液，再加入 1 滴 $Cl_2$ 水，并振荡。

把上述溶液分为两份，一份继续加入 $Cl_2$ 水，直至颜色发生变化为止；另一份加入少量固体 $Na_2SO_3$。

### 2. 介质酸碱性对氧化还原反应的影响

(1) 在两支试管中各加入 0.5mL $0.1mol \cdot L^{-1}$ KBr 溶液，往一支试管中加入约 0.5mL $3mol \cdot L^{-1}$ $H_2SO_4$，往另一支试管中加入约 0.5mL $6mol \cdot L^{-1}$ HAc，然后各加入 2 滴 $0.01mol \cdot L^{-1}$ $KMnO_4$ 溶液，观察并比较两支试管中紫色消失的快慢。

(2) 往试管中加入约 1mL $0.1mol \cdot L^{-1}$ $KClO_3$ 溶液、2~3 滴 $0.1mol \cdot L^{-1}$ KI 溶液，微热，观察有无变化。然后趁热再加数滴 $3mol \cdot L^{-1}$ $H_2SO_4$ 并摇匀，观察现象。

### 3. 浓度对氧化还原反应的影响

观察 $MnO_2(s)$ 分别与浓 HCl 和 $1mol \cdot L^{-1}$ HCl 的反应现象，并检验所产生的气体，写出反应方程式，并从浓度对电极电势的影响解释。

### 4. 生成配合物和沉淀对氧化还原反应的影响

(1) 往试管中加入 0.5mL $0.1mol \cdot L^{-1}$ $FeCl_3$ 溶液和 5 滴 $0.1mol \cdot L^{-1}$ KI 溶液，混匀后，再加入 0.5mL $CCl_4$，充分振荡，观察 $CCl_4$ 层的颜色。

以 $0.1mol \cdot L^{-1}$ $K_3[Fe(CN)_6]$溶液代替 $0.1mol \cdot L^{-1}$ $FeCl_3$ 溶液，做同样的实验，观察 $CCl_4$ 层的颜色。

(2) 往试管中加入 5 滴 $0.1mol \cdot L^{-1}$ $CuSO_4$ 溶液和 20 滴 $0.1mol \cdot L^{-1}$ KI 溶液，静置后倾出清液，观察沉淀和溶液的颜色。

### 5. 原电池与电解

取两只 50mL 小烧杯。一只中加入约 30mL $1mol \cdot L^{-1}$ $ZnSO_4$ 溶液，插入连有导线的锌片；另一只中加入约 30mL $1mol \cdot L^{-1}$ $CuSO_4$ 溶液，插入连有导线的铜片。用盐桥连通两烧杯的溶液。

取一张滤纸放于表面皿上，以 $1mol \cdot L^{-1}$ NaCl 溶液润湿滤纸，再滴上两滴酚酞指示剂。将上述装置中锌片和铜片的引出导线端隔开 2~3cm 与滤纸接触。数分钟后观察滤纸上导线接触点附近颜色的变化，解释所发生的现象。

## 【思考题】

(1) 本实验设计方案证明 $I^-$ 的还原能力 $>Br^-$ 的还原能力或 $Br_2$ 的氧化能力 $>I_2$ 的氧化能力所依据的原理是什么？

(2) 电解 NaCl 溶液，以铜为电极，两极的产物是什么？

(3) 已知 $\varphi^{\ominus}_{Cu^{2+}/Cu^+} = 0.16V$ ， $\varphi^{\ominus}_{I_2/I^-} = 0.54V$ ，为什么 $Cu^{2+}$ 能氧化 $I^-$ ？

# 实验六　配位化合物的生成和性质

## 【实验目的】

(1) 了解配合物的生成和组成。

(2) 熟悉配离子和简单离子的区别。

(3) 熟悉配位平衡及其移动规律。

## 【实验原理】

配位化合物一般是由中心离子、配位体和外界所构成，中心离子和配位体组成配位离子(内界)，内界和外界之间通常以离子键结合，在水溶液中几乎完全解离，而中心离子和配位体之间以配位键结合，在水溶液中只能少量解离。配离子与中心离子、配位体之间存在相应的配位平衡，如

$$[Cu(NH_3)_4]SO_4 \Longrightarrow [Cu(NH_3)_4]^{2+} + SO_4^{2-} \quad (完全解离)$$

$$[Cu(NH_3)_4]^{2+} \rightleftharpoons Cu^{2+} + 4NH_3 \quad\quad\quad (部分解离)$$

配位化合物中的内界和外界可以用实验来确定。

配位离子的解离平衡也是一种动态平衡，条件改变时平衡会发生移动，移动方向符合化学平衡移动的基本原理——勒夏特列(Le Chatelier)原理。

螯合物是中心离子与多齿配体形成的具有环状结构的配合物，稳定性高，常用于中心离子的鉴定。

## 【器材和药品】

1. 器材

试管，酒精灯，pH 试纸。

2. 药品

$HgCl_2$(0.1mol · $L^{-1}$)，KI(0.1mol · $L^{-1}$)，$CuSO_4$(0.1mol · $L^{-1}$)，$BaCl_2$(0.1mol · $L^{-1}$)，NaOH(2mol · $L^{-1}$)，$NH_3$ · $H_2O$(2mol · $L^{-1}$ 、6mol · $L^{-1}$)，$NH_4Fe(SO_4)_2$(0.1mol · $L^{-1}$)，KSCN(0.1mol · $L^{-1}$)，$FeCl_3$(0.1mol · $L^{-1}$)，$K_3[Fe(CN)_6]$(0.1mol · $L^{-1}$)，$CoCl_2$(0.1mol · $L^{-1}$)，戊醇，$AgNO_3$(0.1mol · $L^{-1}$)，NaCl(0.1mol · $L^{-1}$)，KBr(0.1mol · $L^{-1}$)，NaF (0.1mol · $L^{-1}$)，$Na_2S_2O_3$(0.1mol · $L^{-1}$)，$NiCl_2$(0.1mol · $L^{-1}$)，丁二肟(1%)，$FeSO_4$(0.1mol · $L^{-1}$)，邻菲罗啉(0.25%)，碘水，$CCl_4$。

**【实验步骤】**

1. 配位化合物的生成和组成

(1) 在试管中加入 $0.1mol \cdot L^{-1}$ $HgCl_2$ 溶液 2 滴。边振摇边逐滴加入 $0.1mol \cdot L^{-1}$ KI，观察现象。写出反应方程式。

(2) 在两支试管中各加入 10 滴 $0.1mol \cdot L^{-1}$ $CuSO_4$ 溶液，然后分别加入 2 滴 $0.1mol \cdot L^{-1}$ $BaCl_2$ 溶液和 2 滴 $2mol \cdot L^{-1}$ NaOH 溶液，观察生成的沉淀。

另取一支试管加入 10 滴 $0.1mol \cdot L^{-1}$ $CuSO_4$ 溶液，逐滴加入 $2mol \cdot L^{-1}$ $NH_3 \cdot H_2O$,观察浅蓝色 $Cu_2(OH)_2SO_4$ 沉淀的生成。继续加入 $6mol \cdot L^{-1}$ $NH_3 \cdot H_2O$，观察沉淀溶解并生成深蓝色溶液。将深蓝色溶液分盛于两支试管中，分别加入 2 滴 $0.1mol \cdot L^{-1}$ $BaCl_2$ 溶液和 2 滴 $2mol \cdot L^{-1}$ NaOH 溶液，观察是否有沉淀产生。

根据上面实验的结果，说明 $CuSO_4$ 和 $NH_3$ 所形成的配位化合物的组成。

2. 配合物与复盐的区别

在两支试管中各加入 0.5mL $0.1mol \cdot L^{-1}$ $NH_4Fe(SO_4)_2$ 溶液，分别滴加 $0.1mol \cdot L^{-1}$ $BaCl_2$ 溶液和 $0.1mol \cdot L^{-1}$ KSCN 溶液，观察现象。

在另一试管中加入 1mL $0.1mol \cdot L^{-1}$ $NH_4Fe(SO_4)_2$ 溶液和 1mL $2mol \cdot L^{-1}$ NaOH 溶液，在试管口盖一条润湿的 pH 试纸，加热试管，观察 pH 试纸的颜色变化。比较上一实验和本实验的结果，说明配合物与复盐的区别。

3. 简单离子与配位离子的区别

(1) 在一支试管中加入 0.5mL $0.1mol \cdot L^{-1}$ $FeCl_3$ 溶液，逐滴加入 $2mol \cdot L^{-1}$ NaOH 溶液，观察现象。

以 $0.1mol \cdot L^{-1}$ $K_3[Fe(CN)_6]$ 溶液代替 $FeCl_3$ 溶液进行上述实验，观察现象。

(2) 在试管中加入 2 滴碘水，再加入 0.5mL $0.1mol \cdot L^{-1}$ 的 $FeSO_4$ 溶液，摇匀后加入 0.5mL $CCl_4$，充分振荡，观察 $CCl_4$ 层颜色。

以 $0.1mol \cdot L^{-1}$ $K_4[Fe(CN)_6]$溶液代替 $FeSO_4$ 溶液进行上述实验，观察现象。

4. 配位平衡的移动

(1) 往一支试管中加入 5 滴 $0.1mol \cdot L^{-1}$ $CoCl_2$ 溶液和 5 滴 $0.1mol \cdot L^{-1}$ KSCN 溶液，观察现象；再加入少量固体 KSCN，振荡，观察蓝紫色配合物的形成；将溶液加水稀释，又有何现象？最后向试管中加入 5~6 滴戊醇，振荡，观察戊醇层的颜色。

(2) 往一支试管中加入 5 滴 $0.1mol \cdot L^{-1}$ $AgNO_3$ 溶液，然后按下列次序进行实验，并写出每一步骤反应的化学方程式。

① 加入 1~2 滴 $0.1mol \cdot L^{-1}$ NaCl 溶液至生成白色沉淀。

② 滴加 $2mol \cdot L^{-1}$ $NH_3 \cdot H_2O$ 溶液，边滴边振荡至沉淀刚溶解。

③ 滴加 $0.1mol \cdot L^{-1}$ KBr 溶液至生成浅黄色沉淀。

④ 滴加 $0.1mol \cdot L^{-1}$ $Na_2S_2O_3$ 溶液，边滴边振荡至沉淀刚溶解。

⑤ 滴加 0.1mol·L$^{-1}$ KI 溶液至生成黄色沉淀。

(3) 在一支试管中滴入 2 滴 0.1mol·L$^{-1}$ FeCl$_3$ 溶液，加水稀释至几乎无色，加入 1~2 滴 0.1mol·L$^{-1}$ KSCN 溶液，观察现象；再逐滴加入 0.1mol·L$^{-1}$ NaF 溶液，观察现象并解释。

5. 螯合物的形成

(1) 往试管中加入 2 滴 0.1mol·L$^{-1}$ NiCl$_2$ 溶液、约 1mL 水，再加入 1～2 滴 2mol·L$^{-1}$ NH$_3$·H$_2$O 溶液使溶液呈碱性。然后加入 2～3 滴 1%丁二肟溶液，观察现象。

(2) 往试管中加入 2 滴 0.1mol·L$^{-1}$ FeSO$_4$ 溶液、约 1mL 水，再加入 2～3 滴 0.25% 邻菲罗啉溶液，观察现象。

【思考题】

(1) 影响配位平衡的主要因素是什么？

(2) 利用 NH$_4$SCN 或 KSCN 鉴定含少量 Fe$^{3+}$ 杂质的 Co$^{2+}$ 以前，为什么必须先加入 NH$_4$F 或 NaF？

(3) Fe$^{3+}$ 可以将 I$^-$ 氧化为 I$_2$，而自身被还原成 Fe$^{2+}$，但 Fe$^{2+}$ 的配离子 [Fe(CN)$_6$]$^{4-}$ 又可以将 I$_2$ 还原成 I$^-$，而自身被氧化成[Fe(CN)$_6$]$^{3-}$，如何解释此现象？

【安全提示】

HgCl$_2$ 有强毒性，取用时谨慎。

# 实验七　容量仪器操作练习

【实验目的】

(1) 掌握容量仪器的洗涤方法及了解铬酸洗液的配制方法。
(2) 学习容量瓶、移液管、滴定管的正确使用方法。
(3) 学习滴定操作方法及酸碱滴定终点的正确判断。

【器材和药品】

1. 器材

酸式滴定管，碱式滴定管，移液管，锥形瓶，容量瓶，试剂瓶，烧杯，洗瓶，滴定台，滴定管夹，玻璃棒。

2. 药品

NaOH 溶液(0.1mol·L$^{-1}$)，HCl 溶液(0.1mol·L$^{-1}$)，甲基橙指示剂，酚酞指示剂。

**【实验步骤】**

1. 容量仪器的洗涤和操作练习

容量仪器在使用前必须仔细洗净。洗净的容量仪器，它的内外壁应能被水均匀润湿而无条纹和不挂水珠。参照 2.1 及 2.4 的方法练习容量瓶、移液管、滴定管、锥形瓶、量筒等容量仪器的洗涤和正确操作。

2. 滴定操作练习

(1) 用 HCl 溶液滴定 NaOH 溶液。

将酸式滴定管洗净、润洗后，装入 $0.1 mol \cdot L^{-1}$ HCl 溶液，排气泡，调零。用洗净并润洗过的 25mL 移液管，移取 25.00mL $0.1 mol \cdot L^{-1}$ NaOH 溶液入 250mL 锥形瓶内，加甲基红指示剂 1～2 滴，用 $0.1 mol \cdot L^{-1}$ HCl 滴定至溶液变为橙色为终点，记录消耗的 HCl 溶液的体积。平行滴定 3 次，计算 $V_{HCl}/V_{NaOH}$。按表 4-6 进行记录和计算。

**表 4-6　HCl 溶液滴定 NaOH 溶液**

| 滴定编号 | | I | II | III |
|---|---|---|---|---|
| 指示剂 | | | 甲基红 | |
| $V_{NaOH}$/mL | | | 25.00 | |
| HCl 溶液 | 终读数/mL | 24.30 | 24.35 | 24.22 |
| | 初读数/mL | 0.00 | 0.00 | 0.00 |
| | $V_{HCl}$/mL | 24.30 | 24.35 | 24.22 |
| $V_{HCl}/V_{NaOH}$ | | 0.9720 | 0.9740 | 0.9688 |
| $V_{HCl}/V_{NaOH}$ 平均值 | | | 0.9716 | |
| 相对平均偏差 | | | 0.19% | |
| 相对标准偏差(RSD) | | | 0.27% | |

(2) 用 NaOH 溶液滴定 HCl 溶液。

将碱式滴定管洗净、润洗后，装入 $0.1 mol \cdot L^{-1}$ NaOH 溶液，排气泡，调零。由酸式滴定管放出 10.00mL $0.1 mol \cdot L^{-1}$ HCl 溶液于锥形瓶中，加酚酞指示剂 1～2 滴，用 $0.1 mol \cdot L^{-1}$ NaOH 溶液滴定至溶液刚变为微红色，振摇 30s 不褪色为终点，记录消耗的 NaOH 溶液的体积。若不小心滴过终点，可由酸式滴定管滴入 HCl 至溶液无色，再用 NaOH 滴定至溶液微红色，如此反复,练习滴定操作和终点颜色观察。平行测定 3 次,记录 HCl 和 NaOH 的体积,计算 $V_{HCl}/V_{NaOH}$。按表 4-7 进行记录和计算。

**表 4-7　NaOH 溶液滴定 HCl 溶液**

| 滴定编号 | | I | II | III |
|---|---|---|---|---|
| 指示剂 | | | 酚酞 | |
| HCl 溶液 | 终读数/mL | 10.00 | 10.50 | 11.00 |
| | 初读数/mL | 0.00 | 0.00 | 0.00 |
| | $V_{HCl}$/mL | 10.00 | 10.50 | 11.00 |

续表

| 滴定编号 | | I | II | III |
|---|---|---|---|---|
| NaOH 溶液 | 终读数/mL | 10.20 | 10.70 | 11.20 |
| | 初读数/mL | 0.00 | 0.00 | 0.00 |
| | $V_{NaOH}$/mL | 10.22 | 10.70 | 11.20 |
| $V_{HCl}$/ $V_{NaOH}$ | | 0.9785 | 0.9813 | 0.9821 |
| $V_{HCl}$/ $V_{NaOH}$ 平均值 | | 0.9806 | | |
| 相对平均偏差 | | 0.15% | | |
| 相对标准偏差(RSD) | | 0.19% | | |

**【注意事项】**

(1) 注意滴定管在洗涤和润洗后从滴定管管尖放液的操作方法与滴定时的放液操作方法一样。

(2) 仔细观察滴定终点颜色的变化,颜色突变时为滴定终点。

(3) 注意在滴定的不同阶段控制滴定速率。

**【思考题】**

(1) 在滴定分析中,滴定管、移液管为什么要用操作溶液润洗几次?滴定中使用的锥形瓶是否也需要润洗?为什么?

(2) 临近终点时若滴定速率太快,会产生什么影响?

(3) 为什么上面两种不同的滴定方式得到的结果略有不同?

# 实验八　酸碱滴定液的配制和标定

**【实验目的】**

(1) 掌握盐酸滴定液和氢氧化钠滴定液的配制方法。

(2) 掌握基准物质标定法和酸碱溶液的浓度比较法。

(3) 熟悉甲基红-溴甲酚绿混合指示剂指示终点的判断。

(4) 巩固分析天平和滴定分析的基本操作。

**【实验原理】**

市售盐酸为无色透明氯化氢水溶液,HCl 含量 36%～38%(质量分数),相对密度约 1.18。由于浓盐酸会挥发放出 HCl 气体,难以确定其准确浓度,因此配制 0.1mol·L$^{-1}$ HCl 滴定液需用标定法。标定盐酸常用的基准物质有无水碳酸钠($Na_2CO_3$)和硼砂($Na_2B_4O_7 \cdot 10H_2O$),本实验采用无水碳酸钠作基准物质,用甲基红-溴甲酚绿混合指示剂指示终点,终点颜色由绿色转变为暗紫色。标定反应为

$$Na_2CO_3 + 2HCl \longrightarrow 2NaCl + H_2O + CO_2 \uparrow$$

为防止 $CO_2$ 在终点前形成过饱和溶液，导致溶液 pH 降低，终点提前出现，因此滴定到终点附近时应剧烈振摇或煮沸溶液，以加速 $H_2CO_3$ 分解，避免增大终点误差。

NaOH 容易吸收空气中的 $CO_2$ 并与其反应生成 $Na_2CO_3$，因此也不能用直接法配制 NaOH 滴定液。为配制不含 $Na_2CO_3$ 的 NaOH 滴定液，可用氯化钡法和浓碱法。

最常用的方法是浓碱法，即先配制 NaOH 饱和溶液，由于 $Na_2CO_3$ 在饱和 NaOH 溶液中很难溶解，待其沉淀完全后，取一定量 NaOH 饱和溶液的上层澄清溶液，用水稀释至所需浓度，即可得到不含 $Na_2CO_3$ 的 NaOH 溶液。饱和 NaOH 溶液的相对密度为 1.56，含量约为 52%(质量分数)，其物质的量浓度约为 $20 mol \cdot L^{-1}$，取 5mL 加水稀释至 1000mL，即得 $0.1 mol \cdot L^{-1}$ NaOH 溶液，为保证其浓度略大于 $0.1 mol \cdot L^{-1}$，故规定取 5.6mL。

标定碱溶液常用的基准物质是邻苯二甲酸氢钾，滴定反应如下：

化学计量点时，由于产物弱碱的电解，溶液呈微碱性，应采用酚酞为指示剂。也可用与标准酸溶液浓度比较法来标定。

**【器材和药品】**

1. 器材

分析天平，酸式滴定管，碱式滴定管，移液管，锥形瓶，容量瓶，量筒，试剂瓶，烧杯，洗瓶，滴定台，滴定管夹，玻璃棒。

2. 药品

浓盐酸(A.R.)，NaOH 固体(A.R.)，无水 $Na_2CO_3$ 基准物质，甲基红-溴甲酚绿混合指示液。

**【实验步骤】**

1. $0.1 mol \cdot L^{-1}$ HCl 滴定液的配制

用小量筒量取浓盐酸约 9mL(因浓盐酸易挥发，用量一般比计算量多一些)，倒入 1000mL 量杯中，加蒸馏水稀释至刻度，用玻璃棒搅匀后转入具玻璃塞的试剂瓶中，贴上标签，溶液浓度待标定后再填入。

2. $0.1 mol \cdot L^{-1}$ NaOH 滴定液的配制

(1) NaOH 饱和水溶液的配制。用表面皿在托盘天平上称取固体 NaOH 约 120g，因为 NaOH 极易吸水，故称取时动作要迅速。称好后放入盛有 100mL 蒸馏水的烧杯内，用玻璃棒搅拌，配制成饱和溶液。待冷却后，置于聚乙烯塑料瓶中，用橡皮塞密塞，静置数日，待澄清后，取上层清液使用。

(2) $0.1 mol \cdot L^{-1}$ NaOH 滴定液的配制。取上述配好的饱和 NaOH 溶液 5.6mL，加新煮沸过的冷蒸馏水稀释至 1000mL，置具橡皮塞的试剂瓶中，密塞，摇匀，贴上标签，溶液浓度待标定后再填入。

3. 0.1mol·L$^{-1}$ HCl 滴定液的标定(基准物法)

(1) 将洗净的酸式滴定管用待标定的 HCl 溶液润洗 3 次 (每次 5～10mL)，然后在滴定管内装满 HCl 滴定液，排出滴定管尖的气泡，放准至整刻度(如 0.00mL、0.50mL、1.00mL 等)，并记录读数。

(2) 在分析天平上用减量法精密称取三份在 270～300℃ 干燥至恒量的基准 Na$_2$CO$_3$ 固体约 0.15g，置锥形瓶中，加入 50mL 蒸馏水，搅拌使其溶解，加甲基红-溴甲酚绿混合指示剂 10 滴，此时溶液显绿色。用上述 HCl 滴定液滴定至溶液由绿色变为紫红色时，煮沸 2min，冷却至室温，继续滴定至溶液由绿色变为暗紫色为终点。记录 HCl 溶液的体积。计算 HCl 滴定液的浓度。

$$c_{\text{HCl}} = 2 \times 1000 \times \frac{m_{\text{Na}_2\text{CO}_3}}{M_{\text{Na}_2\text{CO}_3} \times V_{\text{HCl}}} \quad (M_{\text{Na}_2\text{CO}_3} = 105.99)$$

4. 0.1mol·L$^{-1}$ NaOH 滴定液的标定(比较法)

用移液管准确量取 25.00mL 上述已标定浓度的 HCl 滴定液，置于 250mL 锥形瓶中，加酚酞指示剂 2 滴，用待标定的 NaOH 滴定液滴定至溶液由无色变为淡红色，持续 30 s 不消失为终点。记录用去 NaOH 的体积。计算 NaOH 滴定液的浓度。

$$c_{\text{NaOH}} = \frac{(cV)_{\text{HCl}}}{V_{\text{NaOH}}}$$

【注意事项】

(1) 精密称取 Na$_2$CO$_3$ 约 0.15g，"精密" 指称取质量应准确至所取质量的千分之一，本例中应该使用万分之一分析天平进行称量。"约" 指称量范围为 0.15g 的 ±10%，即称量 0.135~0.165 g 的 Na$_2$CO$_3$。本书此后的实验中称量 "约×××g" 中的 "约" 的意义相同，不再另加说明。

(2) Na$_2$CO$_3$ 在 270～300℃ 干燥，目的是除去其中的水分及少量的 NaHCO$_3$。但若温度超过 300℃，则部分 Na$_2$CO$_3$ 分解为 Na$_2$O 及 CO$_2$。加热过程中(可在砂浴中进行)要翻动几次，使受热均匀。另外，Na$_2$CO$_3$ 具有吸湿性，称量时动作要迅速。

(3) 标定 HCl 溶液时，滴至溶液紫色，加热煮沸除去 CO$_2$ 后溶液颜色变回绿色，冷却后只需几滴 HCl 滴定液即可将溶液滴至暗紫色终点，应小心操作，控制滴定速率，逐滴或半滴地加入滴定液。

【思考题】

(1) HCl 滴定液和 NaOH 滴定液能否用直接法配制？为什么？

(2) 配制 NaOH 滴定液时，应选择何种天平称取试剂？能否在称量纸上称取 NaOH 固体？

(3) 用无水 Na$_2$CO$_3$ 标定盐酸滴定液至近终点时，要先加热煮沸 2min，冷却后再滴至终点，这样做的目的是什么？

(4) 用基准碳酸钠标定盐酸滴定液的实验中采用混合指示剂的好处何在？

# 实验九 EDTA 滴定液的配制与标定

## 【实验目的】

(1) 掌握 EDTA 滴定液的配制和标定方法。

(2) 熟悉配位滴定的滴定条件。

(3) 熟悉铬黑 T 指示剂滴定终点的判断。

## 【实验原理】

由于 EDTA(乙二胺四乙酸)在水中溶解度很小，故 EDTA 滴定液常用它的二钠盐 (EDTA-2Na·2H$_2$O, $M$=392.2g·mol$^{-1}$)配制。EDTA-2Na·2H$_2$O 是白色结晶性粉末，因不易制得纯品，所以标准溶液用间接法配制，以 ZnO 为基准物质标定其浓度。由于配位滴定受酸效应、其他配位剂和其他金属离子等多种因素的干扰，所以根据被滴金属离子的种类，在滴定时需要控制适当的酸度及其他配位剂的浓度和加入必要的掩蔽剂等，并选择适当的指示剂。

本实验的滴定条件为：在 pH=10，以铬黑 T 为指示剂，终点由紫红色变为纯蓝色。滴定过程中的反应为

终点前：
$$Zn^{2+} + H_2Y^{2-} \rightleftharpoons ZnY^{2-} + 2H^+$$
$$Zn^{2+} + HIn^{2-} \rightleftharpoons ZnIn^- + H^+$$

终点时：
$$ZnIn^- + H_2Y^{2-} \rightleftharpoons ZnY^{2-} + HIn^{2-} + H^+$$
$$\quad\quad 紫红色 \quad\quad\quad\quad\quad\quad\quad\quad 纯蓝色$$

## 【器材和药品】

1. 器材

分析天平，滴定管，锥形瓶，量筒，滴管，试剂瓶，玻璃棒。

2. 药品

EDTA-2Na·2H$_2$O(A.R.)，甲基红指示液(0.025%乙醇液)，稀盐酸(10%)，氨试液，NH$_3$·H$_2$O-NH$_4$Cl 缓冲溶液(pH=10)，铬黑 T 指示剂，ZnO 基准物质(800℃灼烧至恒量，储于干燥器备用)。

## 【实验步骤】

1. 0.05mol·L$^{-1}$ EDTA 滴定液的配制

取 EDTA-2Na·2H$_2$O 约 9.5g，加蒸馏水 500mL 使其溶解，摇匀，储存在硬质玻璃瓶中。

2. 0.05mol·L$^{-1}$ EDTA 滴定液的标定

(1) 精密称取已在 800℃灼烧至恒量的基准 ZnO 约 0.12g，加稀盐酸 3mL 使其溶解，加蒸馏水 25mL，加甲基红指示液 1 滴，滴加氨试液，边滴边摇至溶液呈微黄色。再加水 25mL、

NH$_3$·H$_2$O-NH$_4$Cl 缓冲溶液 10mL 以及铬黑 T 指示剂少量，用 EDTA 滴定液滴定至溶液由紫红色转变为纯蓝色，即为终点。记录消耗 EDTA 体积 $V_{EDTA}$。

(2) 空白实验。除不加 ZnO 外，其余操作按上法进行，记录消耗的 EDTA 的体积 $V_{空白}$。

计算 EDTA 滴定液的浓度。

$$c_{EDTA} = \frac{1000 \times m_{ZnO}}{M_{ZnO} \times (V_{EDTA} - V_{空白})} \quad (M_{ZnO} = 81.38)$$

## 【注意事项】

(1) EDTA-2Na·2H$_2$O 在水中溶解较慢，可适当加热使其溶解或放置过夜。

(2) 储存 EDTA 溶液应选用硬质玻璃瓶，最好是长期存放 EDTA 溶液的瓶子，以免 EDTA 与玻璃中的金属离子作用。如用聚乙烯瓶储存则更好。

(3) 滴加氨试液时要小心操作，速率不要太快，因为稍过量的氨试液使溶液 pH 升高，出现 Zn(OH)$_2$ 沉淀。若已出现浑浊，则要滴加稀盐酸使沉淀溶解后，再滴加氨试液使溶液显微黄色。

## 【思考题】

(1) 为什么在滴定前要加 NH$_3$·H$_2$O-NH$_4$Cl 缓冲溶液？本实验可以在酸性条件下进行吗？应选什么缓冲溶液和指示剂？

(2) ZnO 溶解后加甲基红指示液，再加氨试液至溶液呈微黄色。此步操作目的何在？为什么不在 ZnO 溶解后直接加入缓冲溶液？

(3) 为什么 Zn$^{2+}$ 在 pH 中性附近出现沉淀，在 pH=10 的 NH$_3$·H$_2$O-NH$_4$Cl 缓冲溶液中反而溶解？

(4) 本实验为什么要进行空白校正？

# 实验十　银量法标准溶液的配制和标定

## 【实验目的】

(1) 掌握基准物质标定法标定硝酸银滴定液的原理和方法。

(2) 掌握用标准溶液比较法标定滴定液的方法。

(3) 学习用荧光黄指示剂和铁铵矾指示剂指示终点的正确判断。

## 【实验原理】

银量法常用 AgNO$_3$ 和 NH$_4$SCN 两种标准溶液。AgNO$_3$ 滴定液可精密称取一定量 AgNO$_3$ 基准物质，用直接法配制。也可采用 A.R.级试剂配制成近似浓度的溶液，用 NaCl 基准物质进行标定，可采取铬酸钾指示剂法、铁铵矾指示剂法或吸附指示剂法中的任何一种方法，但最好选择与测定方法一致的标定方法，以消除系统误差。本实验采用荧光黄作为指示剂。

荧光黄为一种有机弱酸(用 HFIn 表示)，在水溶液中可电离出指示剂阴离子 FIn$^-$。化学计量点前，AgCl 胶态沉淀吸附溶液中过量的 Cl$^-$ 而使沉淀表面带负电荷(AgCl·Cl$^-$)，由于同种电荷相斥，而不再吸附荧光黄指示剂的阴离子($FIn^-$)，溶液显游离的荧光黄指示剂的阴离子 $FIn^-$ 的黄绿色。滴至化学计量点稍过量时，溶液中有过量的 $Ag^+$，此时 AgCl 胶态沉淀吸附 $Ag^+$ 而使沉淀表面带正电荷($AgCl·Ag^+$)，并立即吸附荧光黄指示剂的阴离子，使指示剂离子发生形变而显 $AgCl·Ag^+·FIn^-$ 的淡红色。吸附指示剂的变色是可逆的。

为了使 AgCl 保持较强的吸附能力，应使沉淀保持胶体状态。为此，可将溶液适当稀释，并加入糊精溶液保护胶体，使终点颜色变化明显。

$NH_4SCN$ 溶液的浓度可用已标定的 $AgNO_3$ 溶液采用比较法进行标定，以铁铵矾 $NH_4Fe(SO_4)_2·12H_2O$ 作指示剂。为了防止指示剂 $Fe^{3+}$ 的水解，应在酸性 $HNO_3$ 溶液中进行滴定。滴定过程反应为

终点前：　　　　　　　　$Ag^+ + SCN^- \longrightarrow AgSCN\downarrow$

终点后：　　　　　　　　$Fe^{3+} + SCN^- \longrightarrow [FeSCN]^{2+}$(淡红棕色)

## 【器材和药品】

1. 器材

分析天平，托盘天平，滴定管，移液管，锥形瓶，量筒，试剂瓶，烧杯，洗瓶，滴定台，滴定管夹，玻璃棒。

2. 药品

$AgNO_3$(A.R.)，NaCl(基准物质)，荧光黄指示剂(0.1%乙醇溶液)，糊精(2%的水溶液)，$CaCO_3$(A.R.)，铁铵矾指示液[$NH_4Fe(SO_4)_2·12H_2O$ 的 8%水溶液]，$NH_4SCN$(A.R.)，浓 $HNO_3$。

## 【实验步骤】

1. $0.1mol·L^{-1}$ $AgNO_3$ 滴定液的配制

称取 $AgNO_3$ 9g 置于 250mL 的烧杯中，加水约 100mL 使其溶解，然后转移到棕色磨口试剂瓶中，加水稀释至 500mL，充分摇匀，密塞，避光保存。

2. $0.1mol·L^{-1}$ $AgNO_3$ 滴定液的标定

取在 110℃ 干燥至恒量的基准 NaCl 约 0.2g，精密称定，置于 250mL 锥形瓶中，加水 50mL 使其溶解，再加 2%的糊精溶液 5mL、$CaCO_3$ 0.1g 和荧光黄指示剂 8 滴，用 $AgNO_3$ 溶液滴定至浑浊液由黄绿色变为微红色为终点。计算 $AgNO_3$ 滴定液的浓度。

$$c_{AgNO_3} = \frac{1000 \times m_{NaCl}}{M_{NaCl} \times V_{AgNO_3}} \quad (M_{NaCl}=58.44)$$

3. $0.1mol·L^{-1}$ $NH_4SCN$ 滴定液的配制

称取 $NH_4SCN$ 约 4g 于 250mL 烧杯中，加适量蒸馏水溶解，转移至试剂瓶中，加蒸馏水至约 500mL，摇匀，密塞。

4. 0.1mol·L⁻¹ NH₄SCN 滴定液的标定

用移液管移取 25.00mL 0.1mol·L⁻¹ AgNO₃标准溶液于 250mL 锥形瓶中,加蒸馏水约 50mL、浓 HNO₃ 2mL、铁铵矾指示液 2mL,用待标定的 NH₄SCN 滴定液滴定至淡棕色,经剧烈振摇后不褪色,即为终点。计算 NH₄SCN 滴定液的浓度。

$$c_{NH_4SCN} = (cV)_{AgNO_3} / V_{NH_4SCN}$$

【注意事项】

(1) 配制 AgNO₃ 标准溶液的水应该确保不含 Cl⁻,否则配成的 AgNO₃ 溶液出现白色浑浊,不能使用。故使用前应检查其是否含 Cl⁻。

(2) AgNO₃ 及其溶液应盛放于棕色瓶中,并避光保存。

(3) 光线能促进荧光黄对 AgCl 的分解作用,滴定时应避光或者暗处操作。

(4) 标定 NH₄SCN 溶液时必须剧烈振摇,防止 AgSCN 吸附 Ag⁺,导致终点提前出现,引起误差。

【思考题】

(1) 标定 AgNO₃ 标准溶液时为什么要加入糊精及 CaCO₃?

(2) 按指示终点的方法不同,标定 AgNO₃ 溶液可有几种方法? 各在什么条件下进行?

# 实验十一　碘量法滴定液的配制与标定

【实验目的】

(1) 掌握碘滴定液的配制及标定方法。

(2) 掌握硫代硫酸钠滴定液的配制及标定方法。

(3) 掌握直接碘量法与置换碘量法的原理及其滴定条件。

(4) 学习碘量瓶的使用。

【实验原理】

1. 碘滴定液的配制和标定

升华法制得基准物的纯碘,可用于直接配制碘标准溶液。但由于碘在室温时升华,称量时易引起损失,且碘蒸气对天平零件有一定的腐蚀作用,因此多用分析纯的碘以间接法配制碘滴定液。

碘在水中的溶解度很小(25℃时为 $1.8×10^{-3}$ mol·L⁻¹),但能与 I⁻ 反应生成 $I_3^-$ 而溶解。通常配成有适当过量 KI 存在的 $I_2$ 溶液,可增大 $I_2$ 的溶解度,降低其挥发程度,而电位却无显著改变。$I_2$ 易溶于浓的 KI 溶液,在稀 KI 溶液中溶解慢,所以配制 $I_2$ 溶液时,应使 $I_2$ 在浓的 KI 溶液中溶解完全后,再加水稀释。由于光照和受热都能促使空气中的 $O_2$ 氧化 I⁻ 生成 $I_2$,引起 $I_2$ 浓度的增加,因此配好的 $I_2$ 标准溶液应储存于棕色瓶中,置暗处保存。

标定 $I_2$ 溶液的方法有两种:基准物($As_2O_3$)标定法和与 $Na_2S_2O_3$ 标准溶液比较法。

第一种方法只含一个滴定反应，操作步骤少，更为准确，但 $As_2O_3$(砒霜)为剧毒品，其购买、使用等都要遵守相关的规定和程序，操作时的安全防护也要特别注意。$As_2O_3$ 难溶于水，通常先用 NaOH 将其溶解成亚砷酸盐，然后用 $H_2SO_4$ 中和过量的 NaOH。欲使 $I_2$ 氧化 $AsO_3^{3-}$ 的反应定量进行，通常加入 $NaHCO_3$ 使溶液呈弱碱性(pH≈8)，反应如下：

$$As_2O_3 + 6NaOH \longrightarrow 2Na_3AsO_3 + 3H_2O$$

$$Na_3AsO_3 + I_2 + 2NaHCO_3 \longrightarrow Na_3AsO_4 + 2NaI + 2CO_2 + H_2O$$

$As_2O_3$ 与 $I_2$ 反应的化学计量关系比为1:2。

2. $Na_2S_2O_3$ 滴定液的配制和标定

硫代硫酸钠结晶 $Na_2S_2O_3 \cdot 5H_2O$ 易风化或潮解，常含有 S、$Na_2SO_3$、$Na_2SO_4$ 等少量杂质，只能用间接法配制。配制用水中的 $O_2$、$CO_2$ 和嗜硫细菌也能与 $Na_2S_2O_3$ 发生反应，析出硫沉淀，因此配制 $Na_2S_2O_3$ 滴定液时，通常用新鲜煮沸并放冷的蒸馏水，以除去水中的 $O_2$、$CO_2$ 和杀死嗜硫细菌，并在水中加入少量的 $Na_2CO_3$ 使溶液呈弱碱性(pH=9~10)，以抑制嗜硫细菌生长和 $Na_2S_2O_3$ 分解。配好的溶液应储于棕色瓶放置 7~10d，待浓度稳定后再进行标定。

标定的基准物质常用 $K_2Cr_2O_7$，采用置换碘量法，反应方程式为

$$Cr_2O_7^{2-} + 6I^- + 14H^+ \rightleftharpoons 2Cr^{3+} + 3I_2 + 7H_2O \qquad ①$$

$$I_2 + 2S_2O_3^{2-} \longrightarrow 2I^- + S_4O_6^{2-} \qquad ②$$

反应①需在酸性条件下进行，酸度接近 $1mol \cdot L^{-1}$，酸度太高会加速空气对 $I^-$ 的氧化，析出 $I_2$。反应②只能在弱酸或中性条件下进行，所以滴定前溶液应加水稀释，一为降低酸度，二为使终点时溶液中的 $Cr^{3+}$ 颜色不致太深，影响终点观察。

**【器材和药品】**

1. 器材

分析天平，托盘天平，滴定管，移液管，碘量瓶，量筒，试剂瓶，烧杯，洗瓶，滴定台，滴定管夹，玻璃棒。

2. 药品

$As_2O_3$(基准试剂)，KI(A.R.)，$I_2$(A.R.)，$NaHCO_3$(A.R.)，$H_2SO_4$(10%、$0.5mol \cdot L^{-1}$)，NaOH($1mol \cdot L^{-1}$)，浓 HCl，HCl($4mol \cdot L^{-1}$)，$Na_2S_2O_3 \cdot 5H_2O$(A.R.)，$K_2Cr_2O_7$(基准试剂)，无水 $Na_2CO_3$，淀粉指示液(0.5%)，甲基橙指示剂(0.2%)。

**【实验步骤】**

1. $0.1mol \cdot L^{-1} Na_2S_2O_3$ 滴定液的配制

取 $Na_2S_2O_3 \cdot 5H_2O$ 13g 与无水 $Na_2CO_3$ 0.10g，加新沸过的冷水适量使其溶解成 500mL，放置 7~14d，过滤后再标定。

2. 0.05mol·$L^{-1}$ $I_2$ 滴定液的配制

取 18g KI 于小烧杯中，加水 25mL，搅拌使溶解。再取 6.5g $I_2$，加入 KI 溶液中，搅拌至 $I_2$ 完全溶解后，加浓盐酸 1 滴，用水稀释至 500mL，摇匀。用垂熔玻璃滤器过滤，转移至棕色瓶内。

3. 0.1mol·$L^{-1}$ $Na_2S_2O_3$ 滴定液的标定

精密称取在 120℃ 干燥至恒量的基准 $K_2Cr_2O_7$ 0.15g，置碘量瓶中，加水 50mL 使其溶解，加碘化钾 2.0g，轻轻振摇溶解，加稀硫酸(10%)40mL，摇匀，密塞。在暗处放置 10min 后，加水 250mL 稀释，用 $Na_2S_2O_3$ 滴定液滴定至近终点时，加淀粉指示液 3mL，继续滴定至蓝色消失而显亮蓝绿色。计算 $Na_2S_2O_3$ 滴定液的浓度。

$$c_{Na_2S_2O_3} = \frac{6 \times 1000 \times m_{K_2Cr_2O_7}}{M_{K_2Cr_2O_7} \times V_{Na_2S_2O_3}} \quad (M_{K_2Cr_2O_7} = 294.19)$$

4. 0.05mol·$L^{-1}$ $I_2$ 滴定液的标定

(1) 用 $As_2O_3$ 标定。精密称取在 105℃ 干燥至恒量的基准物 $As_2O_3$ 约 0.15g，加 NaOH 溶液 (1mol·$L^{-1}$)10mL，微热使其溶解，加水 20mL 与甲基橙指示剂 1 滴，滴加 $H_2SO_4$ 溶液(0.5mol·$L^{-1}$) 使黄色变为粉红色，加入 $NaHCO_3$ 2g、水 50mL 及淀粉指示剂 2mL，用 $I_2$ 滴定液液滴定至溶液显浅蓝紫色，即为终点。记录所消耗 $I_2$ 滴定液的体积，计算其浓度。

$$c_{I_2} = \frac{2 \times 1000 \times m_{As_2O_3}}{M_{As_2O_3} V_{I_2}} \quad (M_{As_2O_3} = 197.84)$$

(2) 用 $Na_2S_2O_3$ 溶液标定。精密量取 $I_2$ 滴定液 25.00mL，加水 100mL 及 HCl 溶液 (1mol·$L^{-1}$)1mL，用已标定浓度的 $Na_2S_2O_3$ 滴定液(0.1mol·$L^{-1}$)滴定，近终点时加 2mL 淀粉指示液，继续滴定至蓝色消失，即为终点。计算 $I_2$ 滴定液的浓度。

$$c_{I_2} = \frac{c_{Na_2S_2O_3} \times V_{Na_2S_2O_3}}{2 \times V_{I_2}}$$

## 【注意事项】

(1) 配制 $I_2$ 标准溶液时需加入少许浓盐酸，其作用一是中和 $Na_2S_2O_3$ 滴定液中加入的 $Na_2CO_3$，二是把 KI 试剂中可能含有的 $KIO_3$ 杂质在标定前通过下列反应还原为 $I_2$：

$$IO_3^- + 5I^- + 6H^+ \longrightarrow 3I_2 + 3H_2O$$

(2) $I_2$ 溶液对橡胶有腐蚀作用，必须放在酸式滴定管里滴定。

(3) 标定 $Na_2S_2O_3$ 滴定液，引起误差的主要因素是 $I_2$ 的挥发和 $I^-$ 的氧化。为此必须使第一步反应的 KI 过量 2~3 倍，在具磨口塞的碘量瓶中避光反应适当时间，第二步滴定时稀释溶液降低酸度，滴定时快滴慢摇。若室温在 25℃ 以上，应将反应液和稀释用水降温到 20℃ 以下。

(4) 置换碘量法中，当溶液颜色由红棕色变为浅黄色时，可视为近终点，初学时为防止滴过终点，可在溶液浅黄棕色时加入淀粉指示剂。

(5) 标定 $Na_2S_2O_3$ 滴定液时，滴定结束后的溶液放置后会变深蓝色。如果不是很快变深蓝，则是空气氧化 KI 所致，不影响结果。若很快变深蓝，说明 $K_2Cr_2O_7$ 与 KI 的反应不完全。

## 【思考题】

(1) 淀粉指示剂在直接碘量法和间接碘量法中分别在何时加入？为什么？

(2) $I_2$ 滴定液为深棕色，在滴定管中应如何读数？

(3) 用 $As_2O_3$ 标定 $I_2$ 液时，为什么加 NaOH、$H_2SO_4$ 和 $NaHCO_3$？

(4) 碘量法的主要误差来源是什么？实验中采取什么措施来减免这些误差？

# 实验十二　乙醇的蒸馏及沸点的测定

## 【实验目的】

(1) 通过乙醇的浓缩过程，掌握蒸馏的原理、装置及操作方法。

(2) 了解微量法测定液体沸点的操作技术。

## 【实验原理】

沸点对有机化合物来说，是一个重要的物理常数。纯物质在一定压力下具有恒定的沸点。若有杂质的掺入，沸点则会发生降低或升高的现象，并且在蒸馏过程中沸点会逐渐变化。因此，测定沸点可检验物质的纯度[①]。

沸点的测定通常就在物质的蒸馏提纯过程中附带进行(常量法)。而测定纯粹液态有机物的沸点通常用微量法。

乙醇($C_2H_5OH$)为无色透明液体，沸点 78.5℃，可与水任意混溶。稀乙醇蒸馏时，由于乙醇挥发性较大，蒸气中乙醇含量增高，因而可借助蒸馏法提高乙醇浓度。

注意：乙醇不可能通过常规的蒸馏或分馏手段把乙醇和水百分之百分离开来，原因是在乙醇的蒸馏过程中存在共沸物[②]。

## 【器材和药品】

1. 器材

加热套，酒精灯，100℃或150℃温度计，普通蒸馏装置，锥形瓶 2 个，长颈玻璃漏斗，量筒(100mL、20mL)，沸石，提勒管，$\phi$1mm 和 $\phi$3～4mm 毛细管，橡胶圈，铁圈。

2. 药品

乙醇(75%)，无水乙醇，石蜡油。

## 【实验步骤】

1. 乙醇的常压蒸馏

1) 蒸馏装置安装

常压蒸馏最常用的装置由蒸馏瓶、蒸馏头、温度计、冷凝管、接液管和接收瓶等组成。

安装仪器前，首先选择规格合适的仪器。安装的顺序是先从热源(煤气灯、酒精灯或电炉)处开始，按"由下而上，由左到右(或由右到左)"的顺序，依次安放铁架台、石棉网、水浴锅和蒸馏瓶等。蒸馏瓶的瓶口用铁夹垂直夹好，然后放上蒸馏头，再接上温度计，注意温度计的水银球上端与蒸馏头支管口的下端平齐。安装冷凝管时，应先调整位置使其与蒸馏瓶支管同轴，然后松开冷凝管铁夹，使冷凝管沿此轴转动和蒸馏瓶相连，这样才不致折断蒸馏瓶支管。铁夹不应夹得太紧或太松，以夹住后稍用力尚能转动为宜。铁夹内要垫有橡胶等软物质，以免夹破仪器。整个装置要求准确端正，无论从正面或侧面观察，全套装置中各仪器的轴线都要在同一平面内。所有的铁夹和铁架都应尽可能整齐地放在仪器的背后。

2) 蒸馏

(1) 加料。仪器安装后，取下温度计，通过玻璃漏斗或直接沿着面对支管口的瓶壁倒入 30mL 75%乙醇于蒸馏瓶中(注意不能使液体从支管流出)。加入几粒沸石③，塞好温度计，检查仪器的各部分连接是否紧密和妥善。

(2) 加热。接通冷凝水，用水浴加热。注意观察蒸馏瓶里的现象和温度上升的情况。加热一段时间后，液体沸腾，蒸气逐渐上升。上升到温度计水银球时，温度计水银柱急剧上升。此时应控制加热速率，使蒸气不要立即冲出蒸馏瓶的支管中，而是冷凝回流。待温度稳定后，再稍加大火焰，进行蒸馏。调节加热速率，控制馏出液滴以每秒钟 1~2 滴为宜④。整个蒸馏过程中，水银球上应始终保持有液滴。

(3) 沸点观察及馏出液收集。蒸馏前准备两个锥形瓶作为接收器，温度稳定前的馏分，常为沸点较低的液体，称为前馏分。待温度趋稳定后，蒸出的物质就是较纯的物质。此时更换另一洁净干燥的接收器，记录此时温度计的读数。待收集约 20mL 乙醇(若是纯物质则蒸至最后一滴)时，停止蒸馏，记录此时温度计的读数。前后两次读数即为乙醇的沸点范围。

(4) 仪器拆除。蒸馏完毕，先停止加热，稍冷后停止通水，拆除仪器。仪器拆除的顺序和装配时相反，先拆除接收器，然后依次拆下接收管、冷凝管和蒸馏瓶等。

2. 微量法测定乙醇的沸点

1) 沸点管的制备

沸点管由内、外管组成。外管为一根内径 3~4mm、长约 5cm，底端封闭的玻璃管。取一根内径约 1mm、长约 4cm 的毛细管作为内管，用酒精灯的外焰均匀加热将其一端封闭，冷却后将封闭端插入水中检查密封效果，如果没有水进入毛细管，则密封成功。

2) 加样

置无水乙醇样品于沸点管的外管中(液高 2~3mm)，放入内管(封闭的那一端向上，开口端向下)。然后将沸点管用橡皮圈附于温度计上(样品位置在水银球中央)，放入提勒管的油浴中。

3) 沸点测定

液体石蜡油浴。先在提勒管的底部集中加热，然后缓缓在支管附近加热。加热过程中由于内管中气体膨胀，会有小气泡缓缓逸出，在到达或超过该液体的沸点时，将有一连串的小气泡快速地逸出(同时排出内管中的空气)。此时要停止加热，使油浴自行冷却，气泡逸出的速率即慢慢减缓。在气泡不再冒出，而液体刚要进入内管的瞬间(最后一个气泡刚欲缩回内管中时——要注意细心观察)，表示毛细管内的蒸气压与外压相等。记录温度计读数，此时的温度即为该液体的沸点。

**【附注】**

① 纯粹的液体有机化合物在一定的压力下具有一定的沸点，且沸程极小(1~2℃)。但是，具有固定沸点的液体不一定是纯粹的化合物。因为某些有机化合物常和其他组分形成二元或三元等共沸混合物，它们也有一定的沸点。因此，沸点测定不能作为液体有机化合物纯度的唯一标准。

② 共沸物又称恒沸物，是指两组分或多组分的液体混合物，在恒定压力下沸腾时，其组分与沸点均保持不变。这实际上表明，此时沸腾产生的蒸气与液体本身有着完全相同的组成。这类混合物的温度-组分相图有着显著的特征，即其气相线(气液混合物和气态的交界)与液相线(液态和气液混合物的交界)有着共同的最高点或最低点。如此点为最高点，则称为正共沸物；如此点为最低点，则称为负共沸物。大多数共沸物都是负共沸物，即有最低沸点。需要注意的是，任一共沸物都是针对某一特定外压而言。对于不同压力，其共沸组分和沸点都将有所不同。乙醇 (95%) 和水(25%)形成共沸物，沸点 78.2℃，属于负共沸物。

③ 沸石必须在加热前加入。如加热前忘记加入，补加时必须先停止加热，待被蒸物冷至沸点以下方可加入。若在液体达到沸点时投入沸石，会引起猛烈的暴沸，部分液体可能冲出瓶外引起烫伤或火灾。如果沸腾中途停止过，在重新加热前应加入新的沸石。

④ 蒸馏时的速率不能太快，否则易在蒸馏头的颈部造成过热现象或冷凝不完全，使温度计读得的沸点偏高；同时蒸馏也不能进行得太慢，否则由于温度计的水银球不能为蒸出液蒸气充分浸润而使温度计上所读得的沸点偏低或不规则。

**【思考题】**

(1) 蒸馏时为什么要使温度计水银球的上沿和蒸馏头支管的下沿在同一水平线上？蒸馏前为什么要加入沸石？

(2) 如何通过常量法测定液体的沸点判断一物质的纯度？如果液体物质具有恒定的沸点，能否认为一定是纯物质？为什么？

(3) 微量法测沸点时，如遇到以下情况，结果将如何？

① 沸点管内管空气未排除干净。

② 沸点管内管下端未封好。

③ 加热速率太快。

# 实验十三　芳烃和卤代烃的性质

**【实验目的】**

(1) 验证芳烃的化学性质，进一步加深对芳烃亲电取代反应的认识。

(2) 掌握卤代烃的性质和鉴别方法，进一步加深对卤代烃亲核取代反应的认识。

**【实验原理】**

苯及其同系物具有芳香性，性质稳定，易发生亲电取代反应而不易发生加成反应，在相同条件下，苯的同系物的亲电取代反应比苯的亲电取代反应容易发生。苯环本身很稳定，在一般情况下难以氧化，侧链上有 $\alpha$-H 的苯的同系物则能与一些氧化剂 (如重铬酸钾的酸性溶液、高锰酸钾溶液和稀硝酸等)反应，不论侧链烃基长短如何，都被氧化为与苯环直接相连的羧基。

卤代烃的主要反应是亲核取代反应。卤代烃的亲核取代反应历程有单分子亲核取代反应($S_N1$)和双分子亲核取代反应($S_N2$)。反应物的结构、反应条件的差异以及亲核试剂的强弱等因素影响卤代烃的亲核取代反应历程。在许多情况下，某一反应中，这两种反应历程可能同时发生，两者处于竞争状态。反应历程不同，各类卤代烃的化学活性也不同。在单分子亲核取代反应中，各类卤代烃的化学活性次序是：叔卤代烃>仲卤代烃>伯卤代烃。在双分子亲核取代反应中，各种卤代烃的化学活性次序则是：伯卤代烃>仲卤代烃>叔卤代烃。

烃基的结构决定了卤代烃的亲核取代反应的活性。烯丙式卤代烃与苄式卤代烃按单分子亲核取代反应和双分子亲核取代反应时活性均较大。以卤代烃与硝酸银的乙醇溶液反应为例，烯丙式卤代烃与苄式卤代烃均能在室温下与硝酸银的乙醇溶液迅速反应生成卤化银沉淀：

$$RX + AgONO_2 \longrightarrow RONO_2 + AgX \downarrow$$
硝酸酯

叔卤代烃与硝酸银的反应也很快，伯及仲卤代烃必须在加热时才能生成沉淀，但乙烯式卤代烃及苯式卤代烃即使在加热时也不发生反应，这两类卤代烃也很难发生其他亲核取代反应。各类卤代烃的亲核取代反应的活性次序为

苄式卤代烃，烯丙式卤代烃　　　　苯式卤代烃，乙烯式卤代烃

卤代烃中卤素的种类也能影响卤代烃亲核取代反应的活性。烃基相同时，不同卤代烃活性顺序为：RI > RBr > RCl。

## 【器材和药品】

1. 器材

试管架，试管，试管夹，长滴管，烧杯(100mL、500mL)，量筒(20mL)，广泛 pH 试纸，电炉，温度计，石棉网。

2. 药品

苯，甲苯，二甲苯，萘，1-氯丁烷，2-氯丁烷，叔丁基氯，氯苯，苄氯，溴乙烷，$H_2SO_4$ 溶液(10%)，$KMnO_4$ 溶液(0.5%)，浓 $HNO_3$，浓 $H_2SO_4$，饱和 NaCl 溶液，冰块，硝酸银乙醇溶液(1%)，碘化钠-丙酮溶液(15%)，NaOH 溶液($2.5mol \cdot L^{-1}$)，$HNO_3$ 溶液($3mol \cdot L^{-1}$)，硝酸银溶液($0.2mol \cdot L^{-1}$)，蒸馏水。

【实验步骤】

1. 芳烃的化学性质

(1) 氧化反应。

取 2 支洁净的试管，分别加苯和甲苯各 0.5mL。然后在每支试管里各加 0.5mL 10% $H_2SO_4$ 溶液、1 滴 0.5% $KMnO_4$ 溶液，再在 60~70℃水浴中加热 5 min，记录观察到的现象。

(2) 磺化反应。

4 支试管分别加入苯、甲苯、二甲苯各 1.5mL 及萘 0.5g，分别加入浓 $H_2SO_4$ 2mL，水浴加热到 75℃，用力振荡，将反应物分成两份，一份倒入盛有 10mL 水的小烧杯中，另一份倒入盛有 10mL 饱和 NaCl 溶液的小烧杯中，记录观察到的现象。

(3) 硝化反应。

在干燥的大试管中加入 3mL 浓 $HNO_3$，冷却下逐滴加入 4mL 浓 $H_2SO_4$，振荡制得混酸，冷却后，将混酸平均分成两份，分别在冷却下滴加苯、甲苯各 1mL，充分振荡后，水浴加热 10min，再分别倾入装有 40mL 冷水的烧杯中，记录观察到的现象，并注意生成物是否有苦杏仁味[①]。

2. 卤代烃的化学性质

(1) 与硝酸银乙醇溶液的反应。

取 5 支干燥洁净的试管，分别加 3 滴 1-氯丁烷、2-氯丁烷、叔丁基氯、氯苯和苄氯。然后在每支试管里各加 1mL 1%硝酸银乙醇溶液，边加边摇动试管，注意每支试管里是否有沉淀出现，记录出现沉淀的时间。大约过 5min 后，再把没有出现沉淀的试管放在水浴里加热至微沸，注意观察这些试管里有没有沉淀出现并记录出现沉淀的时间。如何解释本实验所发生的现象。

(2) 卤代烃与碘化钠丙酮溶液反应[②]。

取 5 支干燥洁净的试管，分别加 3 滴 1-氯丁烷、2-氯丁烷、叔丁基氯、氯苯和苄氯。然后，在每支试管中各加 1mL 15%碘化钠丙酮溶液，边加边摇动试管，同时注意观察每支试管里的变化，记录产生沉淀的时间，大约过 5min 后，再把没有出现沉淀的试管放在 50℃水浴里加热(注意：水浴温度不要超过 50℃，以免影响实验结果)。加热 6min 后，将试管取出并冷却到室温。从加热到冷却都要注意观察试管里的变化并记录产生沉淀的时间，并从结构和反应历程上简单地予以解释。

(3) 溴乙烷的水解[③]。

取 1 支试管加 2 滴溴乙烷和 1mL 2.5mol·$L^{-1}$ NaOH 溶液，由于溴乙烷的沸点(38℃)较低，为了减少溴乙烷的挥发，加热要缓慢，先用水浴加热几分钟，再直接放在石棉网上加热，边加热边不断摇动试管。冷却至室温后，从中取出一部分水溶液，滴加 3mol·$L^{-1}$ $HNO_3$ 溶液，边滴加边用 pH 试纸检查，直至溶液呈中性或弱酸性为止。再滴加几滴 0.2mol·$L^{-1}$ 硝酸银溶液，观察有何变化。

【安全提示】

本实验中用到强腐蚀性的浓 $HNO_3$、浓 $H_2SO_4$，需小心操作，注意安全。

## 【附注】

① 在本实验条件下，将生成比水重的黄色油状液体，沉于烧杯底部，且有苦杏仁味。如果反应不完全，当倾入水中时，未反应完全的苯由于比水轻将以油状物浮于水面。

② 实验中的卤代烃也可用溴代物，一般来说，活泼的卤代烃在3min内有沉淀析出；活性稍差的卤代烃要加热后才能出现沉淀；活性最差的卤代烃即使加热，也很难出现沉淀。

③ 本实验最后都要通过检查卤离子是否存在来判断卤代烃是否水解。因此，实验的整个过程切忌使用含有氯离子的自来水，以免干扰实验结果。

## 【思考题】

(1) 碳卤键的鉴定实验中，为什么用硝酸银的醇溶液而不用水溶液？

(2) 卤代烃的水解为什么要在碱性条件下进行？碱在整个反应过程中起了什么作用？

# 实验十四  醇、酚、醚的性质

## 【实验目的】

(1) 验证醇、酚、醚的主要化学性质和鉴别反应。

(2) 掌握醚中过氧化物的检验方法。

## 【实验原理】

醇、酚、醚都是烃的含氧衍生物。由于氧原子所连的基团(原子)不同，醇、酚、醚具有不同的化学性质。多元醇还有其特殊反应。

醇能发生氧化反应、取代反应和消除反应等。醚因为没有活泼氢，在通常条件下其化学性质不活泼。

## 【器材和药品】

1. 器材

试管架，试管，试管夹，长滴管，烧杯(100mL)，量筒(20mL)，电炉，石棉网，温度计，镊子，小刀，棉花团，广泛pH试纸。

2. 药品

无水乙醇，正丁醇，仲丁醇，叔丁醇，苄醇，正庚醇，乙二醇(10%)，1,3-丙二醇(10%)，甘油水溶液(10%)，苯酚的饱和水溶液，苯酚，苯酚溶液(1%)，对苯二酚水溶液(1%)，工业用乙醚，金属钠，卢卡斯(Lucas)试剂，$KMnO_4$ 溶液(0.5%)，$Na_2CO_3$ 溶液(5%)，硝酸铈铵试剂，$CuSO_4$ 溶液(5%)，NaOH 溶液(2.5mol·$L^{-1}$)，浓盐酸，饱和溴水，KI 溶液(1%)，苯，浓硫酸，浓 $HNO_3$，三氯化铁水溶液(1%)，硫酸亚铁铵溶液(2%)，硫氰化钾溶液(1%)。

【实验步骤】

1. 醇的性质

(1) 醇钠的生成与水解①。

在一干燥试管中加入 1mL 无水乙醇，投入一米粒大小的用滤纸擦干的金属钠②，观察有何现象产生。待金属钠全部作用以后(若金属钠未作用完，加适量乙醇使其分解)，于试管中加入 4mL 水混合，滴加 1 滴酚酞溶液试验溶液酸碱性。

(2) 醇的氧化反应。

取 3 支试管，各加入 5 滴 0.5% $KMnO_4$ 溶液和 5 滴 5% $Na_2CO_3$ 溶液，然后分别加入 5 滴正丁醇、仲丁醇、叔丁醇，摇动试管。观察溶液颜色有何变化。

(3) Lucas 实验。

取 3 支干燥试管，分别加入 0.5mL 正丁醇、仲丁醇、叔丁醇，然后各加入 1mL Lucas 试剂，用棉花团塞住试管口，摇动后静置。溶液立即出现浑浊，静置后分层者为叔丁醇。如不见浑浊则在水浴中温热数分钟，振荡后静置，溶液慢慢出现浑浊，接着出现分层现象者为仲丁醇，不起作用者为正丁醇。

(4) 硝酸铈铵实验。

取 4 支试管，分别加入 5 滴无水乙醇、10%甘油、苄醇和正庚醇，然后各加 2 滴硝酸铈铵试剂，摇动试管，观察溶液颜色及状态变化。

(5) 多元醇与 $Cu(OH)_2$ 作用。

取 3 支试管，分别加入 3 滴 5% $CuSO_4$ 溶液和 3 滴 2.5mol·$L^{-1}$ NaOH 溶液，然后分别加入 5 滴 10%乙二醇、10% 1,3-丙二醇和 10%甘油水溶液，摇动试管，有何现象？再在每支试管中加 1 滴浓盐酸，观察溶液颜色有何变化，并解释原因。

2. 酚的性质

(1) 苯酚的酸性。

在试管中加入苯酚的饱和溶液 6mL，用玻璃棒蘸取 1 滴于广泛 pH 试纸上试验其酸性。

(2) 苯酚与溴水作用。

取苯酚饱和水溶液 2 滴，用水稀释至 2mL，逐滴滴入饱和溴水，当溶液中析出的白色沉淀渐渐转变成淡黄色时立即停止滴加。将混合物煮沸 1～2min(除去过量的溴)，冷却后又有沉淀析出，再加入 1% KI 溶液数滴及 1mL 苯，用力振荡，沉淀溶于苯中，析出的碘使苯层呈紫色③，记录观察到的现象。

(3) 苯酚的硝化。

在干燥的试管中加入 0.5g 苯酚，滴入 1mL 浓硫酸④，沸水浴加热 5min(同时振荡，使反应完全)，冷却后加水 3mL，小心地逐滴加入 2mL 浓 $HNO_3$，振荡⑤，置沸水浴加热至溶液呈黄色。取出试管，冷却，记录观察到的现象。

(4) 苯酚的氧化。

取苯酚饱和水溶液 3mL，置于干燥试管中，加入 0.5mL 5% $Na_2CO_3$ 溶液及 1mL 0.5% $KMnO_4$ 溶液，振荡，记录观察到的现象。

(5) 酚与 $FeCl_3$ 作用。

取 2 支试管,分别加入 0.5mL 1%苯酚水溶液和 0.5mL 1%对苯二酚水溶液,再分别加入 1% 三氯化铁水溶液 1～2 滴,观察颜色变化情况。

### 3. 醚中过氧化物的检验

在试管中加入 1mL 新配制的 2%硫酸亚铁铵溶液,再加入几滴 1%硫氰化钾溶液,然后加入 1mL 工业用乙醚,用力振摇。若有过氧化物存在,溶液将呈血红色。

## 【安全提示】

本实验中用到危险品金属钠以及强腐蚀性的浓 $HNO_3$、浓 $H_2SO_4$,需小心操作,注意安全。

## 【附注】

① 本实验应在无水条件下进行,因样品中的微量水分杂质也能与钠放出氢气,故实际工作中很少利用此性质鉴别醇类。

② 钠块勿切过大。过量的钠需用无水乙醇反应掉,以防金属钠与水剧烈反应发生危险。

③ 苯酚与溴水作用,生成微溶性的 2,4,6-三溴苯酚白色沉淀:

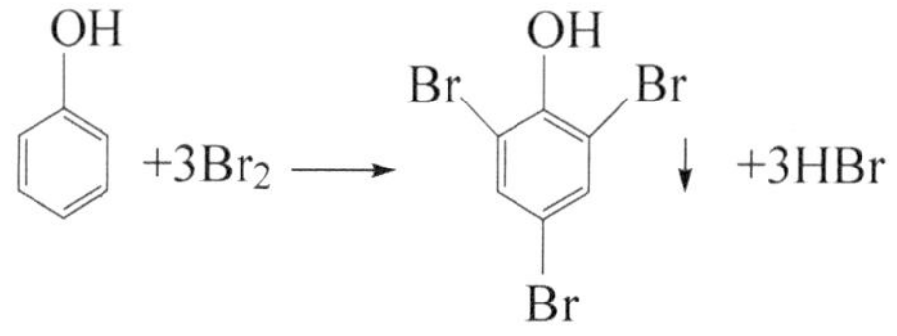

当溴水过量时,白色沉淀转化成淡黄色难溶于水的四溴化物,四溴化物易溶于苯,能氧化氢碘酸,而其本身则被还原成三溴苯酚。

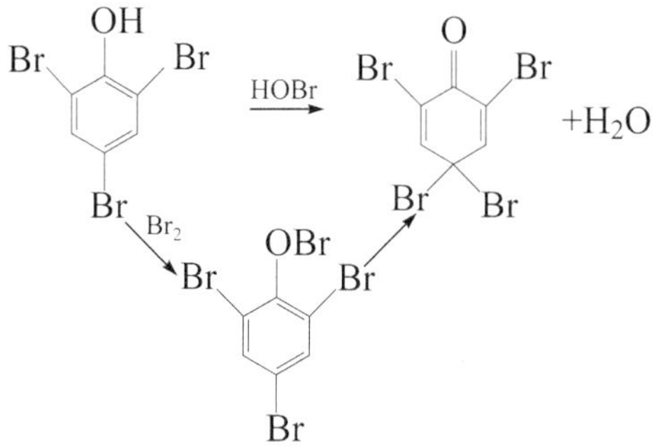

$$KI+HBr \longrightarrow HI+KBr$$

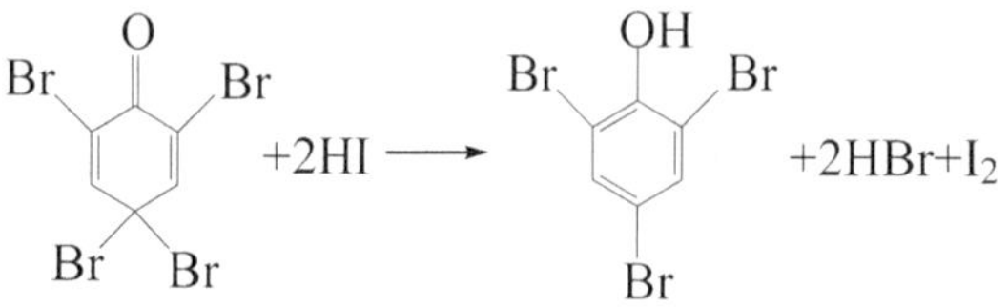

④ 由于苯酚中羟基的邻对位氢易被硝酸氧化,故在硝化前先进行磺化,利用磺酸基保护邻对位,随后用硝基取代磺酸基。

⑤ 加浓 HNO$_3$ 前必须充分冷却，否则溶液会有冲出的危险。

## 【思考题】

(1) 为何苯酚的亲电取代反应比苯的亲电取代反应容易得多？

(2) 用 Lucas 试剂检验伯、仲、叔醇实验成功的关键何在？对于六个碳以上的伯、仲、叔醇是否也能用 Lucas 试剂进行鉴别？

# 实验十五　醛、酮的性质

## 【实验目的】

(1) 验证醛、酮的化学性质。

(2) 掌握鉴别醛、酮的化学方法。

## 【实验原理】

醛、酮中都含有羰基，由于氧的电负性较大，羰基双键电子云密度向氧偏移，结果羰基碳上带有正电，有利于亲核试剂的进攻，所以醛、酮易发生亲核反应，能与羰基试剂(如 2,4-二硝基苯肼等)发生亲核加成反应。

醛能被一些弱氧化剂，如土伦(Tollens)试剂、费林(Fehling)试剂(芳香醛与该试剂无反应，借此可与脂肪醛区别)等氧化，酮类不发生此类反应。

羰基化合物的另一重要反应是 $\alpha$-碳原子上活泼氢的反应。$\alpha$-碳氢的 $\sigma$ 键与碳氧间 $\pi$ 键发生 $\sigma$-$\pi$ 共轭，因此醛、酮的 $\alpha$-氢具有一定的活性，能进行 $\alpha$-卤代或卤仿反应，对具有甲基酮结构的羰基化合物，常用碘的碱性溶液与之反应(碘仿反应)，生成具有特殊气味的黄色碘仿结晶进行鉴定。由于碘的碱液同时是氧化剂，可以使醇氧化成相应的醛、酮。因此，具有 $H_3C\!-\!\overset{\overset{\displaystyle OH}{|}}{CH}\!-$ 结构的醇也能进行碘仿反应。羟醛缩合是醛、酮的 $\alpha$-活泼氢的另一类重要反应。含有 $\alpha$-氢的醛、酮在稀碱的作用下，先由稀碱与 $\alpha$-氢原子结合，形成一个不稳定的碳负离子，然后立即进攻加成到另一分子醛(或酮)的羰基碳原子上(带部分正电荷)，发生自身缩合或交叉缩合反应。

## 【器材和药品】

### 1. 器材

试管架，试管，试管夹，长滴管，烧杯(500mL)，量筒(20mL)，电炉，石棉网，温度计。

### 2. 药品

甲醛，乙醛，丙酮，正丁醛，乙醇，苯乙酮，苯甲醛，2,4-二硝基苯肼试剂，AgNO$_3$ 溶液(0.2mol·L$^{-1}$)，NaOH 溶液(2.5mol·L$^{-1}$)，氨水(2mol·L$^{-1}$)，席夫(Schiff)试剂，浓 H$_2$SO$_4$，FehlingⅠ，FehlingⅡ，碘溶液，乙醇(95%)。

## 【实验步骤】

### 1. 2,4-二硝基苯肼实验

取 3 支试管，各加入 1mL 2,4-二硝基苯肼试剂，然后分别加入 2 滴乙醛水溶液、丙酮及苯乙酮。振荡后静置片刻。若无沉淀生成，可微热半分钟再振荡，冷却后有橙黄色或橙红色沉淀生成，记录观察到的现象。

### 2. Tollens 实验

取一支洁净的大试管，加入 2mL 0.2mol·L$^{-1}$ AgNO$_3$ 溶液和 0.5mL 2.5mol·L$^{-1}$ NaOH 溶液，试管里立即有棕黑色的沉淀出现，振荡使反应完全。然后边振荡边滴加 2mol·L$^{-1}$ 氨水，直至生成的沉淀恰好溶解(不宜加多，否则影响实验的灵敏度)，即得 Tollens 试剂[①]。

将此溶液均分于 4 支洁净试管[②]中，编号后分别加入 2 滴甲醛、乙醛、丙酮、苯甲醛(勿摇动)。置于温水浴中加热 2～3min，观察现象，有银镜出现者为醛类化合物，记录观察到的现象。

### 3. Schiff 实验

取 3 支试管，各加入 1mL Schiff 试剂，再分别加 2 滴丙酮、甲醛、乙醛。放置数分钟，观察其颜色变化。然后各加 4 滴浓 H$_2$SO$_4$，溶液颜色有何变化。

### 4. Fehling 实验[③]

取 4 支试管，编号。各加入 0.5mL Fehling I 和 0.5mL Fehling II 溶液，混合均匀后，分别加 3 滴甲醛[④]、乙醛、丙酮、苯甲醛。在沸水中加热数分钟，若有砖红色沉淀(Cu$_2$O)生成，表明试样为脂肪醛类化合物。

### 5. 碘仿实验

取 3 支试管，分别加入 3 滴正丁醛、丙酮、乙醇，再各加 0.5mL 2.5mol·L$^{-1}$ NaOH 溶液。然后边振荡边滴加碘溶液[⑤]，直到溶液中刚有碘存在(溶液呈红棕色)为止。观察有无黄色碘仿晶体析出。若没有黄色晶体析出，可将试管放入 60℃的温水浴中，再滴加碘液至有晶体析出，或刚产生的碘的棕色不再褪色(约 2min)为止。有黄色晶体产生的为丙酮与乙醇，并可闻到碘仿的特殊气味。记录观察到的现象。

### 6. 苯甲醛和丙酮的交叉羟醛缩合反应

取一大试管，加入 5 滴苯甲醛、2mL 95%乙醇和 1mL 2.5mol·L$^{-1}$ NaOH，振荡得一澄清溶液。然后加入 1 滴丙酮，振荡后，放置几分钟，观察溶液颜色的变化和晶体的析出。记录现象并解释。

## 【附注】

① Tollens 试剂久置会形成爆炸性沉淀，所以必须在使用时临时配制。实验完毕，银镜可加入少量硝酸，洗涤回收。

② 做银镜反应的试管必须十分洁净。可用铬酸洗液或硝酸洗涤，再用蒸馏水冲洗干净，如果试管不洁净或反应太快，就不能生成银镜，而是析出黑色的银沉淀。

③ Fehling 试剂是由 Fehling Ⅰ(3.5g 硫酸铜晶体溶于 100mL 水)和 Fehling Ⅱ(17g 酒石酸钾钠用 15mL 的热水溶解后，加入 20mL 20% 的氢氧化钠后稀释至 100mL)等体积混合而成的深蓝色铜配合物溶液。Fehling 试剂也要求在实验时临时配制。

④ 甲醛的还原溶液性较强，能继续将生成的 $Cu_2O$ 还原成金属铜，有铜镜或暗红色沉淀析出。

⑤ 碘溶液的配制：将 25g 碘化钾溶于 100mL 蒸馏水中，再加入 12.5g 碘，搅拌使碘溶解即可。

【思考题】

(1) 列表总结和比较醛、酮的鉴别方法。
(2) 乙酸分子中也含有乙酰基，乙酸能否发生碘仿反应？为什么？

# 实验十六　羧酸及其衍生物的性质

【实验目的】

(1) 验证羧酸及二元酸的化学性质。
(2) 验证羧酸衍生物的化学性质。

【实验原理】

在具有酸性的有机化合物中，羧酸是最重要且最有代表性的一类物质。羧酸可以发生成盐反应，羧酸中羟基可以被一些基团取代从而生成酰卤、酸酐、酰胺、酯等羧酸衍生物。羧酸的羧基通常很难用催化氢化法或一般的还原剂进行还原，但氢化锂铝则能顺利地将它们还原为伯醇。如果羧酸分子中还有碳碳重键，则碳碳重键不受氢化锂铝的影响。羧酸的 $\alpha$-H 在一定条件下可以发生 $\alpha$-卤代。草酸作为低级二元酸还可以发生氧化作用和脱羧反应。羧酸衍生物中的羰基碳能发生亲核反应，如与水、醇、氨等进行水解、醇解和氨解等反应，酰卤、酸酐、酰胺、酯等羧酸衍生物由于酰基上连接的基团不同，反应活性也不同，水解反应的难易次序为：酰卤＞酸酐＞酯＞酰胺。

【器材和药品】

1. 器材

试管架，试管，试管夹，导气管，长滴管，铁架台，铁夹，玻璃棒，烧杯(500mL)，量筒(20mL)，酒精灯，电炉，石棉网，温度计，刚果红试纸，红色石蕊试纸，广泛 pH 试纸。

2. 药品

甲酸，乙酸，草酸，苯甲酸，乙酰氯，乙酸酐，乙酰胺，NaOH 溶液(10%、20%)，盐酸溶液(10%)，饱和石灰水，稀硫酸(体积比 1∶5)，$KMnO_4$ 溶液(0.5%)，浓 $H_2SO_4$，$AgNO_3$ 溶液(2%)，

$Na_2CO_3$溶液(20%)，粉状氯化钠，无水乙醇，苯胺，$H_2SO_4$(10%)，冰。

**【实验步骤】**

1. 羧酸的性质

(1) 酸性[①]。

将甲酸、乙酸各 5 滴及草酸 0.5g 分别溶于 2mL 水中，用洗净的玻璃棒分别蘸取相应的酸液，在同一条刚果红试纸上画线，比较各线条颜色及其深浅程度。

(2) 成盐反应。

取 0.2g 苯甲酸晶体放入盛有 1mL 水的试管中，加入 10% NaOH 溶液数滴，振荡并观察现象。再加入数滴 10%的盐酸，振荡并观察所发生的变化。

(3) 氧化作用。

在 3 支试管中分别放置 0.5mL 甲酸、乙酸及 0.2g 草酸和 1mL 水所配成的溶液，然后分别加入 1mL 稀硫酸(体积比 1∶5)和 2～3mL 0.5%的 $KMnO_4$ 溶液，加热至沸，观察现象，比较反应速率。

(4) 成酯反应。

在 2 支干燥的试管中均加入 1mL 无水乙醇和 1mL 乙酸，只在其中一支试管中加入 0.2mL 浓 $H_2SO_4$，振荡均匀后将两支试管均浸在 60～70℃的热水浴中约 10min，然后将试管浸入冷水中冷却，最后向试管内加入 5mL 水，比较两支试管的实验结果，记录反应现象。

(5) 脱羧反应。

在装有导气管的干燥硬质试管中加入固体草酸少许，将试管稍微倾斜，夹在铁架上，然后加热，将生成的气体用导气管通入盛有饱和石灰水的试管中，观察石灰水的变化。

2. 酰氯与酸酐的性质

(1) 水解反应。

取 2 支试管，分别加入 2mL 水，再各加入数滴乙酰氯[②]和乙酸酐，反应结束后再在溶液中滴加数滴 2% $AgNO_3$ 溶液，观察现象，比较乙酰氯和乙酸酐的水解反应速率。

(2) 醇解反应。

取 2 支干燥试管，分别加入 1mL 无水乙醇，再分别慢慢滴加 1mL 乙酰氯和 1mL 乙酸酐，冰水冷却并振荡，反应结束后先加入 1mL 水，小心用 20% $Na_2CO_3$ 中和至中性，观察现象，如没有酯层，再加入粉状氯化钠至溶液饱和为止，观察现象，并嗅气味。

(3) 氨解作用。

在 2 支干燥的试管中分别滴加苯胺 5 滴，再分别慢慢滴加乙酰氯和乙酸酐各 8 滴，待反应结束后再加入 5mL 水并用玻璃棒搅匀，记录实验现象。

**【附注】**

① 注意指示剂的变色范围。

② 乙酰氯的水解和醇解反应都很剧烈，滴加时要小心，以免液体溅出。

## 【思考题】

(1) 羧酸成酯反应为什么必须控制在 60～70℃？温度偏高或偏低有什么影响？

(2) 写出甲酸、冰醋酸、草酸加热分解的反应式，并试用电子效应解释实验现象。

# 实验十七　胺和酰胺的化学性质

## 【实验目的】

(1) 验证胺的化学性质。

(2) 掌握脂肪胺和芳香胺的共性和个性。

(3) 掌握伯、仲、叔胺的鉴别方法及其实验原理。

## 【实验原理】

胺是具有碱性的有机化合物，其碱性强弱与 N 原子直接连接的原子或原子团有关，受电子效应、空间效应及溶剂化效应的影响。芳胺的碱性($pK_b = 9.40$)比氨弱，于芳胺与酸生成的盐溶液中加入氢氧化钠溶液可致芳胺重新析出。

苯环上的氨基是一个强的邻对位活化基，所以苯胺极易发生芳环上的亲电取代反应。例如，苯胺与溴水反应直接生成 2,4,6-三溴苯胺，该三取代产物为白色沉淀。

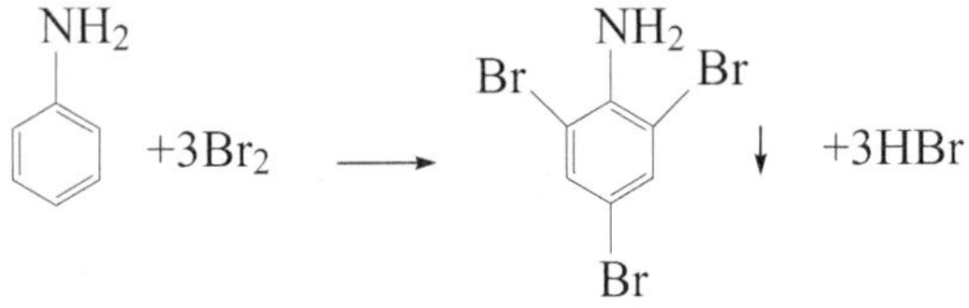

2,4,6-三溴苯胺

由于伯、仲、叔胺分子结构中与氮原子直接相连的氢原子个数不相同，导致伯、仲、叔胺与亚硝酸或苯磺酰氯之间所发生的化学反应现象相去甚远，而这恰是以化学方法鉴别伯、仲、叔胺的理论与实验依据。

酰胺的典型反应是水解反应。脲相当于碳酸的酰胺，其分子结构中既具伯胺的特征又有酰胺的性质，因此脲既能发生酰胺式的水解反应，也具备伯胺的反应特点。脲还能发生缩二脲特征反应。

## 【器材和药品】

1. 器材

试管架，试管，试管夹，长滴管，烧杯(500mL)，量筒(20mL)，酒精灯，电炉，石棉网，红色石蕊试纸，碘化钾试纸，温度计，记号笔。

2. 药品

苯胺，$N$-甲基苯胺，$N,N$-二甲基苯胺，乙酰胺，脲，尿素水溶液(20%)，硫酸溶液($3mol \cdot L^{-1}$)，浓盐酸，固体亚硝酸钠，β-萘酚，氢氧化钠溶液(2.5mol·L⁻¹)，饱和溴水溶液，饱和重铬酸钾溶液，亚硝酸钠溶液(10%)，苯磺酰氯，$H_2SO_4$溶液(10%)，硫酸铜溶液(0.3mol·L⁻¹)，蒸馏水，冰块。

## 【实验步骤】

### 1. 胺的碱性

在试管中分别加入 1mL 水与 2 滴苯胺，振摇，观察并记录苯胺的溶解情况。接着往试管中滴加浓盐酸，且边加边振摇。最后滴加 2.5mol·L⁻¹ 氢氧化钠溶液适量，观察记录整个过程发生的变化。写出相应的化学反应方程式并解释各变化过程。

### 2. 芳胺的亲电取代反应

在试管中加入 2mL 水、1 滴苯胺，振摇，逐滴加入饱和溴水溶液，观察并记录所发生的变化，写出相应的化学反应方程式。

### 3. 芳胺的氧化①

在试管中加入 2mL 水、1 滴苯胺，振摇，然后滴加 2 滴饱和重铬酸钾溶液、10 滴 3mol·L⁻¹ 硫酸溶液，振摇，仔细观察、记录并解释变化过程。

### 4. 伯胺、仲胺、叔胺的鉴别反应

(1) 与亚硝酸的反应②。

取 3 支试管，编号，分别加入苯胺、N-甲基苯胺和 N, N-二甲基苯胺各 5 滴，然后各加入 1mL 浓盐酸和 2mL 水。另取 3 支试管，各加入 0.3g 亚硝酸钠和 2mL 水，振摇溶解。将所有试管放入冰水浴中冷却至 0~5℃。

试管 1#：慢慢滴加已经冷却的亚硝酸钠溶液，不断振摇，直到混合液使碘化钾试纸变深蓝色。然后滴加 β-萘酚溶液，观察是否有橙红色沉淀产生。

试管 2#：慢慢滴加已经冷却的亚硝酸钠溶液，观察是否有黄色固体或黄色油状物生成。

试管 3#：慢慢滴加已经冷却的亚硝酸钠溶液，观察是否有黄色固体生成，再滴加几滴 2.5mol·L⁻¹ 氢氧化钠溶液，观察溶液颜色是否变绿。

解释上述实验现象并写出相应的化学反应方程式。

(2) Hinsberg 反应③。

取 3 支试管，编号，分别加入苯胺、N-甲基苯胺和 N, N-二甲基苯胺各 2 滴，然后各加入 3mL 2.5mol·L⁻¹ 氢氧化钠溶液、3 滴苯磺酰氯。塞住管口，用力振摇后在水浴中加热，直到苯磺酰氯的气味消失，冷却后观察变化情况。然后继续进行如下操作：

试管 1#：无沉淀生成④，滴加浓盐酸后，析出沉淀。

试管 2#：有沉淀生成，滴加浓盐酸后沉淀不溶解。

试管 3#：溶液中有油状物，滴加浓盐酸后溶解。

解释上述实验现象并写出相应的化学反应方程式。

5. 酰胺的性质

(1) 碱性水解。

在试管中加入 0.1g 乙酰胺和 1mL 2.5mol·L$^{-1}$氢氧化钠溶液，混合均匀，小火加热至沸，用湿润的红色石蕊试纸在试管口检验所产生的气体。

(2) 酸性水解。

在试管中加入 0.1g 乙酰胺和 2mL 10% H$_2$SO$_4$溶液，混合均匀，沸水浴中加热 2 min，冷却后滴入 2.5mol·L$^{-1}$氢氧化钠溶液至反应液呈碱性为止。接着再次加热试管，并用湿润的红色石蕊试纸在试管口检验所产生的气体。

6. 脲的性质

(1) 水解。

在 1 支试管中先后加入少许脲、2mL 水及 2 滴 2.5mol·L$^{-1}$氢氧化钠溶液，于试管口放一片湿润的红色石蕊试纸。加热，观察试纸的颜色变化。

(2) 与亚硝酸反应。

在 1 支试管中加入 1mL 20%的尿素水溶液和 0.5mL 10%亚硝酸钠水溶液，混合均匀后逐滴加入 3mol·L$^{-1}$硫酸溶液，振摇，观察所发生的变化。

(3) 缩二脲反应[⑤]。

于 1 支干燥试管中加入少许脲，试管口放一片湿润的红色石蕊试纸，加热试管，脲先融化，接着变稠，然后再次凝聚，注意观察试纸颜色变化。待试管冷却后加入 2.5mol·L$^{-1}$氢氧化钠溶液适量，至固体状物质溶解。然后往试管内滴入 1 滴 0.3mol·L$^{-1}$硫酸铜溶液，观察溶液的颜色变化。

【附注】

① 芳香胺比脂肪胺更易被氧化，产物复杂，最终氧化产物是醌类物质(称为苯胺黑)。

② 脂肪伯胺与亚硝酸反应放出 N$_2$，芳香伯胺与亚硝酸在 0～5℃下发生重氮化反应生成非常有用的重氮盐，重氮盐可以发生偶合反应和放氮反应。仲胺与亚硝酸反应时氮上的氢原子被—NO$_2$取代，生成黄色固体或黄色油状物；脂肪叔胺与亚硝酸仅发生酸碱中和反应。芳香叔胺与亚硝酸反应时芳环对位上的氢原子被—NO 取代，产物在酸碱环境下可发生结构互变，酸性环境下形成黄色固体状物质，碱性条件下黄色固体变为绿色。

③ 伯胺和仲胺都可以发生 Hinsberg 反应并生成沉淀。伯胺反应后生成的沉淀可溶于氢氧化钠溶液，仲胺产物则不溶，叔胺氮原子上没有氢原子，与苯磺酰氯不发生反应，但叔胺可溶于浓盐酸形成盐。

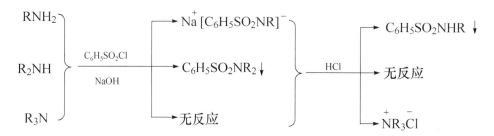

④ 若有少量沉淀，先过滤掉沉淀。

⑤ 脲受热到 150～160℃时，两分子脲之间脱去一分子 $NH_3$，形成缩二脲，后者在碱液中溶解后遇铜离子溶液显紫红色，整个变化过程被称为缩二脲反应。除缩二脲分子外，凡分子结构中含有两个或两个以上肽键结构的有机物都能发生这种颜色反应，如肽和蛋白质等。

$$H_2N{-}\overset{O}{\overset{\|}{C}}{-}NH_2 + H_2N{-}\overset{O}{\overset{\|}{C}}{-}NH_2 \xrightarrow{\triangle} H_2N{-}\overset{O}{\overset{\|}{C}}{-}NH{-}\overset{O}{\overset{\|}{C}}{-}NH_2 + NH_3\uparrow$$

缩二脲

$$缩二脲(或多肽) \xrightarrow[NaOH]{CuSO_4} 紫红色$$

【思考题】

(1) 苯胺的重氮化反应为什么要控制温度在 0～5℃？为什么盐酸需要过量？如何确证反应是否结束？

(2) 鉴别伯、仲、叔胺有哪些方法？各有何特点？如何鉴别脂肪伯胺和芳香伯胺？

# 实验十八　糖类化合物的化学性质

【实验目的】

(1) 验证糖类化合物的主要化学性质。

(2) 掌握常见糖类化合物的鉴别方法。

【实验原理】

糖分为还原性糖和非还原性糖[①]。还原性糖可以与 Tollens 试剂、Fehling 试剂和 Benedict(班氏)试剂发生反应，前者有银镜产生，后两者均有砖红色的氧化亚铜沉淀生成[②]。所有的糖都能与 Molish 试剂发生颜色反应(形成紫红色环)。与 Seliwanoff 试剂发生反应时，酮糖比醛糖出现红色快，借此可区别醛糖和酮糖。淀粉溶液遇碘变蓝色，受热后蓝色消失，冷却后蓝色重现。

根据糖的水解情况，可把糖分为单糖、寡糖和多糖。寡糖(二糖是最简单的寡糖)和多糖均具有缩醛结构，在碱性、中性和氧化剂条件下能稳定存在。但是寡糖遇到酸和酶时则水解为小分子的单糖。非还原性二糖和多糖不能直接与 Tollens 试剂、Fehling 试剂和 Benedict 试剂发生氧化反应，其水解产物在相同条件下则可被氧化。

单糖中的羰基和 $\alpha$-羟基都可和苯肼反应，形成糖脎。糖脎一般为黄色结晶，有固定的晶形和熔点。不同的单糖，成脎反应时间不同，借此可鉴定单糖的构型。

**【器材和药品】**

1. 器材

试管，试管架，试管夹，长滴管，烧杯(500mL)，量筒(20mL)，酒精灯，电炉，石棉网，红色石蕊试纸，碘化钾试纸，温度计，广泛 pH 试纸，点滴板，玻璃棒，载玻片，记号笔，棉花团，显微镜。

2. 药品

葡萄糖溶液(2%)，果糖溶液(2%)，麦芽糖溶液(2%)，蔗糖溶液(2%)，淀粉溶液(1%)，$AgNO_3$溶液($0.2mol \cdot L^{-1}$)，NaOH 溶液($2.5mol \cdot L^{-1}$)，氨水($2mol \cdot L^{-1}$)，Fehling I 试剂，Fehling II 试剂，Benedict 试剂，浓硫酸，饱和溴水溶液，Molish 试剂，Seliwanoff 试剂，碘溶液(0.1%)，苯肼试剂，浓盐酸，蒸馏水。

**【实验步骤】**

1. 糖的还原性

(1) 与 Tollens 试剂反应。

取一支洁净的大试管，加入 4mL $0.2mol \cdot L^{-1}$ $AgNO_3$溶液和 1mL $2.5mol \cdot L^{-1}$ NaOH 溶液，试管里立即有棕黑色的沉淀出现，振荡使反应完全。然后边振荡边滴 $2mol \cdot L^{-1}$ 氨水，直至生成的沉淀恰好溶解(不宜加多，否则影响实验的灵敏度)，即得 Tollens 试剂。

另取洁净试管 5 支，编号，各加 Tollens 试剂 2mL，然后按顺序分别加入 2% 的葡萄糖溶液、果糖溶液、麦芽糖溶液、蔗糖溶液和 1% 的淀粉溶液各 5 滴，水浴加热，观察并记录实验现象，解释原因。

(2) 与 Fehling 试剂反应。

取洁净试管 5 支，编号，各加 Fehling I 试剂和 Fehling II 试剂 0.5mL。然后按顺序分别加入 2% 的葡萄糖溶液、果糖溶液、麦芽糖溶液、蔗糖溶液和 1% 的淀粉溶液各 5 滴，水浴加热，观察并记录实验现象，解释原因。

(3) 与 Benedict 试剂反应。

取 5 支洁净试管，编号，各加 Benedict 试剂 2mL，然后按顺序分别加入 2% 的葡萄糖溶液、果糖溶液、麦芽糖溶液、蔗糖溶液和 1% 淀粉溶液各 5 滴，水浴加热，观察并记录实验现象，解释原因。

(4) 与溴水反应。

取 2 支试管，分别加入 1mL 2% 葡萄糖溶液与果糖溶液，调 pH = 5 左右，然后各滴加饱和溴水溶液，观察实验现象，解释原因。

2. 颜色反应

(1) Molish 反应[③]。

取 5 支洁净试管，编号，按顺序分别加入 1mL 2% 葡萄糖溶液、果糖溶液、麦芽糖溶液、蔗糖溶液和 1% 淀粉溶液。接着各加 4 滴 Molish 试剂，摇匀。将试管倾斜 45°角，沿管壁缓缓加入 1mL 浓硫酸，慢慢将试管直立，仔细观察上下液层分界处是否有紫色环产生。如没有紫色环出现，水浴稍稍加热，观察实验现象并解释原因。

(2) Seliwanoff 反应[④]。

取 5 支洁净试管，编号，各加 2mL Seliwanoff 试剂，然后按顺序分别加入 2%的葡萄糖溶液、果糖溶液、麦芽糖溶液、蔗糖溶液和 1%的淀粉溶液各 5 滴，摇匀，沸水浴加热，观察并记录出现红色的先后顺序，解释原因。

(3) 淀粉和碘的反应。

在试管中加入 4mL 水、1 滴 0.1%碘溶液和 1 滴 1%的淀粉溶液，观察并记录溶液的颜色。水浴加热，颜色如何改变？冷却后，又有何变化？

### 3. 糖脎反应[⑤]

取 5 支干净试管，编号，按顺序分别加入 2%的葡萄糖溶液、果糖溶液、麦芽糖溶液、蔗糖溶液和 1%的淀粉溶液各 10 滴，然后加水 10 滴、苯肼 10 滴，混合均匀，用棉花塞住试管口，沸水浴加热，不断振摇，记录糖脎出现的时间，比较糖脎生成的速率。溶液冷却后，各取 1 滴置于载玻片上，用低倍显微镜观察并绘下结晶的形状。

### 4. 蔗糖和淀粉的水解

(1) 蔗糖的水解。

在试管中加入 2%的蔗糖溶液 4mL，浓盐酸 1 滴，摇匀，沸水浴中加热 5min。冷却后倾出一半溶液，接着用 2.5mol·L$^{-1}$氢氧化钠溶液调至碱性，然后加入 Benedict 试剂 1mL，水浴加热，观察并解释所发生的变化。

(2) 淀粉的水解。

在试管中加入 1%的淀粉溶液 2mL、水 2mL、浓盐酸 1 滴，摇匀，沸水浴中加热。加热过程中每隔一定时间取出溶液少许，冷却后加碘溶液直到溶液颜色不再变蓝。停止加热，倾出一半溶液，用 2.5mol·L$^{-1}$氢氧化钠溶液调至碱性，然后加入 Benedict 试剂 1mL，水浴加热，观察实验现象并解释所发生的变化。

### 【附注】

① 单糖与具备半缩醛羟基的低聚糖都是还原性糖，多糖为非还原性糖。

② Benedict 试剂的配制过程如下：先用 100g 水溶解 20g 柠檬酸钠和 11.5g 碳酸钠形成溶液，然后在搅拌条件下与含有 2g 硫酸铜结晶和 20mL 水的溶液慢慢混合均匀即可。Benedict 试剂可久置不变质，比 Fehling 试剂使用方便。

③ Molish 试剂的配制方法：取 5g α-萘酚，用 95%乙醇溶解至 100mL，临用前配制，棕色瓶保存。Molish 反应是采用浓硫酸对单糖进行脱水产生糠醛衍生物，然后与 α-萘酚发生酚醛缩合得到有色的醌类物质。实验操作中可在试管的上下层之间看到漂亮的紫色环出现。低聚糖和多糖通过水解产生单糖后，也能发生 Molish 反应。因此，Molish 反应是鉴别糖类物质的共性特征颜色反应。

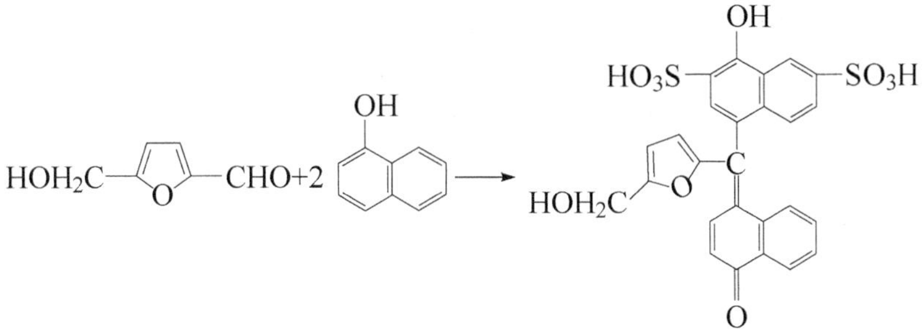

④ Seliwanoff 反应是用 6mol·L$^{-1}$ 盐酸对单糖进行脱水，产物糠醛衍生物再与邻苯二酚发生酚醛缩合反应生成红色的醌类物质。由于酮糖脱水速率比醛糖快，所以本反应可用来鉴别醛糖和酮糖。

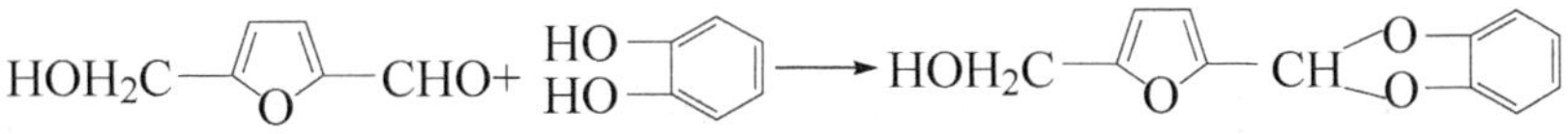

⑤ 糖脎反应是早年 Fischer 研究糖的构型时使用过的关键性反应，可用于糖类化合物的分离鉴定。葡萄糖、甘露糖和果糖因 3-、4-、5-手性碳原子上羟基位置相同，可形成结构相同的糖脎结晶，但是三者形成糖脎结晶所需时间却不同，借此进行鉴别。

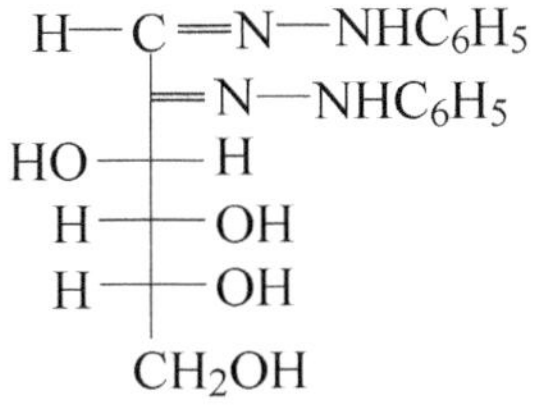

葡萄糖脎(甘露脎、果糖脎)

【思考题】

(1) 请举出两种以上用于区别葡萄糖和果糖的方法。

(2) 蔗糖和淀粉都不能被 Fehling 试剂氧化，但它们水解后就发生可以相关反应，为什么?

# 实验十九　氨基酸和蛋白质的化学性质

【实验目的】

(1) 验证氨基酸和蛋白质的重要化学性质。

(2) 掌握氨基酸和蛋白质的鉴别方法。

【实验原理】

自然界存在的氨基酸一般是 L-α-氨基酸(甘氨酸除外)。蛋白质是由 L-α-氨基酸通过肽键连接而成的高分子化合物。蛋白质在酸、碱或酶的作用下可发生水解，水解的最终产物是 α-氨基酸。所有 α-氨基酸和蛋白质都可与水合茚三酮发生显色反应。具有酚类结构的氨基酸和蛋白质能发生 Millon 反应；具有苯环结构的氨基酸和蛋白质可发生黄蛋白反应。蛋白质分子结构中的肽键能发生缩二脲特征颜色反应。

氨基酸和蛋白质分子结构中同时含有羧基和氨基，因此氨基酸和蛋白质具有两性特点。蛋白质溶液是高分子胶体溶液，具有胶体溶液的特性，可被聚沉。

## 【器材和药品】

1. 器材

试管，试管架，试管夹，长滴管，烧杯(500mL)，量筒(20mL)，酒精灯，电炉，石棉网，红色石蕊试纸，碘化钾试纸，温度计，广泛 pH 试纸，点滴板，玻璃棒，载玻片，记号笔，棉花团，低倍显微镜。

2. 药品

甘氨酸溶液(1%)，酪氨酸溶液(1%)，精氨酸溶液(1%)，蛋白质溶液，茚三酮溶液(0.2%)，苯酚溶液(1%)，Millon 试剂，浓硝酸，氢氧化钠溶液(10%，0.2mol·L$^{-1}$)，浓盐酸，饱和硫酸铵溶液，固体硫酸铵，酪蛋白溶液(0.5%)，盐酸(0.2mol·L$^{-1}$)，乙酸溶液(1%)，硫酸铜溶液(1%)，硝酸银溶液(3%)，碱性乙酸铅溶液(2%)，饱和鞣酸溶液，饱和苦味酸溶液。

## 【实验步骤】

1. 显色反应

(1) 茚三酮反应[①]。

取 3 支试管，编号，分别加入 1%甘氨酸、1%酪氨酸和蛋白质溶液[②]1mL，然后各加入 0.2%茚三酮溶液 2～3 滴，沸水浴中加热 10～15min，观察并记录颜色变化情况。解释原因。

(2) Millon 反应[③]。

取 4 支试管，编号，分别加入 1%甘氨酸、1%酪氨酸、1%苯酚和蛋白质溶液 1mL，然后各加入 Millon 试剂 3 滴，水浴加热，仔细观察并记录实验现象。解释原因。

(3) 黄蛋白反应[④]。

取 4 支试管，编号，分别加入 1%甘氨酸、1%酪氨酸、1%苯酚和蛋白质溶液 1mL，然后各滴入 6～8 滴浓硝酸，沸水浴中加热，冷却后向后三支试管各滴入 10%氢氧化钠溶液至碱性，仔细观察实验现象并记录。

(4) 缩二脲反应[⑤]。

向试管内加入 1mL 蛋白质溶液，先后加入 10%氢氧化钠溶液 1mL、1%硫酸铜溶液 3 滴，观察变化过程并解释原因。

2. 蛋白质的两性反应

取一支试管，加 0.5%酪蛋白 1mL，用胶头滴管慢慢加入 0.2mol·L$^{-1}$盐酸，边加边摇，有大量的沉淀生成，此时溶液的 pH 接近酪蛋白的等电点。继续滴加 0.2mol·L$^{-1}$盐酸，沉淀会逐渐减少以至消失。滴加 0.2mol·L$^{-1}$NaOH 溶液进行中和，沉淀又出现。继续滴加 0.2mol·L$^{-1}$NaoH 溶液，沉淀又逐渐消失。

3. 蛋白质的可逆沉淀反应[⑥]

在试管内先后加入蛋白质溶液和饱和硫酸铵溶液各 4mL，混合均匀后，静置。观察球蛋白沉淀的出现。将上清液转入另一支干净试管中，往上清液中继续加入固体硫酸铵至饱和，观察清蛋白沉淀的出现，用两倍量水稀释溶解沉淀。观察变化过程并解释原因。

4. 蛋白质的不可逆沉淀

(1) 加热使蛋白质沉淀[⑦]。

取 2 支试管，编号，加入蛋白质溶液各 2mL。试管 1[#]直接加热，试管 2[#]加 1%乙酸 1 滴后加热，观察并比较结果。然后分别向两试管中加水，振摇，观察沉淀是否溶解。解释原因。

(2) 重金属盐沉淀蛋白质[⑧]。

取 3 支试管，编号，各加入蛋白质溶液 1mL。然后分别滴加 2%碱性乙酸铅溶液、1%硫酸铜溶液与 3%硝酸银溶液各 2 滴，观察变化过程并解释原因。

(3) 生物碱沉淀试剂沉淀蛋白质[⑨]。

取 2 支试管，各加入蛋白质溶液 1mL、5%乙酸 2 滴。然后分别加入饱和鞣酸、饱和苦味酸溶液各 2 滴。观察沉淀生成并解释原因。

【附注】

① 茚三酮反应是所有氨基酸和多数蛋白质的共性反应，反应灵敏，在 pH = 5～7 的溶液中反应最适宜。反应机理如下：首先在茚三酮水合物与氨基之间脱去两分子水，同时发生脱羧生成亚胺，亚胺经水解脱去一分子醛后生成氨基茚三酮，后者再与另一分子茚三酮水合物脱水，最终经互变异构得到蓝紫色化合物。

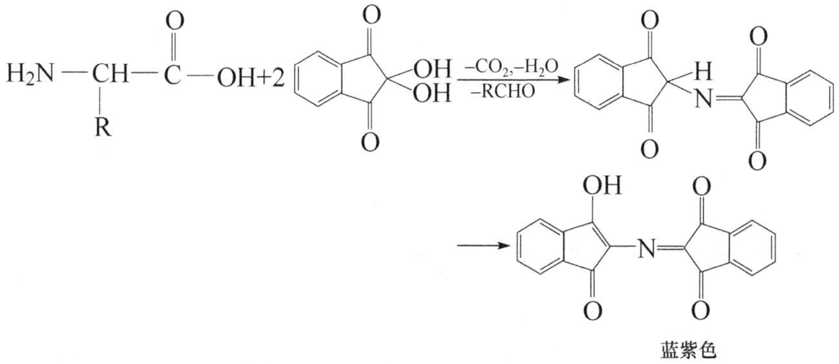

蓝紫色

② 蛋白质溶液的配制：鸡蛋清用蒸馏水稀释 10 倍，通过 2～3 层纱布滤去不溶物。

③ Millon 反应即含有酚羟基结构的氨基酸和蛋白质的特征颜色反应。Millon 试剂即硝酸汞试剂。配制 Millon 试剂是先将 1g 金属汞用 2mL 浓硝酸溶解，然后用 50mL 水稀释，放置过夜，过滤后取滤液即成。

④ 黄蛋白反应是指含有苯环结构的氨基酸和蛋白质的特征颜色反应。在该反应过程中，因苯环发生硝化反应而生成黄色的硝基衍生物，再加碱将致溶液颜色变深，这是反应产物发生互变异构的结果。

⑤ 缩二脲反应是所有蛋白质的特征颜色(紫色)反应，因为所有蛋白质都含有肽键。

⑥ 硫酸铵沉淀蛋白质的过程又称蛋白质的盐析。盐析法是粗分离蛋白质的重要方法之一。在稀盐溶液中，蛋白质的溶解度随盐浓度的增加而升高，这种现象称为盐溶。但当盐浓度增加到一定量时，蛋白质的溶解度又逐渐下降，直到某一浓度时蛋白质从溶液中沉出，称为盐析。这是因为蛋白质分子吸附某种盐离子后，其带电表层使蛋白质分子彼此排斥，而蛋白质分子与水分子间的相互作用却加强，因而溶解度提高。但大量中性盐的加入，将使水的活度降低，进而导致蛋白质分子表面电荷逐渐被中和，水化膜逐渐被破坏，最终引起蛋白质分子间相互聚集并从溶液中析出。用于盐析的中性盐通常有硫酸铵、硫酸钠和硫酸镁等，且以硫酸铵最佳，硫酸铵在水中溶解度大而温度系数小(在 25℃时，溶解度为 767g·L$^{-1}$；在 0℃时，溶解度为 697g·L$^{-1}$)，分离效果好，能保持蛋白质的天然构象，且价廉可得。不同蛋白质盐析时所需盐浓度不同，故调节盐浓度可适当地将蛋白质分开。例如，鸡蛋清中的球蛋白在半饱和硫酸铵溶液中沉淀，清蛋白在饱和硫酸铵中沉淀。

⑦ 滴加 0.5～1 滴稀乙酸可促进蛋白质的加热凝固，但乙酸的用量不能过多，否则将因为显酸性的蛋白质溶液带上正电荷而难以沉淀。

⑧ 蛋白质一般以可溶性的钠盐、钾盐形式存在，当遇到重金属离子时，因转变为蛋白质的重金属盐而沉淀，同时引起蛋白质的变性，在生化分析上常用此法除去溶液中的蛋白质。某些重金属(如硫酸铜和乙酸铅)沉淀蛋白质时不能过量，否则过多的重金属离子容易吸附在沉淀上反而使沉淀溶解。

⑨ 生物碱沉淀试剂因为有蛋白质类似的含氮基团而使蛋白质发生沉淀。该反应在酸性条件下容易进行，因为蛋白质以正离子的形式与试剂的负离子发生反应，生成不溶性的复盐。

【思考题】

(1) 氨基酸有无缩二脲反应，为什么？

(2) 如果不小心手指接触到硝酸，手指会变黄，解释这一现象。

# 实验二十　杂环化合物和生物碱的化学性质

【实验目的】

进一步了解杂环化合物和生物碱的化学性质。

【实验原理】

杂环化合物是自然界中分布广泛的一类芳香化合物，很多杂环化合物具有重要的生理作用和药理作用。杂环化合物的基本母核结构是五元杂环和六元杂环。五元杂环相对来说较易发生亲电取代反应和氧化反应，六元杂环则难以发生亲电取代反应和氧化反应，较易发生亲核取代反应[①]。

生物碱是自然界中存在的具有广泛生理活性的含氮碱性有机物[②]。生物碱的主要化学共性包括碱性、沉淀反应和颜色反应等，常用的生物碱沉淀试剂有碘化汞钾、苦味酸等。大多数沉淀反应在酸性水溶液中进行(苦味酸的沉淀反应在中性条件进行)。利用沉淀反应，不但可以预试生物碱的存在与否，也可以用于生物碱的精制，或在提取过程中，用于指示提取是否完全。但直接用天然植物的酸水浸出液作生物碱沉淀反应，常不能得到准确的结果，因为水浸液中某些成分(如蛋白质、鞣质、胺类等)也能和生物碱沉淀剂产生沉淀,因此必须将水浸液精制后再行实验。通常先选用 3 种以上不同的生物碱沉淀剂进行实验,若均为负反应,则肯定无生物碱存在;若呈正反应,则必须精制后再实验,第二次再呈正反应,才可确证存在生物碱。

## 【器材和药品】

### 1. 器材

试管架,试管,试管夹,长滴管,烧杯(500mL),量筒(20mL),电炉,温度计,玻璃棒,石棉网,点滴板,红色石蕊试纸,记号笔。

### 2. 药品

苯,噻吩,喹啉,吡啶,烟碱,饱和咖啡因溶液(0.5%), 饱和苦味酸溶液,浓硫酸,高锰酸钾溶液(0.5%),碳酸钠溶液(5%),三氯化铁溶液(1%),没食子酸乙醇溶液(1%),氯化汞溶液(10%),浓盐酸,乙酸溶液(20%),碘化汞钾溶液。

## 【实验步骤】

### 1. 亲电取代反应

取 3 支试管,分别加入苯、噻吩和喹啉溶液 1mL,然后各加入浓硫酸 1mL,振摇静置,观察是否分层。解释原因。

### 2. 氧化反应

取 4 支试管,编号,分别加入噻吩、吡啶、喹啉和烟碱溶液 1mL,然后各加入 0.5%高锰酸钾溶液 1mL、5%碳酸钠溶液 1mL,观察溶液颜色的变化情况。继续加热至沸,又有何变化?解释原因。

### 3. 碱性反应

(1) 取点滴板和红色石蕊试纸,分别滴 1 滴吡啶、喹啉、烟碱和饱和咖啡因溶液,观察试纸颜色的变化。

(2) 取 4 支试管,编号,分别加入噻吩、吡啶、喹啉和烟碱溶液 0.5mL,然后各加入 1mL 1%三氯化铁溶液,振摇,观察有无沉淀产生。

### 4. 沉淀反应

(1) 苦味酸沉淀。

取 4 支试管,编号,分别加入 1mL 饱和苦味酸溶液,然后分别滴加吡啶、喹啉、烟碱和饱和咖啡因溶液各 2 滴。静置 5~10min。观察前三支试管中是否出现沉淀。继续加入过量的试液,观察沉淀是否溶解。

(2) 没食子酸沉淀。

取 4 支试管,编号,分别加入 2mL 10%没食子酸乙醇溶液,然后分别加入吡啶、喹啉、烟碱和饱和咖啡因溶液各 0.5mL,混合均匀,观察实验现象。

(3) 氯化汞和碘化汞钾沉淀。

取 4 支试管，编号。各加吡啶、喹啉、烟碱和饱和咖啡因溶液各 0.5mL。接着在前两支试管中加入等体积的 5%氯化汞溶液(小心有毒!)，观察是否有松散的白色沉淀生成。继续加入 2mL 水，观察有何变化。然后加入 0.5mL 浓盐酸，又如何变化。后两支试管中分别滴加 1 滴 20% 乙酸溶液和数滴碘化汞钾③溶液，观察是否有黄色沉淀产生。

## 【附注】

① 五元杂环的杂原子以其 p 轨道上的一对电子参与杂环共轭体系的形成，并增加了环上的电子云密度，所以五元杂环比苯更容易发生亲电取代反应。例如，噻吩在室温下即可发生磺化反应，且产物溶于浓硫酸。工业生产中就是利用此原理除去苯中的噻吩杂质。

六元杂环，如吡啶环，在形成共轭体系的过程中不需要 N 原子提供一对电子，因此 N 原子尚保留着孤电子对而显碱性。该氮原子对杂环电子效应的影响相当于一个硝基，所以吡啶很难发生亲电取代反应，容易在 α-位和 γ-位发生亲核取代反应。吡啶环遇到强氧化剂时，被氧化的是与吡啶环直接相连接的原子或原子团。例如，喹啉氧化后得到 2,3-吡啶二甲酸，烟碱氧化后可得到烟酸，咖啡因也可被氧化分解。

② 生物碱一般显碱性，个别生物碱显中性(如秋水仙碱)和两性(如吗啡)。
③ 碘化汞钾试剂配制方法：把 5% KI 溶液逐渐滴入 5%氯化汞溶液中，直到红色的碘化汞沉淀完全溶解为止。

## 【思考题】

(1) 吡啶、喹啉、烟碱的碱性哪个最强？氯化铁实验说明什么？
(2) 从本实验总结一下生物碱具有哪些共性。

# 实验二十一　液体的折光率及旋光活性化合物的旋光度测定

## 【实验目的】

(1) 了解折光率是物质的重要物理常数，借此了解物质的光学性能与纯度、浓度之间的关系。
(2) 掌握阿贝折光仪的使用方法。
(3) 掌握旋光仪的使用，了解糖的变旋现象及旋光度与浓度的关系。

## 【实验原理】

### 1. 折光率的测定

折光率是有机化合物重要的物理常数之一，它能精确而方便地测定出来。作为液体物质纯度的标准比沸点更为可靠。利用折光率可鉴定未知化合物。如果一化合物是纯的，就可以根据所测得的折光率数据与文献值比较，排除考虑中的其他化合物，而鉴别出这个未知化合物来。

化合物的折光率除与其结构有关外，还与温度、压力及光线的波长等因素有关。由于通常大气压的变化影响不明显，只是在精密的工作中才考虑压力因素。一般当温度增高 1℃ 时，折光率就减小 $3.5 \times 10^{-4} \sim 5.5 \times 10^{-4}$。某些有机物，一般采用 $4.0 \times 10^{-4}$ 为其温度变化系数。在不同的温度时测得折光率($n_D^t$)，一般换算为 20℃ 时的数值。其换算公式为

$$n_D^{20} = n_D^t - 4.0 \times 10^{-4}(t - 20)$$

式中，$t$ 为测量时的温度。

此计算是粗略的，为准确起见，应在恒温条件下测定。

折光率常用 $n_D^t$ 表示。D 表示以钠光灯的 D 线(598Å)作光源，常用的折光仪虽然是用白光为光源，但用棱镜系统加以补偿，实际测得的仍为钠光 D 线的折光率。$t$ 是测定折光率时的温度。例如，$n_D^{20}$ 1.3320 表示 20℃ 时，该物质对钠光灯 D 线的折光率为 1.3320。

### 2. 旋光度的测定

糖类化合物都有旋光性，还原糖在水溶液中又具有变旋现象。糖的浓度越大，则旋光能力越大。各种糖都有一定的比旋光度，应用旋光度的测定，可以测出糖的含量。其公式为

$$c = \frac{\alpha \times 100}{l \times [\alpha]_D^t}$$

式中，$c$ 为每 100mL 溶液中所含糖的克数；$l$ 为旋光仪测定管的长度，dm；$\alpha$ 为由旋光仪测得的旋光度；$[\alpha]_D^t$ 为被测定糖的比旋光度；$t$ 为测定时的温度；D 为所用钠光的 D 线。

本实验选用 WZZ-2B 型自动旋光仪测定糖溶液的旋光度。仪器刻度盘上的读数为右旋读数，但它无法显示被测物质的旋光性是左旋还是右旋。若要测定一物质的旋光性，可通过测定该物质在不同管长($l$)或浓度($c$)下该物质的旋光度，再利用公式 $\alpha = [\alpha]_D^t lc/100$ 进行判断。简明来说，当 $l$ 增大时，$\alpha$ 增大的是右旋物质，并且 $l_1/l_2 = \alpha_1/\alpha_2$；反之是左旋物质，并且 $l_1/l_2 = (180-\alpha_1)/(180-\alpha_2)$。同理，也可通过改变 $c$ 来判断。

## 【器材和药品】

### 1. 器材

阿贝折光仪，旋光仪，恒温水槽，长滴管，镜头纸。

### 2. 药品

无水乙醇，5%葡萄糖，5%果糖，未知浓度葡萄糖溶液。

【实验步骤】

1. 乙醇折光率的测定

(1) 用标准玻璃校正。

(2) 平行测定 3 次无水乙醇的折光率。

2. 旋光度的测定及变旋现象

(1) 旋光度的测定。

按 WZZ-2B 自动旋光仪的使用方法，测定 5%葡萄糖、5%果糖及未知葡萄糖的旋光度，将数据及计算结果填入表 4-8。

表 4-8　旋光度测定数据

| | $l$/dm | 仪器直接读数 | | | 校正$\alpha=\bar{\alpha}-\alpha$ | 随$l$增大$\alpha$变化 | 所成比例关系 | 旋光性 | $[\alpha]_D^t$ |
| | | 左 | 右 | 平均 | | | | | |
| --- | --- | --- | --- | --- | --- | --- | --- | --- | --- |
| 空管(或纯水) | | | | | 0 | | | | |
| 5%葡萄糖 | 1 | | | | | | | | |
| | 2 | | | | | | | | |
| 5%果糖 | 1 | | | | | | | | |
| | 2 | | | | | | | | |
| 未知浓度葡萄糖 | | | | | | | | | |
| $c$% | | | | | | | | | |

(2) 变旋现象。

准确称取 10g 葡萄糖，在 100mL 容量瓶中配成溶液①，立即测定其旋光度，计算其比旋光度，这是什么结构的比旋光度？半小时以后再测一次旋光度，有何变化？为什么？

【附注】

① 样品溶液必须澄清，不应浑浊，否则应过滤。样品溶液中还不能含有有机酸、蛋白质、核酸、生物碱等其他光学性杂质。

【思考题】

(1) 折光率随哪些因素改变？测定折光率时应注意什么？

(2) 某物质在 15℃时测得其折光率 $n_D^{15}$=1.4660，此物质在标准温度 20℃时的折光率是多少？

(3) 为什么糖类化合物有旋光性？是否有旋光性的物质都是糖类化合物或糖的衍生物？举例说明。

# 实验二十二　分光光度法测定水中铁的含量

## 【实验目的】

(1) 了解分光光度法的基本原理和方法。

(2) 掌握分光光度计的使用方法。

## 【实验原理】

本实验用磺基水杨酸作显色剂测定 $Fe^{3+}$。磺基水杨酸是一种有机弱酸，在溶液中存在如下平衡：

酸根离子 $Sal^{2-}$ 可与 $Fe^{3+}$ 生成有色配合物，配位数随 $Sal^{2-}$ 的浓度增大而增加。显然，$[Sal^{2-}]$ 与 $[H^+]$ 有关，因而在不同的 pH 下，配合物的配位数不同。

$$pH = 1.8 \sim 2.5 \qquad Fe^{3+} + Sal^{2-} \Longrightarrow Fe(Sal)^+ \qquad 红褐色$$

$$pH = 4 \sim 8 \qquad Fe^{3+} + 2Sal^{2-} \Longrightarrow Fe(Sal)_2^- \qquad 橙褐色$$

$$pH = 8 \sim 11 \qquad Fe^{3+} + 3Sal^{2-} \Longrightarrow Fe(Sal)_3^{3-} \qquad 黄色$$

$$pH > 12 \qquad Fe^{3+} + 3OH^- \Longrightarrow Fe(OH)_3 \downarrow$$

因此控制溶液的 pH 对本实验有重大意义。此外，大量 $Al^{3+}$ 和 $Cu^{2+}$ 均干扰测定(但自来水中这些离子一般含量不高，可不必考虑)，而 $Mg^{2+}$ 和 $Ca^{2+}$ 干扰不大。本实验用 HAc-NaAc 缓冲溶液控制溶液的 pH 为 5，即选用橙褐色的 $Fe(Sal)_2^-$ 进行测定。

## 【器材和药品】

1. 器材

722 或 752 型分光光度计，容量瓶 (50mL，6 个)，刻度吸管(1 支 10mL，2 支 2mL)。

2. 药品

磺基水杨酸溶液(10%)，HAc-NaAc 缓冲溶液(pH=5)，标准硫酸铁铵 $NH_4Fe(SO_4)_2 \cdot 12H_2O$ 溶液($25\mu g \cdot mL^{-1}$)。

## 【实验步骤】

1. 溶液配制

(1) 参比与标准溶液的配制：用刻度吸管吸取 $25\mu g \cdot mL^{-1}$ 的 $Fe^{3+}$ 标准液 0.00mL、2.00mL、4.00mL、8.00mL、16.00mL，分别注入 50mL 容量瓶中(分别编号 Ⅰ～Ⅴ)，加入磺基水杨酸和

缓冲溶液各 2mL, 稀释至刻度, 摇匀后显色约 15min。

(2) 待测溶液的配制: 吸取水样 25mL 于 50mL 容量瓶中(编号Ⅵ), 加显色剂和缓冲溶液各 2mL, 再稀释至刻度, 摇匀后显色约 15min。

### 2. 吸收曲线的制作

在分光光度计上, 用 1cm 比色皿, 以试剂(Ⅰ号溶液)为空白, 以Ⅲ号溶液为标准样, 在 430~530nm, 每隔 10nm 测一次吸光度。以波长为横坐标、吸光度为纵坐标绘制吸收曲线[①], 选择最大吸收波长为 $Fe^{3+}$ 溶液吸光度的测定波长。

### 3. 标准工作曲线的制作

在所选择的波长下, 用 1cm 比色皿, 以试剂(Ⅰ号溶液)作空白, 测定标准系列(Ⅰ~Ⅴ号)的吸光度[②]。以浓度($\mu g \cdot mL^{-1}$)为横坐标、吸光度为纵坐标绘制标准工作曲线[③]。

### 4. 水中 $Fe^{3+}$ 的测定

在所选择的波长下, 用 1cm 比色皿, 以试剂(Ⅰ号溶液)作空白, 测定所配水样(Ⅵ号)的吸光度。从标准工作曲线上查出其对应的 $Fe^{3+}$ 浓度, 再换算为原始水样中 $Fe^{3+}$ 的浓度。

计算方法:

$$c_{Fe^{3+},水样}(\mu g \cdot mL^{-1}) = \frac{50 \times G}{25}$$

式中, $G$ 为从标准工作曲线上查出的浓度, $\mu g \cdot mL^{-1}$。

【附注】

① 曲线应光滑均匀, 细而清晰。曲线不必通过所有各点, 但各点在曲线两旁应均匀分布。描点时, 最常用 "+" 号, 也可用 "×、⊙、△、○" 等; 但用一点来描点是不妥当的, 因为一则不易看清, 二则容易被线遮盖。

② 磺基水杨酸铁的颜色强度, 因溶液的 pH、显色时间、溶液浓度等条件的改变而改变, 因此操作必须在平行的条件下进行。

③ 标准工作曲线是一直线。画直线时一般先取各点的重心, 此重心的位置就是两个变量的平均值($\overline{X},\overline{Y}$)。连接重心和原点便可得到工作曲线, 这可使各点均匀分布在工作曲线的两侧。

【思考题】

(1) 为什么以试剂为空白而不以蒸馏水作空白?

(2) 工作曲线法和标准对比法分别适用于何种情况? 从本实验结果看, 能否用标准对比法?

# 第5章　综合性实验

## 实验二十三　氯化钠的提纯

### 【实验目的】

(1) 掌握提纯 NaCl 的原理和方法。

(2) 练习溶解、沉淀、常压过滤、减压过滤、蒸发浓缩、结晶和烘干等基本操作。

(3) 了解 $Ca^{2+}$、$Mg^{2+}$、$SO_4^{2-}$ 等离子的定性鉴定。

### 【实验原理】

化学试剂或医药用的 NaCl 都是以粗食盐为原料提纯的，粗食盐中含有 $Ca^{2+}$、$Mg^{2+}$、$K^+$ 和 $SO_4^{2-}$ 等可溶性杂质和泥沙等不溶性杂质。选择适当的试剂可使 $Ca^{2+}$、$Mg^{2+}$、$SO_4^{2-}$ 等离子生成难溶盐沉淀而除去，一般先在食盐溶液中加 $BaCl_2$ 溶液，除去 $SO_4^{2-}$：

$$Ba^{2+} + SO_4^{2-} =\!=\!= BaSO_4 \downarrow$$

然后再在溶液中加 $Na_2CO_3$ 溶液，除去 $Ca^{2+}$、$Mg^{2+}$ 和过量的 $Ba^{2+}$：

$$Ca^{2+} + CO_3^{2-} =\!=\!= CaCO_3 \downarrow$$

$$Ba^{2+} + CO_3^{2-} =\!=\!= BaCO_3 \downarrow$$

$$2Mg^{2+} + 2OH^- + CO_3^{2-} =\!=\!= Mg_2(OH)_2CO_3 \downarrow$$

过量的 $Na_2CO_3$ 溶液用 HCl 中和，粗食盐中的 $K^+$ 仍留在溶液中。由于 KCl 溶解度比 NaCl 大，而且粗食盐中含量少，所以在蒸发和浓缩食盐溶液时，NaCl 先结晶出来，而 KCl 仍留在溶液中。

### 【器材和药品】

1. 器材

电磁加热搅拌器(或酒精灯)，循环水泵，抽滤瓶，布氏漏斗，普通漏斗，烧杯，蒸发皿，托盘天平，试管，滤纸，pH 试纸。

2. 药品

NaCl(粗)，$H_2SO_4$(3mol·$L^{-1}$)，$Na_2CO_3$(饱和溶液)，HCl(6mol·$L^{-1}$)，$(NH_4)_2C_2O_4$(饱和溶液)，$BaCl_2$(1mol·$L^{-1}$、0.2mol·$L^{-1}$)，NaOH(6mol·$L^{-1}$)，HAc(2mol·$L^{-1}$)，镁试剂(对硝基偶氮间苯二酚)，乙醇水溶液(体积比2∶1)。

## 【实验步骤】

1. NaCl 的提纯

(1) 粗盐溶解。

称取 15g 粗食盐于 100mL 烧杯中，加入 50mL 水，用电磁加热搅拌器(或酒精灯)加热搅拌使其溶解。

(2) 除 $SO_4^{2-}$。

加热溶液至沸，边搅拌边滴加 $1mol \cdot L^{-1}$ $BaCl_2$ 溶液 3～4mL，继续加热 5min，使沉淀颗粒长大易于沉降。

(3) 检查 $SO_4^{2-}$ 是否除尽。

将电磁搅拌器(或酒精灯)移开，待沉降后取少量上清液加几滴 $6mol \cdot L^{-1}$ HCl，再加几滴 $1mol \cdot L^{-1}$ $BaCl_2$ 溶液，如有浑浊，表示 $SO_4^{2-}$ 尚未除尽，需再加 $BaCl_2$ 溶液直至完全除尽 $SO_4^{2-}$。

(4) 除 $Ca^{2+}$、$Mg^{2+}$ 和过量的 $Ba^{2+}$。

将上面溶液加热至沸，边搅拌边滴加饱和 $Na_2CO_3$ 溶液，至滴入 $Na_2CO_3$ 溶液不生成沉淀为止，再多加 0.5mL $Na_2CO_3$ 溶液，静置。

(5) 检查 $Ba^{2+}$ 是否除尽。

用滴管取上清液放在试管中，再加几滴 $3mol \cdot L^{-1}$ $H_2SO_4$，如有浑浊现象，则表示 $Ba^{2+}$ 未除尽，继续加 $Na_2CO_3$ 溶液，直至除尽为止。常压过滤，弃去沉淀。

(6) 用 HCl 调整酸度除去 $CO_3^{2-}$。

往溶液中滴加 $6mol \cdot L^{-1}$ HCl，加热搅拌，中和到溶液呈微酸性(pH=3～4)。

(7) 浓缩与结晶。

在蒸发皿中把溶液浓缩至原体积的 1/3，冷却结晶，减压过滤，用少量的体积比 2：1 乙醇水溶液洗涤晶体，继续减压至布氏漏斗下端无水滴。

然后转移到蒸发皿中小火烘干(除去何物？)，冷却产品待检验。

2. 产品纯度的检验

取粗食盐和提纯后的产品 NaCl 各 0.5g，分别溶于约 5mL 蒸馏水中，然后用下列方法对离子进行定性检验并比较二者的纯度。

(1) 硫酸根离子的检验。

在 2 支试管中分别加入上述粗、纯 NaCl 溶液约 1mL，分别加入 2 滴 $6mol \cdot L^{-1}$ HCl 和 3～4 滴 $0.2mol \cdot L^{-1}$ $BaCl_2$ 溶液，观察现象。

(2) 钙离子的检验。

在 2 支试管中分别加入粗、纯 NaCl 溶液约 1mL，分别加入 $2mol \cdot L^{-1}$ HAc 使溶液呈酸性，再分别加入 3～4 滴饱和草酸铵溶液，观察现象。

(3) 镁离子的检验。

在 2 支试管中分别加入粗、纯 NaCl 溶液约 1mL，先各加入 4～5 滴 $6mol \cdot L^{-1}$ NaOH，摇匀，再分别加 3～4 滴镁试剂溶液，溶液有蓝色絮状沉淀时，表示有镁离子存在。反之，若溶液仍为紫色，表示无镁离子存在。

【思考题】

(1) 在除去 $Ca^{2+}$、$Mg^{2+}$、$SO_4^{2-}$时为何先加 $BaCl_2$ 溶液，然后再加 $Na_2CO_3$ 溶液？

(2) 能否用 $CaCl_2$ 代替毒性大的 $BaCl_2$ 来除去食盐中的 $SO_4^{2-}$？

(3) 在除 $Ca^{2+}$、$Mg^{2+}$、$SO_4^{2-}$等杂质离子时，能否用其他可溶性碳酸盐代替 $Na_2CO_3$？

(4) 在提纯粗食盐过程中，$K^+$将在哪一步操作中除去？

(5) 加 HCl 除去 $CO_3^{2-}$时，为什么要把溶液的 pH 调至 3～4？调至恰好为中性如何？(提示：从溶液中 $H_2CO_3$ 、$HCO_3^-$和 $CO_3^{2-}$浓度的比值与 pH 的关系去考虑)

# 实验二十四　硫酸亚铁铵的制备

【实验目的】

(1) 了解复盐的制备方法。

(2) 练习水浴加热和减压过滤等操作。

(3) 了解目视比色的方法。

【实验原理】

铁屑易溶于稀硫酸，生成硫酸亚铁：

$$Fe + H_2SO_4 \!=\!=\! FeSO_4 + H_2 \uparrow$$

硫酸亚铁与硫酸铵在水溶液中混合，由于硫酸亚铁铵[$FeSO_4 \cdot (NH_4)_2SO_4 \cdot 6H_2O$]比硫酸亚铁($FeSO_4$)和硫酸铵[$(NH_4)_2SO_4$]的溶解度都小，若将混合溶液蒸发、浓缩，浅蓝色的硫酸亚铁铵将首先结晶析出。

$$FeSO_4 + (NH_4)_2SO_4 + 6H_2O \!=\!=\! FeSO_4 \cdot (NH_4)_2SO_4 \cdot 6H_2O$$

一般亚铁盐在空气中都易被氧化，但形成复盐后却比较稳定，不易氧化。

【器材和药品】

1. 器材

抽滤瓶，布氏漏斗，锥形瓶(250mL)，蒸发皿，表面皿，量筒(50mL)，托盘天平，水浴锅，吸量管，比色管。

2. 药品

铁屑，$(NH_4)_2SO_4(s)$，$H_2SO_4(3mol \cdot L^{-1})$，$HCl(3mol \cdot L^{-1})$，$Na_2CO_3(10\%)$，$Fe^{3+}$标准溶液，KSCN(饱和溶液)。

【实验步骤】

1. 铁屑的净化

称取 3g 铁屑，放在锥形瓶中，加入 20mL 10% $Na_2CO_3$ 溶液，在水浴上加热 10min，倾析法除去碱液，用水把铁屑上的碱液冲洗干净，以防止在加入 $H_2SO_4$ 后产生 $Na_2SO_4$ 晶体混入 $FeSO_4$ 中。

### 2. 硫酸亚铁的制备

往盛铁屑的锥形瓶中加入 20mL 3mol·$L^{-1}$ $H_2SO_4^{①}$，室温反应 15min 后，在水浴上加热 15min，使铁屑与硫酸充分反应。不时往锥形瓶中加水及 $H_2SO_4$ 溶液$^{②}$(始终保持反应溶液的 pH 在 2 以下)，以补充被蒸发掉的水分。趁热减压过滤$^{③}$，保留滤液。

### 3. 硫酸亚铁铵的制备

称取固体硫酸铵 7.1g，溶于装有 10mL 微热蒸馏水的蒸发皿中。将上述热的滤液倒入其中混合。然后将其在水蒸气浴上加热蒸发，浓缩至表面出现晶体膜为止。放置让其慢慢冷却，观察硫酸亚铁铵晶体的析出。用减压过滤法除去母液，将晶体放在吸水纸上吸干，观察晶体的颜色和形状，最后称量，计算产率。

### 4. 产品的检验

(1) 微量铁(Ⅲ)的分析。

称 1.0g 样品置于 25mL 比色管中，加入 15mL 不含氧的蒸馏水溶解，再加入 2mL 3mol·$L^{-1}$ HCl 溶液和 1mL 饱和 KSCN 溶液，继续加不含氧蒸馏水至 25mL 刻度线，摇匀，与标准 $Fe^{3+}$ 比色液进行目视比色，确定产品等级。

(2) 标准 $Fe^{3+}$ 比色液的配制。

在 3 支比色管中分别加入含有下列质量的 $Fe^{3+}$ 标准溶液(实验室配制)：

含 $Fe^{3+}$ 0.05mg(符合 Ⅰ 级试剂)；含 $Fe^{3+}$ 0.10mg(符合 Ⅱ 级试剂)；含 $Fe^{3+}$ 0.20mg(符合 Ⅲ 级试剂)。

然后用与处理样品同样的方法，配成 25.00mL。

## 【附注】

① 铁屑应全部浸没在 $H_2SO_4$ 溶液中，不要剧烈摇动锥形瓶，以防止铁暴露在空气中氧化。

② 补充水是为了防止生成的 $FeSO_4$ 结晶，但不能加水过多，否则影响后续蒸发浓缩步骤；保持 pH 在 2 以下是为了防止 $Fe^{2+}$ 的氧化，如 pH 太高，$Fe^{2+}$ 易氧化成 $Fe^{3+}$。

③ 为防透滤可同时用两层滤纸，并将滤液迅速倒入事先溶解好的$(NH_4)_2SO_4$溶液中，以防 $FeSO_4$ 氧化。

## 【思考题】

(1) 怎样才能得到较大的 $FeSO_4 \cdot (NH_4)_2SO_4 \cdot 6H_2O$ 晶体?

(2) 为了防止 $Fe^{2+}$ 氧化为 $Fe^{3+}$ 以保证产品的质量，应注意哪些条件的控制?

(3) 计算硫酸亚铁铵的理论产量，应该以 Fe 的用量为准，还是以$(NH_4)_2SO_4$ 的用量为准?

# 实验二十五　医用硫酸钡的制备

## 【实验目的】

(1) 了解医用硫酸钡的制备方法。

(2) 学习 $Ba^{2+}$ 的鉴定方法。

(3) 了解晶形沉淀的性质及沉淀的条件。

## 【实验原理】

以工业 $Na_2SO_4$(元明粉)和工业 $BaCl_2$ 为原料，制备难溶盐 $BaSO_4$，其反应式为

$$BaCl_2 + Na_2SO_4 \Longrightarrow BaSO_4 \downarrow + 2NaCl$$

可溶性钡盐是有毒的，产品中的微量可溶性钡盐，可用 $SO_4^{2-}$ 进行鉴定。

要获得理想的晶形沉淀，需要控制一定的沉淀条件。一般对沉淀有以下要求：

(1) 被测组分要沉淀完全。

(2) 沉淀要纯净。要防止因为"共沉淀"而影响沉淀纯度。共沉淀就是当一种难溶化合物沉淀时，某些可溶性杂质同时沉淀下来的现象。

(3) 要求沉淀颗粒大，易于过滤和洗涤。

为达到以上要求，需考虑以下几方面的沉淀条件：

(1) 选择适当并且过量的沉淀剂来促进沉淀完全。

(2) 降低易被吸附的杂质浓度，采用适当的方法洗涤沉淀。

(3) 在稀溶液中进行沉淀，慢慢加入沉淀剂，此外加沉淀剂时要不断搅拌，避免局部浓度变大。

(4) 增加沉淀的溶解性。在多数情况下，加热能使沉淀的溶解度升高。有时也可加入某些试剂增加溶解度，如 $BaSO_4$ 由于加入适量 HCl(形成 $HSO_4^-$)而增加溶解度。

(5) 陈化。陈化就是将沉淀和溶液一起放置一段时间，使细小晶体溶解，而粗大晶体长大的过程。

## 【器材和药品】

1. 器材

托盘天平，烧杯(150mL，2 个；500mL，1 个)，量筒(100mL、5mL)，玻璃棒，胶头滴管，电炉，慢速滤纸，漏斗，布氏漏斗，抽滤瓶。

2. 药品

$BaCl_2 \cdot 2H_2O$(工业)，$Na_2SO_4$(元明粉，含量 96%，工业用)，活性炭，HCl($1mol \cdot L^{-1}$)，$H_2SO_4$($1mol \cdot L^{-1}$)。

## 【实验步骤】

### 1. BaSO₄ 的制备

称取 5.0g $BaCl_2 \cdot 2H_2O$、3.3g $Na_2SO_4$(元明粉)，分别用水溶解，配成 5%溶液，各加少量活性炭，煮数分钟后分别趁热抽滤(双层滤纸)，在两种滤液中各加入 5mL $1mol \cdot L^{-1}$ HCl。

在不断搅拌下，将 $BaCl_2$ 热溶液滴入 $Na_2SO_4$ 热溶液中，加完后继续煮 10min，减压过滤(双层滤纸)，用热水洗涤至没有 $SO_4^{2-}$ 为止。沉淀用滤纸吸干，称量，计算产率。

### 2. BaSO₄ 中可溶性钡盐的检验

取样品 1g，加 10mL $1mol \cdot L^{-1}$ HCl，煮数分钟，用稀 HCl 洗过的中、慢速滤纸过滤，在滤液中加 5 滴 $1mol \cdot L^{-1}$ $H_2SO_4$ 静置 30min，溶液不得发生浑浊。

## 【思考题】

硫酸钡的纯度与沉淀条件有怎样的关系？

# 实验二十六　双指示剂法测定药用辅料 NaOH 的含量

## 【实验目的】

(1) 掌握双指示剂法测定药用辅料 NaOH 含量的原理和方法。
(2) 了解酸碱分步滴定法的应用。

## 【实验原理】

双指示剂法是指在分析某些混合碱(NaOH 与 $Na_2CO_3$ 或 $Na_2CO_3$ 与 $NaHCO_3$)时，利用分步滴定原理，不需要分离样品，采用双指示剂，用 HCl 滴定液分两步滴定，根据两步滴定消耗的盐酸用量，判断混合碱的种类和计算其含量。

第一步：以酚酞作指示剂，当滴定到红色消失时，停止滴定，称为第一终点。若混合碱为 NaOH 与 $Na_2CO_3$，则这一过程中发生的反应为

$$NaOH + HCl \longrightarrow NaCl + H_2O \qquad ①$$
$$Na_2CO_3 + HCl \longrightarrow NaHCO_3 + NaCl \qquad ②$$

此时 HCl 的消耗体积为 $V_1$。

第二步：在上述溶液中加入甲基橙指示剂，继续滴定至显持续的橙红色，称为第二终点。这一过程中发生的反应为

$$NaHCO_3 + HCl \longrightarrow NaCl + H_2O + CO_2 \uparrow \qquad ③$$

此时 HCl 的消耗体积为 $V_2$。根据两步滴定发生的反应及其计量关系，可知 $V_1 > V_2$。

当混合碱组成为 $Na_2CO_3$ 和 $NaHCO_3$ 时，第一步发生反应②，消耗 HCl 滴定液 $V_1$，第二步发生反应③，HCl 滴定的 $NaHCO_3$ 为原混合碱中的 $NaHCO_3$ 和反应②生成的 $NaHCO_3$，消耗 $V_2$，由发生的反应及其计量关系，可知 $V_1 < V_2$。

因此可通过 $V_1$、$V_2$ 大小的比较和值判断混合碱的组成及计算各组分的含量。

药用辅料氢氧化钠在生产和储存中因吸收空气中的 $CO_2$，而成为 NaOH 和 $Na_2CO_3$ 的混合碱，可用双指示剂法或氯化钡法测定两种成分的含量。《中华人民共和国药典》(2015 年版)规定：药用辅料氢氧化钠的总碱量作为氢氧化钠计算应为 97.0%～100.5%，总碱量中碳酸钠不得超过 2.0%。

## 【器材和药品】

### 1. 器材

分析天平，滴定管，移液管，锥形瓶，量筒，试剂瓶，烧杯，洗瓶，滴定台，滴定管夹，玻璃棒。

### 2. 药品

浓盐酸，无水碳酸钠基准物，0.1%酚酞指示剂，甲基红-溴甲酚绿混合指示剂，混合碱样品。

## 【实验步骤】

### 1. 0.1mol·$L^{-1}$ HCl 滴定液的配制和标定

参见实验八。

### 2. 混合碱的测定

精密称取氢氧化钠约 3g 于 250mL 烧杯中，加新沸的冷水适量使其溶解，并定量转移到 250mL 容量瓶中，用水稀释至刻度，摇匀，精密量取 10.00mL，加酚酞指示液 3 滴，用 HCl 滴定液滴定至红色消失，记录消耗 HCl 滴定液的体积 $V_1$(mL)，加甲基橙指示液 2 滴，继续逐滴滴加 HCl 滴定液至显持续的橙红色，记录新增体积 $V_2$(mL)。计算试样中氢氧化钠和碳酸钠的含量。

$$w_{NaOH} = \frac{c_{HCl} \times (V_1 - V_2) \times M_{NaOH} \times \frac{250.00}{10.00}}{m_s \times 1000} \times 100\% \quad (M_{NaOH} = 40.00)$$

$$w_{Na_2CO_3} = \frac{c_{HCl} \times V_2 \times M_{Na_2CO_3} \times \frac{250.00}{10.00}}{m_s \times 1000} \times 100\% \quad (M_{Na_2CO_3} = 106.0)$$

## 【注意事项】

(1) 近第二终点时，滴定液的滴入应很慢并剧烈振摇或煮沸溶液，以便及时赶走生成的 $CO_2$，避免因碳酸过饱和使终点提前和变色不敏锐。

(2) 双指示剂法虽然操作简单，但因在第一终点时酚酞由红色变为无色，误差一般在 1% 左右。若要提高测定的准确度，可采用氯化钡法。

## 【思考题】

(1) 双指示剂法和氯化钡法各有什么优缺点？

(2) 若滴定到达终点附近时指示剂颜色由深变为浅，滴定突跃的颜色变化明显吗？将对滴定造成什么影响？

# 实验二十七　水的总硬度测定

## 【实验目的】

(1) 熟悉水的硬度的概念、测定水硬度的意义及水的硬度的表示方法。
(2) 掌握配位滴定测定水中钙、镁含量的原理和方法。

## 【实验原理】

用含 $Ca^{2+}$、$Mg^{2+}$ 较多的水洗涤衣服，因生成难溶物质(由原来的硬脂酸钠变为难溶的硬脂酸钙或硬脂酸镁)，而使肥皂失掉去污能力，这些难溶物附着在衣物上会使衣服发硬，这就是含 $Ca^{2+}$、$Mg^{2+}$ 较多的水被称为硬水的缘由。水的硬度取决于钙、镁等盐类的含量，由于钙、镁等的酸式盐的存在而引起的硬度称为碳酸盐硬度。当煮沸时，这些盐类分解，大部分生成碳酸盐沉淀而除去。习惯上把它称为暂时硬度。由钙、镁的氯化物、硫酸盐、硝酸盐等引起的硬度称为非碳酸盐硬度。由于这些盐类不可能借煮沸生成沉淀而除去，因此习惯上把它称为永久硬度。碳酸盐硬度和非碳酸盐硬度之和就是水的总硬度。

一般认为适中硬度的饮用水对于健康有益。我国生活饮用水卫生标准规定，以 $CaCO_3$ 计的硬度不得超过 $450mg \cdot L^{-1}$。

除对饮用水的总硬度有一定的要求外，各种工业用水对总硬度也有不同的要求。因此，测定水的总硬度有很重要的实际意义。

硬度的表示方法有多种，目前我国使用较多的表示方法有两种：①将所测得的钙、镁折算成 $CaCO_3$ 的质量，即每升水中含有 $CaCO_3$ 的毫克数表示，单位为 $CaCO_3$ mg $\cdot L^{-1}$。②以度计，1 度即每升水中含 10mg CaO，这种硬度的表示方法称为德国度。本实验结果采用①所述的表示方法。

测定水的总硬度就是测定水中钙、镁离子的总含量。在 pH＝10 的氨性缓冲溶液中，以铬黑 T(EBT)为指示剂，用 EDTA 配位滴定法测定。

$$Ca^{2+} + H_2Y^{2-} \rightleftharpoons CaY^{2-} + 2H^+$$

$$Mg^{2+} + H_2Y^{2-} \rightleftharpoons MgY^{2-} + 2H^+$$

由于 $Mg^{2+}$ 与铬黑 T 指示剂的配合物的稳定性高于 $Ca^{2+}$ 与铬黑 T 指示剂的配合物的稳定性，终点时，$MgIn^-$(紫红色)+ $H_2Y^{2-} \rightleftharpoons MgY^{2-}$ + $HIn^{2-}$(纯蓝色)+ $H^+$，溶液颜色由紫红色变为纯蓝色。

滴定时，若含 $Fe^{3+}$、$Al^{3+}$、$Ti^{4+}$ 等干扰离子，可用三乙醇胺予以掩蔽；$Cu^{2+}$、$Pb^{2+}$、$Zn^{2+}$ 等金属离子，可用 KCN、$Na_2S$ 或巯基乙酸予以掩蔽。

**【器材和药品】**

1. 器材

分析天平，滴定管，移液管，锥形瓶，量筒，试剂瓶，烧杯，洗瓶，滴定台，滴定管夹，玻璃棒。

2. 药品

EDTA-2Na · 2H$_2$O(A.R.)，NH$_3$-NH$_4$Cl 缓冲溶液(pH=10.0)，铬黑 T 指示剂，自来水样。

**【实验步骤】**

1. 0.05mol · L$^{-1}$ EDTA 滴定液的配制和标定

参见实验九。

2. 自来水的总硬度测定

精密吸取自来水样 100mL 于 250mL 锥形瓶中，加 NH$_3$-NH$_4$Cl 缓冲溶液(pH=10.0)5mL、铬黑 T 指示剂少许，立即用 0.05mol · L$^{-1}$ EDTA 标准溶液滴定，至溶液由紫红色变为蓝色即为终点。记录消耗的 EDTA 滴定液的体积，计算自来水的总硬度，以每升水中含有 CaCO$_3$ 的毫克数表示。判断该水样的总硬度是否符合生活饮用水的卫生标准。

$$硬度 = c_{EDTA} \times V_{EDTA} \times 100.1 \times 10 (CaCO_3 \ mg \cdot L^{-1})$$

**【注意事项】**

(1) 如果水样中 HCO$_3^-$、H$_2$CO$_3$ 含量较高，会使终点变色不敏锐，这时可先将水样酸化、煮沸、冷却后再测定。

(2) 为防止在碱性溶液中析出碳酸钙及氢氧化镁沉淀，所取 100mL 水样中钙、镁总量不要超过 7.2mmol · L$^{-1}$。加入缓冲溶液后，必须立即滴定。

**【思考题】**

(1) 用 EDTA 滴定 Ca$^{2+}$、Mg$^{2+}$时，为什么要加氨性缓冲溶液？
(2) 水样中 Ca$^{2+}$、Mg$^{2+}$可以分步滴定吗？

# 实验二十八　明矾的含量测定

**【实验目的】**

(1) 熟悉 EDTA 配位滴定法测定铝盐的特点。
(2) 掌握配位滴定法中返滴定法的原理及计算。
(3) 熟悉二甲酚橙指示剂的使用条件。

## 【实验原理】

明矾主要成分是 $KAl(SO_4)_2 \cdot 12H_2O$，其含量测定一般采用配位滴定法测定组成中的 $Al^{3+}$，然后换算成明矾的质量分数。

$Al^{3+}$ 与 EDTA 的配位反应速率较慢，且对二甲酚橙指示剂有封闭作用，酸度不高时，$Al^{3+}$ 易水解形成多羟基配合物，因此 $Al^{3+}$ 不能用直接法滴定。用返滴定法测定 $Al^{3+}$ 时，先加入一定量过量的 EDTA 标准溶液，在 $pH \approx 3.5$ 时煮沸 10min，加速 $Al^{3+}$ 与 EDTA 的配位反应使反应完全。冷却后，调节 pH 至 5～6，加入二甲酚橙指示剂，用 $Zn^{2+}$(或 $Cu^{2+}$ 标准溶液，吡啶偶氮萘酚作指示剂)返滴定过量的 EDTA。根据两种标准溶液的浓度和用量可以求得 $Al^{3+}$ 的量。

该滴定常用二甲酚橙(XO)为指示剂。二甲酚橙在 pH>6.3 时呈红色，pH<6.3 时呈黄色，而金属离子与二甲酚橙的配合物呈紫红色，因此溶液的酸度一般要求控制在 pH<6.0。终点时的颜色变化为

$$Zn^{2+} + XO(黄色) \rightleftharpoons Zn^{2+}\text{-}XO(紫红色)$$

此法也可用于氢氧化铝、复方氢氧化铝片和氢氧化铝凝胶等药物中铝含量的测定。

## 【器材和药品】

### 1. 器材

分析天平，滴定管，移液管，锥形瓶，量筒，试剂瓶，烧杯，洗瓶，滴定台，滴定管夹，玻璃棒。

### 2. 药品

$EDTA\text{-}2Na \cdot 2H_2O$(A.R.)，ZnO(基准试剂)，六亚甲基四胺(20%)，HCl(1∶1，1∶3)，氨水(1∶1)，二甲酚橙(0.2%)。

## 【实验步骤】

### 1. $0.02mol \cdot L^{-1} Zn^{2+}$ 滴定液的配制

准确称取 ZnO 基准物约 0.4g 于 100mL 小烧杯中，用数滴水润湿后，盖上表面皿，从烧杯嘴处滴加 3mL HCl(1∶1)，待完全溶解后冲洗表面皿和杯壁，定量转移至 250mL 容量瓶中，加水至刻度，摇匀。计算 $Zn^{2+}$ 滴定液的浓度。

$$c_{Zn^{2+}} = \frac{m_{ZnO}}{M_{ZnO} \times 0.2500} \quad (M_{ZnO} = 81.38)$$

### 2. $0.02mol \cdot L^{-1}$ EDTA 标准溶液的配制与标定

(1) 配制。称取 $EDTA\text{-}2Na \cdot 2H_2O$ 约 3.8g，加蒸馏水 500mL 使其溶解，摇匀，储存在硬质玻璃瓶中。

(2) 标定。准确移取 25.00mL EDTA 标准溶液于 250mL 锥形瓶中，加水 20mL，加入二甲酚橙指示剂 2 滴，滴加六亚甲基四胺溶液直至溶液呈现稳定的亮黄色，然后再多加 3mL，用 $0.02mol \cdot L^{-1} Zn^{2+}$ 滴定液滴至溶液由亮黄色转为红色，即为终点。计算 EDTA 标准溶液的浓度。

$$c_{EDTA} = \frac{(cV)_{Zn^{2+}}}{V_{EDTA}}$$

3. 明矾的含量测定

准确称取明矾样品约 0.6g，置于 100mL 烧杯中，加 20~30mL 蒸馏水使其溶解，定量转移至 100mL 容量瓶中，加水至刻度，摇匀。

准确吸取 25.00mL 样品溶液于 250mL 锥形瓶中，加水 25mL，然后准确加入 EDTA 标准溶液(0.02mol·L$^{-1}$)25.00mL，二甲酚橙指示剂 2 滴，用氨水(1∶1)调至溶液恰呈紫红色，再滴加 2 滴 HCl(1∶3)。在沸水浴中加热 10min。冷却至室温，再加水 20mL，加入六亚甲基四胺(20%)20mL，此时溶液应呈黄色，如不呈黄色，再用 HCl 调节。补加二甲酚橙指示剂 2 滴，用 Zn$^{2+}$标准溶液滴定至溶液由亮黄色变为橙色即为终点。计算明矾的含量。

$$w_{KAl(SO_4)_2·12H_2O} = \frac{[(cV)_{EDTA} - (cV)_{Zn^{2+}}] \times M_{KAl(SO_4)_2·12H_2O} \times \frac{100.00}{25.00}}{1000 \times m_s} \times 100\% \quad (M_{KAl(SO_4)_2·12H_2O} = 474.39)$$

【注意事项】

(1) 加热促进 Al$^{3+}$与 EDTA 的配位反应，一般在沸水浴中加热 3min，配位反应程度可达 99%，为尽量使反应完全，可加热 10min。

(2) 在 pH<6.3 时，游离的二甲酚橙呈黄色，滴定至 Zn$^{2+}$稍过量时，Zn$^{2+}$与部分二甲酚橙配合呈紫红色，黄色与紫红混合成橙色，故滴定至橙色即为终点，若滴定至紫红色，Zn$^{2+}$已过量较多，结果不准确。

(3) 用 Zn$^{2+}$返滴定 EDTA 时，也可用 HAc-NaAc(pH=6.0)缓冲溶液控制溶液酸度。

【思考题】

(1) 能否用 EDTA 直接滴定进行明矾的含量测定？

(2) 为什么要加入六亚甲基四胺缓冲剂？

(3) 该滴定能用铬黑 T 为指示剂吗？

# 实验二十九　维生素 C 片的含量测定

【实验目的】

(1) 掌握直接碘量法的原理和方法。

(2) 掌握维生素 C 片含量测定的操作步骤。

【实验原理】

维生素 C 广泛存在于新鲜水果及绿叶蔬菜中，是人体重要的维生素之一。维生素 C 在生物氧化和还原作用中起重要作用，参与氨基酸代谢、神经递质的合成、胶原蛋白和组织细胞的合成。维生素 C 可以降低毛细血管通透性，降低血脂，增强机体抵御疾病的能力，并具有一定的解毒功能和抗组胺作用。维生素 C 缺乏时会产生坏血病，故维生素 C 又称抗坏血酸，属水溶性维生素。

维生素 C 分子中的烯二醇基具有还原性，能被 $I_2$ 定量地氧化成二酮基：

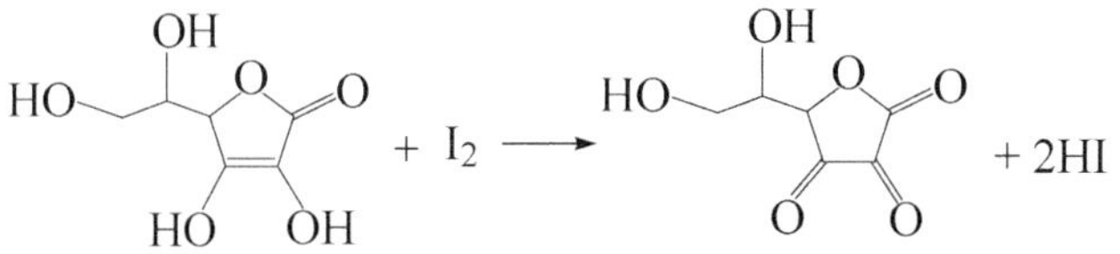

维生素 C 的还原性很强，即使在弱酸性条件下，上述反应也进行得很完全。维生素 C 在空气中极易被氧化，尤其在碱性介质中更甚，因此该滴定反应在稀 HAc 介质中进行，以减少维生素 C 的副反应。

使用淀粉作为指示剂，用直接碘量法可测定片剂、注射液、蔬菜、水果中维生素 C 的含量。为避免片剂中不溶性辅料的干扰，应将维生素 C 片研细、溶解并过滤后取续滤液进行滴定分析。

片剂有不同的规格(每片含主成分的量)，如维生素 C 片有 25mg、50mg、100mg、250mg 等规格，常用实测每片中主成分的质量占该药品标示的规格量的百分比表示其主成分含量，称为百分标示量，《中华人民共和国药典》(2015 年版)规定，维生素 C 片的百分标示量应为 93.0%~107.0%。

## 【器材和药品】

1. 器材

分析天平，滴定管，移液管，容量瓶，漏斗，滤纸，锥形瓶，量筒，试剂瓶，烧杯，洗瓶，滴定台，滴定管夹，玻璃棒。

2. 药品

维生素 C 片(100mg/片)，$I_2$滴定液(0.05mol · $L^{-1}$)，　HAc(1mol · $L^{-1}$)，淀粉指示液(0.5%)。

## 【实验步骤】

取维生素片 20 片，精密称定，计算平均片重。研细，精密称取适量(约相当于维生素 C 0.2g)，置 100mL 容量瓶中，加乙酸溶液(1mol · $L^{-1}$ HAc 溶液 10mL 与新煮沸的冷水 100mL 混合)适量，振摇使维生素 C 溶解，用上述乙酸溶液稀释至刻度，摇匀。经干燥滤纸迅速过滤，精密吸取续滤液(弃去初滤液约 10mL 后的滤液)50.00mL，加淀粉指示液 1mL，立即用 $I_2$(0.05mol · $L^{-1}$)标准溶液滴定，至溶液显蓝色并持续 30s 不褪色为终点。计算维生素 C 片的百分标示量。

$$标示量(\%) = \frac{(cV)_{I_2} \times 平均片重 \times M_{C_6H_8O_6} \times \dfrac{100.0}{50.00}}{m_s \times 标示量} \times 100\% \quad (M_{C_6H_8O_6}=176.12)$$

## 【注意事项】

(1) 接取滤液的烧杯要干燥。

(2) 弱酸性介质中，维生素 C 受空气中 $O_2$ 的氧化速率稍慢，较为稳定，但样品溶于稀乙酸后，仍需立即进行滴定。

(3) 维生素 C 的干燥固体较稳定，但见光或潮湿的情况下，容易分解。

【思考题】

(1) 本实验为什么要称取 20 片维生素 C 片后计算平均片重，而不直接称取 2 片(含维生素 C 0.2g)后进行测定？

(2) 从反应进行的完全程度看，碱性条件有利于 $I_2$ 氧化维生素 C，为何本实验却在稀乙酸中进行？

(3) 为何要用新煮沸放冷的蒸馏水溶解样品？

# 实验三十　胆矾中铜含量测定

【实验目的】

(1) 掌握间接碘量法测定胆矾中铜含量的原理和方法。
(2) 掌握间接碘量法的滴定条件。

【实验原理】

胆矾($CuSO_4 \cdot 5H_2O$)是农药波尔多液的主要原料。胆矾中的铜含量常用间接碘量法测定。在弱酸性条件下，胆矾中 $Cu^{2+}$ 与 $I^-$ 作用定量析出 $I_2$(溶于过量的 KI 溶液中)：

$$2Cu^{2+} + 4I^- {=\!=\!=} 2CuI\downarrow + I_2$$
$$I_2 + I^- {=\!=\!=} I_3^-$$

析出的 $I_2$ 可用 $Na_2S_2O_3$ 标准溶液滴定：

$$2S_2O_3^{2-} + I_3^- {=\!=\!=} S_4O_6^{2-} + 3I^-$$

以淀粉为指示剂(临近终点时加入，以防止淀粉吸附太多的 $I_2$，使终点变色困难)。终点时混悬液蓝色消失，变为米黄色或乳白色悬浊液。

$Na_2S_2O_3$ 标准溶液用间接法配制，以基准物质 $K_2Cr_2O_7$ 标定：

$$Cr_2O_7^{2-} + 6I^- + 14H^+ {=\!=\!=} 2Cr^{3+} + 3I_2 + 7H_2O$$
$$I_2 + I^- {=\!=\!=} I_3^-$$
$$2S_2O_3^{2-} + I_3^- {=\!=\!=} S_4O_6^{2-} + 3I^-$$

同样用淀粉作指示剂，终点时溶液由蓝色变为亮蓝绿色。

【器材和药品】

1. 器材

分析天平，托盘天平，滴定管，碘量瓶，量筒，试剂瓶，烧杯，洗瓶，滴定台，滴定管夹，玻璃棒。

2. 药品

$Na_2S_2O_3 \cdot 5H_2O$(A.R.)，$Na_2CO_3$(A.R.)，KI(A.R.)，$K_2Cr_2O_7$(基准试剂)，$H_2SO_4$($3mol \cdot L^{-1}$)，淀粉指示液(0.5%)，KSCN(10%)，NaF(A.R.)，胆矾样品等。

## 【实验步骤】

1. Na₂S₂O₃ 滴定液的配制和标定

参见实验十一。

2. 胆矾中铜含量的测定

精密称取 0.4~0.6g 胆矾试样,置于 250mL 碘量瓶中,加 70mL 蒸馏水、5mL 3mol·$L^{-1}$ $H_2SO_4$ 溶液(必要时加少量 NaF),再加入 KI 2g,溶解,摇匀。迅速盖上碘量瓶瓶盖,置于暗处 5min,充分反应后, 用 Na₂S₂O₃ 滴定液滴定到浅黄色,再加入 1~2mL 淀粉指示液,继续滴定至浅蓝紫色时,加入 5mL 10% KSCN 溶液,充分摇匀(蓝紫色加深),继续滴定至溶液蓝色恰好消失(呈乳白色或浅米黄色悬浮液)即为终点。计算胆矾中铜的含量。

$$w_{Cu} = \frac{(cV)_{Na_2S_2O_3} \times M_{Cu}}{1000 \times m_s} \times 100\% \quad (M_{Cu} = 63.55)$$

## 【思考题】

(1) 已知 $\varphi^{\ominus}_{Cu^{2+}/Cu^+}$=0.16V, $\varphi^{\ominus}_{I_2/I^-}$=0.54V, 为什么 $Cu^{2+}$ 能氧化 $I^-$?

(2) 测定 $Cu^{2+}$ 时加入过量的 KI, 除了使 $Cu^{2+}$ 作用完全外,还有哪些作用?

(3) 在加入 KI 之前加入 NaF 的目的是什么? 在临近终点时加入 KSCN 溶液的目的又是什么?

(4) 间接碘量法的滴定条件是什么?

# 实验三十一　　湖水的高锰酸盐指数的测定

## 【实验目的】

掌握高锰酸盐指数的测定原理、方法和适用范围。

## 【实验原理】

高锰酸盐指数($I_{Mn}$,过去称高锰酸钾法测定的水中化学耗氧量 COD)是指在一定条件下,用高锰酸钾氧化水样中的某些有机物及无机还原性物质, 由消耗的高锰酸钾量计算相当的氧量,以每升样品消耗氧的毫克数表示($O_2$ mg·$L^{-1}$)。它是反映水体中有机及无机可氧化物质污染的常用指标。《中华人民共和国水污染防治法》规定: 生活饮用水、地表水源、一级保护区内的水的高锰酸盐指数的限量是 4 $O_2$ mg·$L^{-1}$。高锰酸盐指数的测定原理如下:

样品中加入已知量的 $KMnO_4$ 溶液和 $H_2SO_4$, 在沸水浴中加热 30min, $KMnO_4$ 将样品中的某些有机物和无机还原性物质氧化,反应后加入过量的 $Na_2C_2O_4$ 还原剩余的高锰酸钾,再用 $KMnO_4$ 标准溶液返滴过量的 $Na_2C_2O_4$。通过计算得到样品中高锰酸盐指数。在酸性条件下, $KMnO_4$ 具有很强的氧化性,水溶液中多数的有机物都可以被氧化,但反应过程相当复杂,只能用下式表示其中的部分过程:

$$4KMnO_4 + 6H_2SO_4 + 5C \longrightarrow 2K_2SO_4 + 4MnSO_4 + 6H_2O + 5CO_2 \uparrow$$

$$2KMnO_4 + 5Na_2C_2O_4 + 8H_2SO_4 \longrightarrow 5Na_2SO_4 + K_2SO_4 + 2MnSO_4 + 8H_2O + 10CO_2 \uparrow$$

根据上述反应和有关数据，可计算高锰酸盐指数。

应该注意，高锰酸盐指数不能作为理论需氧量或总有机物含量的指标，因为在规定的条件下，许多有机物只能部分地被氧化，易挥发的有机物也不包含在测定值之内。

## 【器材和药品】

1. 器材

分析天平，滴定管，移液管，吸量管，容量瓶，锥形瓶，垂熔玻璃漏斗，量筒，试剂瓶，烧杯，洗瓶，滴定台，滴定管夹，玻璃棒。

2. 药品

KMnO$_4$(A.R.)，Na$_2$C$_2$O$_4$(A.R.)，H$_2$SO$_4$(1∶3)溶液(在不断搅拌下将 100mL 硫酸慢慢加入到 300mL 蒸馏水中，趁热加入数滴 0.02mol·L$^{-1}$ 高锰酸钾溶液直至溶液出现粉红色)。

## 【实验步骤】

1. 滴定液的配制

(1) 0.02mol·L$^{-1}$ KMnO$_4$ 溶液的配制。称取 KMnO$_4$ 1.6g，加水 500mL，煮沸，密塞，静置 2d 以上，用垂熔玻璃漏斗过滤，保存于棕色玻璃塞瓶中。

(2) 0.002mol·L$^{-1}$ KMnO$_4$ 溶液的配制。精密吸取 0.02mol·L$^{-1}$ KMnO$_4$ 溶液 25.00mL 于 250mL 容量瓶中，用水稀释至刻度。

(3) 0.005mol·L$^{-1}$ Na$_2$C$_2$O$_4$ 溶液的配制。在表面皿上用加量法准确称取 0.168g 在 105℃干燥至恒量的基准 Na$_2$C$_2$O$_4$，置于烧杯中用适量水溶解，定量转移入 250mL 容量瓶，稀释至刻度即得。按实际称质量计算 Na$_2$C$_2$O$_4$ 溶液的浓度。

2. 湖水的高锰酸盐指数测定

精密吸取 25.00mL 经充分摇动、混合均匀的湖水样品置于 250mL 锥形瓶中，加水 75mL，加入(5±0.5)mL H$_2$SO$_4$ (1∶3)，用滴定管加入 10.00mL 0.002mol·L$^{-1}$ KMnO$_4$ 溶液，摇匀。将锥形瓶于沸水浴内(30±2)min(水浴沸腾，开始计时)，红色不应褪去。取出锥形瓶，用滴定管加入 10.00mL 0.005mol·L$^{-1}$ Na$_2$C$_2$O$_4$ 溶液至溶液变为无色。趁热用前面的 KMnO$_4$ 滴定液滴定至刚出现粉红色，并保持 30s 不褪色。记录消耗的 KMnO$_4$ 滴定液体积 $V_1$(锥形瓶中的溶液不要倒掉)。

3. 0.002mol·L$^{-1}$ KMnO$_4$ 溶液的标定

将上述已滴定完毕的溶液中加入 10.00mL 0.005mol·L$^{-1}$ Na$_2$C$_2$O$_4$ 溶液。如果需要，将溶液加热至 80℃。用 0.002mol·L$^{-1}$ KMnO$_4$ 溶液继续滴定至刚出现粉红色，并保持 30s 不褪色。记录消耗 KMnO$_4$ 溶液的体积 $V_2$。计算 KMnO$_4$ 溶液的校正系数 $K$，$K=10.00/V_2$(每毫升 KMnO$_4$ 滴定液相当于 Na$_2$C$_2$O$_4$ 滴定液的毫升数)。湖水的高锰酸盐指数为

$$I_{Mn} = \frac{[(10+V_1) \times K - 10.00] \times c_{Na_2C_2O_4} \times 16.00 \times 1000}{25.00} \quad (O_2 \text{ mg} \cdot L^{-1})$$

## 【注意事项】

(1) 水样采集后，要加入硫酸使样品 pH=1～2 ，以抑制微生物活动。样品应尽快分析。如保存时间超过 6h，则需置暗处。0～5℃下保存不得超过 2d。

(2) 沸水浴的水面要高于锥形瓶内的液面。

(3) 本法适用于饮用水、水源水和地面水的测定，测定范围为 0.5～4.5mg·L⁻¹。污染较少的水，如自来水，可取水样 100mL 测定。

(4) 样品中无机还原性物质，如 $NO_2^-$、$S^{2-}$ 和 $Fe^{2+}$ 等可被测定。$Cl^-$ 浓度高于 300mg·L⁻¹，采用在碱性介质中氧化的测定方法。本法不适用于测定工业废水中有机污染的负荷量，如需测定，可用重铬酸钾法测定化学耗氧量。

## 【思考题】

(1) 水样加入 $KMnO_4$ 煮沸后，如果紫红色全部褪去，说明什么？应如何处理？

(2) 水样加入过量 $KMnO_4$ 煮沸反应后，为什么不直接用 $Na_2C_2O_4$ 返滴，而要再次加入过量 $Na_2C_2O_4$ 后用 $KMnO_4$ 返滴？

# 实验三十二　　碘酊的含量测定

## 【实验目的】

(1) 掌握碘酊中碘与碘化钾含量测定的原理和方法。

(2) 巩固直接碘量法与银量法的操作。

(3) 学习曙红指示剂的使用条件和终点的正确判断。

## 【实验原理】

碘酊是常用的医用消毒剂，是含有 2%(g·mL⁻¹)的碘(I)和 1.5%(g·mL⁻¹)碘化钾(KI)的乙醇制剂。其中碘的含量测定可用硫代硫酸钠标准溶液直接滴定，碘化钾含量则可通过沉淀滴定法测定。滴定反应如下：

$$2S_2O_3^{2-} + I_3^- = S_4O_6^{2-} + 3I^- \qquad\qquad ①$$
$$I^- + Ag^+ = AgI\downarrow \qquad\qquad ②$$

关于反应①的原理参见实验十一。反应②可用吸附指示剂曙红，吸附指示剂指示终点的原理参见实验十。由于曙红的电离常数 $K_a^\ominus$ 约为 $10^{-2}$，所以它可在 pH 2~10(常用 3~9)的条件下使用。碘化银对碘离子的吸附力略大于它对曙红阴离子的吸附力，因此，化学计量点后碘化银沉淀可立即吸附曙红阴离子，沉淀颜色由黄色变为玫瑰红色。

## 【器材和药品】

1. 器材

滴定管，吸量管，碘量瓶，量筒，试剂瓶，烧杯，洗瓶，滴定台，滴定管夹，玻璃棒。

## 2. 药品

碘酊，$Na_2S_2O_3$ 滴定液($0.1mol \cdot L^{-1}$)，$AgNO_3$ 滴定液($0.1mol \cdot L^{-1}$)，HAc(36%~37%)，淀粉指示液(0.5%)，曙红钠指示液(2%)。

## 【实验步骤】

### 1. 碘酊中碘含量的测定

精密量取碘酊样品 10mL，置碘量瓶中，加乙酸 1 滴，用硫代硫酸钠滴定液滴定至溶液无色为终点，记录消耗的 $Na_2S_2O_3$ 滴定液的体积为 $V_1$。计算样品中碘的含量($g \cdot mL^{-1}$)。

$$w_I = \frac{c_{Na_2S_2O_3} \times V_1 \times M_I}{1000 \times V_s} \quad (M_I = 126.9)$$

### 2. 碘酊中碘化钾含量的测定

取上述滴定后的溶液，加乙酸 2mL 与曙红钠指示液 0.1mL，用硝酸银滴定液滴定，至沉淀由黄色转变为玫瑰红色为终点，记录消耗的 $AgNO_3$ 滴定液的体积为 $V_2$。计算样品中碘化钾的含量($g \cdot mL^{-1}$)。

$$w_{KI} = \frac{c_{AgNO_3} \times (V_2 - V_1) \times M_{KI}}{1000 \times V_s} \quad (M_{KI} = 166.0)$$

## 【注意事项】

注意碘酊中碘含量是以含 I 的量表示的，而非 $I_2$ 的含量来表示。

## 【思考题】

(1) 本实验可以用荧光黄作指示剂吗？曙红可用作银量法测定 $Cl^-$ 的指示剂吗？为什么？
(2) 本实验中测定碘含量时为何没用淀粉作指示剂？
(3) 测定碘化钾含量时为什么不另取样品进行测定而用第一步滴定后的溶液？

# 实验三十三　环己烯的制备

## 【实验目的】

(1) 学习用酸催化脱水制取烯烃的原理与方法。
(2) 学习分馏、蒸馏等基本操作。

## 【实验原理】

烯烃是重要的有机化工原料。工业上主要通过石油裂解的方法制备烯烃，有时也利用醇在氧化铝等催化剂存在下，进行高温催化脱水来制取。实验室则主要用浓硫酸、浓磷酸作催化剂使醇脱水或卤代烃在醇钠作用下脱卤化氢来制备烯烃。

本实验采用浓磷酸作催化剂使环己醇脱水来制备环己烯。反应式为

$$\text{\Large$\bigcirc$}\!-\!OH \xrightarrow[\triangle]{85\%\ H_3PO_4} \text{\Large$\bigcirc$} + H_2O$$

　　醇的脱水是在强酸催化下的单分子消除反应，酸使醇羟基质子化，使其易于离去而生成碳正离子，后者再失去一个质子，就生成烯烃。

## 【器材和药品】

### 1. 器材

　　圆底烧瓶(25mL、100mL)，刺形分馏柱，蒸馏头，直形冷凝管，分液漏斗，接液管，锥形瓶，温度计，电热套，药匙，烧杯，橡胶管，铁架台，烧瓶夹，万用夹。

### 2. 药品

　　环己醇，磷酸(85 %)，饱和氯化钠溶液，无水氯化钙，冰块。

## 【实验步骤】

　　在干燥的 100mL 圆底烧瓶中，加入 25g 环己醇①、10mL 85%磷酸、2～3 粒沸石，充分振荡，使之混合均匀。安装时烧瓶底不要直接接触电热套底，使其有一定悬空，然后在圆底烧瓶口装上刺形分馏柱，接上冷凝管，用 25mL 圆底烧瓶作为接收器，置于冰水中冷却。在刺形分馏柱顶部装温度计，以测量分馏液温度。

　　用电热套徐徐升温，使混合物沸腾，慢慢地蒸出含水的浑浊状液体。注意控制刺形分馏柱的顶部温度为 70~90℃，接收器馏出液滴速率为每 2~3s 1 滴。加热至无馏出液蒸出，烧瓶内有白色烟雾出现时，立即停止加热，撤去热源。用量筒测量馏出液中水层与油层的体积，并做记录。

　　将馏出液移入分液漏斗中，静置分层，分出下层。于油层中(上层)用等体积的饱和氯化钠溶液洗 3 次，每次摇匀后，静置分层，分出水层，最后将油层从分液漏斗的上口倾入干燥的小锥形瓶中，加入 1～2g 块状无水氯化钙②，用磨口塞塞紧。放置 0.5h 后，将环己烯③滤入干燥的蒸馏烧瓶中，加入 1～2 粒沸石，水浴加热蒸馏，接收器置于冰水浴中冷却，收集 80～85℃的馏分。将环己烯④馏出液倒入已知质量的样品瓶中，用磨口塞塞紧后称量，计算产率。

## 【附注】

　　① 环己醇熔点 24℃，沸点 161.5℃，相对密度 0.962，在水中的溶解度为 $3.6g \cdot mL^{-1}$。在室温下是黏稠液体，若用量筒量取时，应注意转移中的损失。可采取电子秤直接称量进行取样。

　　② 用无水氯化钙干燥水和少量环己醇。如果干燥剂附着器壁或相互黏结时则说明干燥剂用量不够，一般 0.5~1g/10mL，水分除去的基本标志为原浑浊液体变为澄清透明的液体。

　　③ 环己烯为无色液体，熔点 -103.5℃，沸点 82.98℃，相对密度 0.8102。易溶于乙醇、乙醚、丙酮和四氯化碳等有机溶剂，不溶于水。环己烯与环己醇、水相互可形成二元共沸物，环己烯、环己醇共沸物(环己醇体积分数 30.5%)的共沸点 64.9℃，环己烯、水共沸物(水体积分数 10%)的共沸点 70.8℃，环己醇、水共沸物(水体积分数 80%)的共沸点 97.8℃。

　　④ 环己烯中等毒性，勿吸入或触及皮肤，易燃，应远离火源；环己醇毒性比环己烯强，不要吸入或触及皮肤。磷酸强酸，属二级无机酸性腐蚀品，不要溅入眼睛，不要触及皮肤。

【思考题】

(1) 加热时，为什么分馏柱的顶部温度不能超过 90℃? 温度过高，有什么缺点?

(2) 为什么要加入饱和氯化钠溶液?

(3) 在加入无水氯化钙进行干燥时，如干燥过程不彻底，对后处理会有什么影响? 无水氯化钙在干燥过程中除能吸收水分外，还有什么作用?

(4) 本次实验中，一共排出了多少废水与废渣? 请设计治理方案。

(5) 参考教材红外光谱和核磁共振谱图标出产物谱图中各峰对应的基团结构或相应的 H 原子。

# 实验三十四　　1-溴丁烷的合成

【实验目的】

(1) 学习以正丁醇、溴化钠和浓硫酸为原料制备 1-溴丁烷的原理和方法。

(2) 熟悉加热回流操作和液体干燥操作技术。

【实验原理】

实验室制备卤代烷的方法大多采用结构上相对应的醇与氢卤酸作用，通过发生 $S_N2$ 取代反应来实现的。例如，1-溴丁烷就是利用正丁醇与氢溴酸的反应来制备的，其中氢溴酸是通过浓硫酸和溴化钠(或溴化钾)的反应而获得的。但硫酸的存在会使醇脱水生成副产物烯烃和醚等。

主反应:

$$NaBr + H_2SO_4 \longrightarrow HBr + NaHSO_4$$

$$n\text{-}C_4H_9OH + HBr \Longleftrightarrow n\text{-}C_4H_9Br + H_2O$$

副反应:

$$2(n\text{-}C_4H_9OH) \xrightarrow{H_2SO_4} (n\text{-}C_4H_9)_2O + H_2O$$

$$n\text{-}C_4H_9OH \xrightarrow{H_2SO_4} CH_3CH_2CH \!=\! CH_2 + H_2O$$

$$2HBr + H_2SO_4 \longrightarrow Br_2 + SO_2 + 2H_2O$$

【器材和药品】

1. 器材

圆底烧瓶(100mL)，电热套，普通蒸馏装置，球形冷凝管，分液漏斗(125mL)，烧杯，锥形瓶(50mL)，量筒，沸石。

2. 药品

正丁醇，无水溴化钠，浓硫酸，氢氧化钠溶液(5%)，饱和碳酸氢钠溶液，无水氯化钙。

## 【实验步骤】

在 100mL 圆底烧瓶中，加入 10.0mL 水，在冷却和不断振荡下，小心分批加入 14.0mL 浓硫酸。混合均匀，冷却至室温[①]，依次加入 9.2mL 正丁醇(用移液管取)和 13.0g 研细的溴化钠(电子秤称取)，充分振摇后加入 2～3 粒沸石。安装回流装置，冷凝管上口连接气体吸收装置(带小普通漏斗的长橡皮管)，用小烧杯装 5%氢氧化钠溶液作吸收剂(吸收装置的小普通漏斗倾斜置于吸收剂内)，小火加热回流 30min。待反应液冷却后，移去冷凝管，烧瓶内的废液趁热倒入废液杯内。由于无机盐水溶液相对密度较大，因此上层溶液为 1-溴丁烷。改为蒸馏装置，馏出物即粗产物 1-溴丁烷，约 9.5mL[②]。

将馏出液移至 125mL 分液漏斗中，加入等体积的水洗涤[③]。分去水层，产物转入另一干燥分液漏斗中，用等体积的浓硫酸洗涤[④]。尽量分去硫酸层，有机相依次用等体积的水、饱和碳酸氢钠溶液和水洗涤后转入干燥的锥形瓶中。用 0.5g 无水氯化钙干燥，间歇摇动锥形瓶，直到液体清亮为止。将干燥好的产物蒸馏，收集 99～103℃的馏分，产量约 5.5mL。纯 1-溴丁烷为无色透明液体。

## 【安全提示】

浓硫酸具有强腐蚀性，使用时必须小心。在加料过程中，应先加水，然后在振摇下缓慢加入浓硫酸，切忌将水倒入浓硫酸中。

## 【附注】

① 如不充分摇动并冷却至室温，加入溴化钠后，溶液往往变成棕红色，即有溴游离出来。

② 1-溴丁烷是否蒸完，可以从以下几方面判断：馏出液是否由浑浊变为澄清；蒸馏瓶中的上层油状物是否消失；取一试管收集几滴馏出液，加水摇动观察有无油珠出现，如无，表示馏出液中已无有机物，蒸馏完成。

③ 如水洗后产物呈棕红色，可用少量的饱和亚硫酸氢钠水溶液洗涤以除去由于浓硫酸的氧化作用生成的游离溴。

④ 浓硫酸可洗去粗品中少量未反应的正丁醇和副产物丁醚等杂质，否则因正丁醇可与 1-溴丁烷形成共沸物而难以除去。

## 【思考题】

(1) 粗产物 1-溴丁烷中含有哪些杂质？各步洗涤的目的何在？

(2) 用分液漏斗分离或洗涤时，1-溴丁烷时而在上层，时而在下层，如果不知道产物的密度，可用什么简便的方法加以判别？

(3) 如果实验的产率不高，试分析原因。

# 实验三十五　硝基苯的制备

## 【实验目的】

(1) 学习芳香烃硝化的基本原理。

(2) 掌握萃取、空气冷凝等基本操作。

## 【实验原理】

由浓硝酸和苯在浓硫酸催化下经硝化反应可制备硝基苯，其反应式为

$$\text{\<benzene\>} + 浓HNO_3 \xrightarrow[50\sim55℃]{浓\ H_2SO_4} \text{\<nitrobenzene\> NO_2} + H_2O$$

该反应机理属于亲电取代反应。若苯环上存在斥电子基团，则反应更易进行，甚至仅用硝酸即可；若苯环上存在吸电子基团，则反应较难发生。实际操作中通常使用混酸(浓硝酸与浓硫酸的混合物)进行硝化。对反应活性更小的芳烃则以发烟硫酸代替浓硫酸。

## 【器材与药品】

1. 器材

锥形瓶(100mL，干燥)，圆底三颈烧瓶(50mL、250mL)，玻璃管，橡胶管，温度计(100℃、300℃)，磁力搅拌器，磁力搅拌子，量筒(20mL，干燥)，滴液漏斗(50mL，干燥)，圆底烧瓶(50mL，干燥)，分液漏斗(100mL)，空气冷凝管，石棉，烧杯，铁架台，铁圈，电热套，石棉网，电炉。

2. 药品

苯，浓硝酸，浓硫酸，氢氧化钠溶液(5%)，无水氯化钙。

## 【实验步骤】

1. 硝基苯的制备

在 100mL 锥形瓶中，加入 18mL 浓硝酸，在冷却和振摇下慢慢加入 20mL 浓硫酸制成混合酸备用。

在 250mL 圆底三颈烧瓶内放置 18mL 苯及一磁力搅拌子，三颈烧瓶分别装置温度计(水银球伸入液面下)、滴液漏斗及冷凝管，冷凝管上端连一橡胶管并通入水槽[①]。开动磁力搅拌器搅拌，自滴液漏斗滴加上述备用混合酸，控制滴加速率，使反应温度维持在 50～55℃，勿超过60℃[②]，必要时可用冷水冷却三颈烧瓶。整个滴加过程约需 1h。滴加完毕后，继续搅拌 15min。

2. 硝基苯的分离与提纯

在冷水浴中冷却反应混合物，然后将其移入 100mL 分液漏斗中。分出下层液体(混合酸)，在通风橱中小心地将它倒入排水管，并立即用大量水冲。有机层依次用等体积(约 20mL)的水、5%氢氧化钠溶液及水洗涤后[③]，将硝基苯移入内含 2g 无水氯化钙的 50mL 锥形瓶中，振摇至浑浊消失。

将干燥好的硝基苯滤入 50mL 干燥圆底烧瓶中，连接空气冷凝管，在石棉网上加热蒸馏[④]，收集 205～210℃馏分，产量约 18g。

纯硝基苯为无色透明油状液体，沸点 210.8℃，$n_D^{20}$ 1.5562。

## 【安全提示】

硝基化合物对人体有较大的毒性，吸入过多蒸气或被皮肤接触吸收，均会引起中毒！所以处理硝基苯或其他硝基化合物时，必须小心谨慎。如不慎触及皮肤，应立即用少量乙醇擦洗，再用肥皂及温水冲洗，切记勿让硝基苯触及伤口。

## 【附注】

① 硝化过程中由于硝酸的氧化作用而会生成一些低价氮的氧化物，这些物质有毒，故不应让其逸于室内。加入少量尿素可除去。

$$2NHO_2 + (H_2N)_2CO \longrightarrow N_2 + CO_2 + 3H_2O$$

② 硝化反应是放热反应，温度若超过 60℃，将有较多的二硝基苯生成，并有部分硝酸和苯挥发逸出。

③ 硝基苯中夹杂的硝酸若不洗净，最后蒸馏时硝酸将会发生分解，生成红棕色的二氧化氮，同时也增加了生成二硝基苯的可能性。洗涤硝基苯时，特别是用氢氧化钠溶液洗涤时，不可过分用力摇荡，否则因产品乳化而难以分层。若遇此情况，可加入固体氯化钙或氯化钠饱和，或加数滴乙醇，静置片刻，即可分层。

④ 高沸点的蒸气易在蒸馏头部位冷凝而无法蒸馏出来，因此应在蒸馏头周围加石棉保温，以使蒸馏顺利进行。另外，因残留在烧瓶中的二硝基苯在高温时易发生剧烈分解，故蒸馏时不可蒸干或使蒸馏温度超过 214℃。

## 【思考题】

(1) 本实验为什么要控制反应温度在 50～55℃？温度过高有什么不好？

(2) 粗产物硝基苯依次用水、5%氢氧化钠溶液与水洗涤的目的何在？

(3) 甲苯和苯甲酸硝化的产物是什么？你认为反应条件有何差异？为什么？

# 实验三十六　苯氧乙酸的合成

## 【实验目的】

(1) 学习苯氧乙酸的制备方法，了解威廉姆逊醚合成法的机理及其应用。

(2) 熟悉重结晶法提纯有机化合物的基本操作。

## 【实验原理】

苯氧乙酸是一种白色片状或针状晶体，可用于合成染料(dye)、药物与杀虫剂，还可直接用作植物生长调节剂。苯氧乙酸对人畜无害，因而应用较为广泛。

本实验是利用威廉姆逊合成法制备酚醚。威廉姆逊合成法是制备醚的一种好方法，该合成法中只能选用伯卤代烷与醇钠或酚钠为原料，因为醇钠或酚钠是亲核试剂，又是强碱，仲、叔卤代烷(特别是叔卤代烷)在强碱条件下主要发生消除反应生成烯烃，得不到相应的醚。苯氧乙酸可用苯酚、一氯乙酸在碱性溶液中通过威廉姆逊反应制得。

$$2ClCH_2COOH + Na_2CO_3 \longrightarrow 2ClCH_2COONa + H_2O + CO_2$$

（苯酚）OH + NaOH $\longrightarrow$ （苯酚钠）ONa + $H_2O$

（苯酚钠）ONa + $ClCH_2COONa$ $\longrightarrow$ （苯氧乙酸钠）$OCH_2COONa$ + NaCl

（苯氧乙酸钠）$OCH_2COONa$ + HCl $\longrightarrow$ （苯氧乙酸）$OCH_2COOH$ + NaCl

## 【器材和药品】

### 1. 器材

锥形瓶(100mL)，烧杯(250mL)，三颈烧瓶(100mL)，控温磁力搅拌器，冷凝管，滴液漏斗，布氏漏斗，抽滤瓶。

### 2. 药品

氯乙酸，苯酚，碳酸钠，氢氧化钠，盐酸(20%)，乙醚，氯化钠溶液(15%)。

## 【实验步骤】

### 1. 配制氯乙酸钠溶液

依次将氯乙酸 3.1g(32.5mmol)和 10mL 15%氯化钠溶液加入 100mL 锥形瓶中，控温磁力搅拌器搅拌下少量多次慢慢加入 2g 碳酸钠，加入速率以反应混合物的温度不超过 40℃为宜[①]，此时 pH 为 7～8。如 pH 小于此值，再改用饱和碳酸钠水溶液将反应混合液 pH 调至 7～8，待用。

### 2. 配制苯酚钠溶液

在 100mL 三颈烧瓶上配置回流冷凝管和温度计，向三颈烧瓶中加入 1.3g 氢氧化钠、7.5mL 水和 2.8g 苯酚，开动搅拌器使固体溶解，冷却后待用。

### 3. 苯氧乙酸的合成

将配好的氯乙酸钠溶液加入上述苯酚钠溶液的三颈烧瓶中，开动控温磁力搅拌器搅拌，水浴加热，反应温度保持在 100～110℃，回流 2h，直至 pH 为 7～8，反应结束[②]。趁热将反应混合物倒入 250mL 烧杯中，加入 30mL 水，搅拌均匀，用 20%盐酸调节 pH 为 2～3，冰水冷却，析出白色晶体。抽滤，用 5mL 冷水洗涤粗产品，抽干后，将苯氧乙酸粗产品倒入 250mL 烧杯中，加入 30mL 水，再加入 1.5g 左右的固体碳酸钠使苯氧乙酸固体刚好溶解。将溶液转入分液漏斗中，加入 10mL 乙醚，振荡，静置分层，分去乙醚层，水层用 10mL 乙醚再萃取 2 次[③]。最后，水层用 20%盐酸酸化至 pH 为 2～3，静置，冰水冷却结晶，得到白色晶体，抽滤后用冷水洗涤滤饼 2 次，干燥后即得精制产物。称量，计算产率。

苯氧乙酸[④]熔点为 99℃。

## 【安全提示】

氯乙酸具有强烈的刺激性和腐蚀性，能灼伤皮肤。若不慎触及皮肤，应立即用水冲洗。

## 【附注】

① 配制氯乙酸钠溶液时，采用氯化钠溶液有利于抑制氯乙酸水解。中和反应温度超过40℃时，氯乙酸易发生水解。

② 合成苯氧乙酸反应刚开始时，反应混合物 pH 为 12，随着反应的进行，其 pH 逐渐变小，直至 pH 为 7~8，反应即告结束。

③ 乙醚用于萃取未反应而游离出来的少量苯酚。

④ 苯氧乙酸对人畜无害，应用比较广泛。苯氧乙酸经卤化后能得到许多有用的衍生物，如增产灵 4-碘苯氧乙酸、植物生长素 2,4-二氯苯氧乙酸等。

## 【思考题】

(1) 以苯酚钠和氯乙酸作原料制备醚时，为什么要使氯乙酸成盐？可否用苯酚和氯乙酸直接反应制备醚？

(2) 用碳酸钠中和氯乙酸时为何要加氯化钠溶液？

(3) 从亲核取代反应、亲电取代反应和产品分离纯化的要求等方面说明本实验中各步反应调节 pH 的目的和作用。在苯氧乙酸合成过程中，为何 pH 会发生变化？以 pH 7~8 作为反应终点的依据是什么？

# 实验三十七　植物生长调节剂 2,4-二氯苯氧乙酸的制备

## 【实验目的】

(1) 了解 2,4-二氯苯氧乙酸的制备方法。

(2) 复习分液漏斗的使用、重结晶等基本操作。

## 【实验原理】

2,4-二氯苯氧乙酸俗称 2,4-D，是一个人们熟知的除草剂和植物生长调节剂，也是 20 世纪开发最成功、全球应用最广的除草剂之一。低浓度的 2,4-二氯苯氧乙酸对植物生长具有刺激作用，能促进农作物早熟增产，防止果实早期落花落果；高浓度的 2,4-二氯苯氧乙酸对植物具有灭杀作用，可作除草剂，还可用作防霉剂。

工业上通常采用下列方法生产 2,4-二氯苯氧乙酸：①苯酚氯化缩合法，即苯酚在其熔融状态下氯化，随后将得到的二氯酚与氯乙酸缩合；②苯酚与氯乙酸在碱性条件下缩合生成苯氧乙酸，再用氯气氯化。

方法①有许多缺陷，最重要的是此法不能确保制备出完全不含二噁英类化合物的 2,4-D，

而二噁英是剧毒物质，即使是十亿分之几的极低量(质量分数)下也会对人和动植物造成毒害；其次，用此法制备高质量产品所需的纯化操作冗长、成本高。方法②则可防止二噁英的生成，并克服了前一方法的其他缺陷，是相对较好的一种制备方法。

本实验采取先缩合后氯化的合成路线，并先后使用浓盐酸加过氧化氢以及次氯酸在酸性介质中的分步氯化来制备 2,4-二氯苯氧乙酸。

反应式如下：

$$ClCH_2COOH \xrightarrow{Na_2CO_3} ClCH_2COONa \xrightarrow[\text{+NaOH}]{\text{OH}} \text{OCH}_2\text{COONa}$$

$$\longrightarrow \text{OCH}_2\text{COOH}$$

$$\text{OCH}_2\text{CO}_2\text{H} + HCl + H_2O_2 \xrightarrow{FeCl_3} \text{Cl}-\text{OCH}_2\text{CO}_2\text{H}$$

$$\text{Cl}-\text{OCH}_2\text{CO}_2\text{H} + 2NaOCl \xrightarrow{H^+} \text{Cl,Cl}-\text{OCH}_2\text{CO}_2\text{H}$$

## 【器材和药品】

### 1. 器材

三颈烧瓶(100mL)，磁力搅拌器，冷凝管，滴液漏斗，烧杯，抽滤瓶，布氏漏斗，锥形瓶(150mL)，石棉网，电炉。

### 2. 药品

氯乙酸，苯酚，饱和碳酸钠溶液，碳酸钠溶液(10%)，氢氧化钠溶液(30%)，冰醋酸，浓盐酸，盐酸(20%)，过氧化氢溶液(33%)，次氯酸钠溶液(5%)，乙醇水溶液(1∶3)，乙醚，四氯化碳，pH 试纸，刚果红试纸。

## 【实验步骤】

### 1. 苯氧乙酸的制备

参见实验三十六。

### 2. 对氯苯氧乙酸的制备

将 100mL 三颈烧瓶装置在磁力搅拌器上，分别安装回流冷凝管和滴液漏斗。在三颈瓶内加入 3.0g(0.02mol)制得的苯氧乙酸和 10mL 冰醋酸，启动搅拌并用水浴加热，当浴温升至 55℃时加入约 0.02g 三氯化铁和 10mL 浓盐酸。继续加热至 60~70℃时，自滴液漏斗慢慢滴加 3mL 过氧化氢溶液(33%)①。滴完后维持浴温为 60~70℃，搅拌下反应 20min，接着升温至瓶内固体全部溶解，然后慢慢冷却结晶，用冰水浴进一步冷却使结晶完全析出，抽滤。粗产物先用水洗涤，然后用体积比 1∶3 稀乙醇重结晶，干燥后称量，计算产率。

### 3. 2,4-二氯苯氧乙酸的制备

将 150mL 锥形瓶放在磁力搅拌器上,加入 1.0g(5.36mmol)制得的对氯苯氧乙酸和 12mL 冰醋酸,启动搅拌,使固体溶解。在冰水浴冷却下边搅拌边将 20mL(0.014mmol)5%的次氯酸钠溶液自滴液漏斗滴至锥形瓶中。滴加完后,撤去冰水浴,升温至 20~25℃继续搅拌反应 5min[②]。加入 50mL 水,搅拌均匀后用 20%盐酸酸化至刚果红试纸变蓝。

将溶液转入分液漏斗,用乙醚萃取 3 次,每次 25mL。合并醚层,先用 15mL 水洗涤 1次,再用 10%碳酸钠溶液反萃取 2 次,每次 15mL。将碳酸钠萃取液合并倒入烧杯中,用 20%盐酸酸化至刚果红试纸变蓝,静置、冷却结晶,抽滤。晶体用少量冷水洗涤,干燥后称量,计算产率。

纯 2,4-D 的熔点为 138℃。

【附注】

① 盐酸勿过量,滴加过氧化氢溶液宜慢,严格控温,让生成的氯气充分参与亲核取代反应。氯气有刺激性,特别是对眼睛、呼吸道和肺部器官,应注意操作,勿使气体逸出,并注意开窗通风。

② 严格控制温度、pH 和试剂用量是 2,4-D 制备实验的关键。次氯酸钠用量勿多,反应保持在室温以下。

【思考题】

(1) 从亲核取代反应、亲电取代反应和产品分离纯化的要求等方面说明本实验中各步反应调节 pH 的目的和作用。

(2) 以苯氧乙酸为原料,如何制备对溴苯氧乙酸?为何不能用本法制备对碘苯氧乙酸?

# 实验三十八　苯乙酮的合成

【实验目的】

(1) 学习并掌握傅-克酰基化反应的基本原理和实验方法。
(2) 掌握无水操作及机械搅拌的使用方法。

【实验原理】

制备芳酮最重要的方法是傅-克酰基化反应。苯乙酮的合成是利用苯与乙酸酐在路易斯(Lewis)酸催化剂(无水三氯化铝)的作用下发生反应。乙酸酐的酰化能力较弱,但价格便宜。

$$\text{〈〉} + CH_3\overset{O}{\overset{\|}{C}}O\overset{O}{\overset{\|}{C}}CH_3 \xrightarrow{AlCl_3} \text{〈〉} -\overset{O}{\overset{\|}{C}}CH_3 + CH_3COOH$$

## 【器材和药品】

1. 器材

三颈烧瓶(50mL)，球形冷凝管，干燥管，控温磁力搅拌器，恒压滴液漏斗，烧杯，搅拌子，分液漏斗，量筒(10mL)。

2. 药品

乙酸酐，苯，无水三氯化铝，浓盐酸，氢氧化钠溶液(10%)，无水氯化钙，无水硫酸镁，石油醚。

## 【实验步骤】

反应装置如图 5-1 所示，在装有搅拌子、恒压滴液漏斗和回流冷凝管 (上口接一个装有无水氯化钙的干燥管，并与 HCl 气体吸收装置相连[①])的 50mL 的三颈烧瓶中，迅速加入 6.5g 无水三氯化铝和 8mL 无水苯，边搅拌边滴加 2mL 乙酸酐[②]。开始先少加几滴，待反应开始后再继续滴加。此反应为放热反应，应注意控制乙酸酐的滴加速率，以使三颈烧瓶稍热为宜，切勿使反应过于剧烈，必要时用冷水冷却反应瓶[③]，此过程约需 10min。加料完毕，待反应稍缓和后，用沸水浴加热回流并搅拌，直至无 HCl 气体逸出为止，此过程约需 50min。

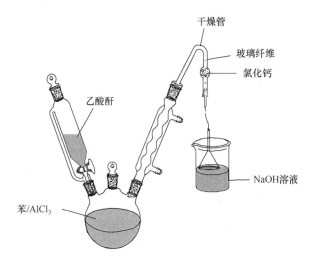

图 5-1　制备苯乙酮实验装置

待反应液冷却到室温后进行水解，在搅拌下将反应液倾入盛有 10mL 浓盐酸和 20g 碎冰的烧杯中(此操作在通风橱中进行)，若还有固体存在，应补加适量浓盐酸使其溶解[④]。然后，将反应液转入分液漏斗中，分出上层有机相，用 30mL 石油醚 2 次萃取下层水相，合并有机相，依次用 5mL 10% NaOH 溶液和 5mL 水洗至中性。用无水硫酸镁干燥。在水浴上蒸出石油醚和苯，稍冷后改用空气冷凝管，用常压蒸馏法蒸出产品[⑤]，收集 198~202℃的馏分，产品为无色透明油状液体，产率约 65%。

苯乙酮的沸点为 202.6℃，$n_D^{20}$ 1.5372。

【附注】

① 吸收装置：约 200mL 20%氢氧化钠溶液，自配，注意正确安装氯化氢气体吸收装置，防止倒吸。

② 本实验应在无水条件下进行，所用药品及仪器均需要干燥。无水三氯化铝在空气中容易吸湿分解，在称量过程中动作要快，称完后及时倒入烧瓶中，并将烧瓶及药品瓶盖及时盖好。苯用无水氯化钙干燥过夜后再用。乙酸酐必须在临用前重新蒸馏，收集 137~140℃的馏分使用。

③ 滴加乙酸酐，反应过程将放热，因此开始滴加时速率应慢一些，过快则会引起暴沸，当反应高峰过后可以加快滴加速率。注意控制反应温度，温度过高对反应不利，一般而言反应温度控制在 60℃以下为宜。反应时间长一些，可以提高产率。

④ 加酸使苯乙酮析出，其反应式为

⑤ 蒸馏时，选用容积适宜的蒸馏烧瓶，以减少损失。

【思考题】

(1) 本实验装置为何要干燥？加料要迅速是什么原因？

(2) 本实验为什么要用过量的苯和 $AlCl_3$？

(3) 反应完成后，为何要加入浓盐酸并在冰水中水解？

(4) 反应完毕，已无 HCl 气体生成，但固体可能尚未溶完，原因何在？对实验结果会有何影响？

# 实验三十九　乙酸乙酯的制备

【实验目的】

(1) 学习直接酯化法制备羧酸酯的基本原理和实验方法。

(2) 了解共沸物的特性及其在有机合成中的应用。

【实验原理】

羧酸酯是一类有广泛用途的化合物。羧酸酯的制备方法有多种，其中由羧酸和醇在酸性催化剂存在下反应生成羧酸酯的方法称为直接酯化法。本实验是在浓硫酸催化下，由乙酸和乙醇直接反应生成乙酸乙酯：

$$CH_3COOH + CH_3CH_2OH \underset{}{\overset{浓H_2SO_4}{\rightleftharpoons}} CH_3COOC_2H_5 + H_2O$$

为了提高合成产率，必须使平衡向生成酯的方向移动。促使平衡向产物方向移动的方法有：①改变原料的配比，使原料之一过量(较计量关系式额定的量)，推动平衡向右移动。②及时移去产物之一或全部(使其及时脱离反应体系)，拉动平衡的移动。例如，往往利用水可以与某些有机物形成低沸点共沸物①的性质，共沸蒸馏除水。③推动平衡和拉动平衡同时并举。在酯化反应中，是使酸还是醇过量，应视其是否易得、价廉及操作(包括分离)方便而定。实验室方法之所以使用过量的乙醇，是由于乙醇价廉。本实验采取加入过量乙醇及不断把反应中生成的酯和水蒸出的方法，促使平衡向生成酯的方向移动。在工业生产中，一般采用加入过量的乙酸，以便使乙醇转化完全，避免由于乙醇与水及乙酸乙酯形成二元或三元共沸物给分离带来困难。

## 【器材和药品】

1. 器材

烧瓶(50mL、100mL)，球形冷凝管，分液漏斗(125mL)，烧杯，锥形瓶(50mL)，量筒，铁架台，铁圈，普通漏斗，滤纸，pH 试纸，电热套。

2. 药品

冰醋酸，乙醇(95%)，浓硫酸，饱和碳酸钠溶液，饱和氯化钙溶液，饱和氯化钠溶液，无水硫酸镁。

## 【实验步骤】

在 100mL 圆底烧瓶中加入 14.3mL 冰醋酸和 23mL 乙醇，在摇动下慢慢滴入 7.5mL 浓硫酸，混合均匀后加入几粒沸石，装上回流冷凝管(图 5-2)，用电热套加热回流 0.5h，稍冷后，改为蒸馏装置，在水浴上加热蒸馏，直至无馏出物馏出为止，得粗乙酸乙酯。在摇动下慢慢向粗产物中滴入饱和碳酸钠溶液数滴，使有机相呈中性(用 pH 试纸测定)。将液体转入分液漏斗中，振摇后静置，分去水相，有机相用 10mL 饱和氯化钠溶液洗涤[②]，接着用饱和氯化钙溶液洗涤两次，每次 10mL。弃去下层液，酯层转入干燥的锥形瓶中，用无水硫酸镁干燥 30min[③]。

将干燥后的粗乙酸乙酯滤入 50mL 蒸馏烧瓶中，加入 2～3 粒沸石，用水浴加热蒸馏，收集 73～78℃的馏分，产量 10～12 g。

纯乙酸乙酯为具有芳香气味的无色透明液体，沸点为 77.06℃，$n_D^{20}$ 1.3727。

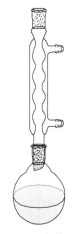

图 5-2　回流装置图

## 【安全提示】

浓硫酸具有强腐蚀性，使用时必须小心。在加料过程中，应先往反应瓶中加水，然后在振摇下缓慢加入浓硫酸，切忌将水倒入浓硫酸中。

## 【附注】

① 乙酸乙酯与水或醇形成二元和三元共沸物的组成及沸点如下：

| 沸点/℃ | 组成/%(质量分数) | | |
| --- | --- | --- | --- |
| | 乙酸乙酯 | 乙醇 | 水 |
| 70.2 | 82.6 | 8.4 | 9.0 |
| 70.4 | 91.9 | — | 8.1 |
| 71.8 | 69.0 | 31.0 | — |

② 碳酸钠必须洗去，否则下一步用饱和氯化钙溶液洗乙醇时，会产生絮状的碳酸钙沉淀，造成分离困难。为了洗去碳酸钠，并减少乙酸乙酯在水中的溶解度(每 17 份水溶解 1 份乙酸乙酯)，故此处用饱和氯化钠溶液洗。

③ 由于水与乙醇、乙酸乙酯形成二元或三元共沸物，故在未干燥前已是清亮透明溶液。因此，不能以产品是否透明作为是否干燥好的标准，而应以干燥剂加入后的吸水情况而定，并放置 30min，其间要不时摇动。若洗涤不净或干燥不够时，会使沸点降低，影响产率。

## 【思考题】

(1) 直接酯化反应有哪些特点？为了提高乙酸乙酯的产率，实验中采取了哪些措施？

(2) 本实验可能有哪些副反应？

(3) 为什么实验室制备乙酸乙酯时一般采用使乙醇过量的方法？若改用乙酸过量，操作步骤应如何设计？

# 实验四十　　肉桂酸的制备

## 【实验目的】

(1) 掌握肉桂酸的制备原理和实验方法。

(2) 熟悉水蒸气蒸馏等操作。

## 【实验原理】

肉桂酸是生产冠心病药物心可安的重要中间体，其酯类衍生物是配制香精和食品香料的重要原料。肉桂酸在农用塑料和感光树脂等精细化工产品的生产中也有着广泛的应用。

芳香醛和酸酐在碱性催化剂作用下，可以发生类似于羟醛缩合的反应，生成 $\alpha$，$\beta$-不饱和芳香醛，这种反应称为 Perkin 反应。利用 Perkin 反应，在碱性条件下，将苯甲醛与乙酸酐加热回流，可生成肉桂酸。

反应式如下

$$C_6H_5CHO + (CH_3CO)_2O \xrightarrow{\text{K}_2\text{CO}_3} C_6H_5CH = CHCOOH$$

## 【器材和药品】

1. 器材

圆底烧瓶(250mL)，蒸馏头，球形冷凝管，直形冷凝管，接液管，温度计，电热套，抽滤瓶，布氏漏斗，真空水泵。

2. 药品

苯甲醛，乙酸酐①，无水碳酸钾，氢氧化钠溶液(10%)，浓盐酸。

**【实验步骤】**

在 250mL 干燥的圆底烧瓶中，混合 7g 无水碳酸钾、5mL 苯甲醛和 4mL 乙酸酐，用电热套慢慢加热至 160～170℃，回流 30min[②]。反应初期，由于有二氧化碳逸出，会有泡沫产生。反应完毕，冷却反应混合物，往瓶内加入 40mL 热水浸泡几分钟，进行水蒸气蒸馏，直至无油状物蒸出为止。将蒸馏瓶冷却后，加入 40mL 10% NaOH 水溶液，以保证所有生成的肉桂酸形成钠盐而溶解。过滤，待滤液冷却至室温后，在搅拌下小心加入 20mL 浓盐酸和 20mL 水的混合液，至溶液呈酸性。冷却结晶，减压抽滤析出的晶体，并用少量冷水洗涤，干燥后得粗产物。将粗产物用乙醇制成饱和溶液，然后滴加水至浑浊，放置 20 min，过滤得重结晶产品。烘干后称量，计算产率。

**【附注】**

① 用于实验的乙酸酐应当是新蒸馏过的。

② 实验中视具体情况，可以延长反应时间，并用薄层层析色谱(TLC)进行跟踪。

**【思考题】**

(1) 若用苯甲醛与无水丙酸酐反应，其产物是什么？写出反应式。

(2) 在实验中，如果原料苯甲醛中含有少量的苯甲酸，这对实验结果会产生什么影响？应采取什么样的措施？

# 实验四十一　间硝基苯酚的制备

**【实验目的】**

学习并掌握利用重氮化反应制备芳香化合物的原理和实验方法。

**【实验原理】**

大多数重氮盐(diazo-salt)的水溶液在温热条件下即可发生水解反应，生成相应的酚并释放出氮气。

$$ArN_2^+X^- \longrightarrow Ar^+ + N_2 \uparrow + X^-$$

$$Ar^+ + H_2O \longrightarrow ArOH + H^+$$

这是重氮盐的制备要严格控制反应温度且重氮盐的水溶液不能长期存放的主要原因，但该反应却为制备间位取代的酚类，如间硝基苯酚、间溴苯酚这些不能通过亲电取代反应直接合成的化合物提供了一条途径。当以制备酚及其同系物为目的时，重氮化反应通常在硫酸溶液中进行，这是因为如果使用盐酸溶液时，重氮基被氯原子取代将成为主要的副反应。

$$ArN_2^+Cl^- \xrightarrow{\triangle} ArCl + N_2 \uparrow$$

重氮盐的水解反应需在强酸性介质中进行，以避免重氮盐与酚之间的偶联反应发生。根据芳胺结构的不同而采取适当的分解温度。

反应式：

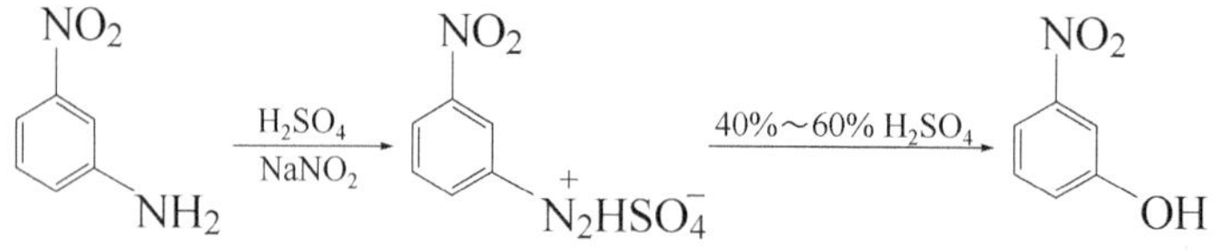

## 【器材和药品】

1. 器材

烧杯(250mL)，真空水泵，抽滤瓶，布氏漏斗，温度计。

2. 药品

间硝基苯胺(粉状)，亚硝酸钠，浓硫酸，盐酸溶液(15%)，淀粉-碘化钾试纸，活性炭，冰。

## 【实验步骤】

1. 重氮盐溶液的制备

在 250mL 烧杯中，先将 11mL 浓硫酸溶于 18mL 水中配成稀硫酸溶液，接着加入 7g 研成粉状的间硝基苯胺和 20~25g 碎冰，充分搅拌成糊状。将烧杯置于冰盐浴中冷至 0~5℃，在充分搅拌下滴加 3.4g 亚硝酸钠溶于 10mL 水的溶液。控制滴加速率，使温度始终保持在 5℃ 以下，约 5min 加完①。必要时可向反应液中加入几小块冰，以防温度上升。滴加完毕，继续搅拌 10min。然后取 1 滴反应液，用淀粉-碘化钾试纸进行亚硝酸实验，若试纸变蓝，表明亚硝酸钠已经过量②，如果没有过量，可补加 0.5g 亚硝酸钠。然后将反应物在冰盐浴中放置 5~10min，重氮盐以晶体形式析出，将大部分上层清液倾入另一锥形瓶中，立即进行下一步实验。

2. 间硝基苯酚的制备

在 250mL 烧杯中，放置 25mL 水，在振摇下小心加入 33mL 浓硫酸。将配好的稀硫酸溶液置于石棉网上加热至沸，分批加入重氮盐晶体，控制加入速率，以免因氮气迅速释放产生大量泡沫而使反应物溢出。此时的反应液呈深褐色，部分间硝基苯酚呈黑色油状物析出。重氮盐晶体加完后，继续煮沸 15min。稍冷后，将反应混合物倾入用冰水浴冷却的烧杯中，并充分搅拌，产物形成小而均匀的晶体。减压抽滤析出的晶体，用少量冰水洗涤几次，压干，湿的褐色粗产物 4~5g。粗产物用 15%盐酸(每克湿产物需 10~12mL)重结晶，并加适量的活性炭脱色。干燥后得淡黄色的间硝基苯酚，产量 2.5~3g。

纯间硝基苯酚的熔点为 96~97℃。

## 【安全提示】

间硝基苯胺对人体有较大的毒性，使用时必须小心！

## 【附注】

① 亚硝酸钠的加入速率不宜过慢，以免重氮盐与未反应的芳胺发生偶联反应生成黄色不溶性化合物，强酸性介质有利于抑制偶联反应的发生。

② 游离亚硝酸的存在表明芳胺硫酸盐已充分重氮化。重氮化反应通常使用比计算量多 3%～5% 的亚硝酸钠，过量的亚硝酸易导致重氮基被—$NO_2$ 取代和间硝基苯酚被氧化等副反应的发生。

## 【思考题】

(1) 为什么重氮化反应必须在低温下进行？如果温度过高或溶液酸度不够会产生什么副反应？

(2) 写出由硝基苯为原料制备间硝基苯酚的合成路线。为什么间硝基苯酚不能由苯酚硝化来制备？

# 实验四十二　苯胺的制备

## 【实验目的】

(1) 了解硝基苯还原成苯胺的实验方法。

(2) 掌握水蒸气蒸馏及空气冷凝管蒸馏等基本操作。

## 【实验原理】

本实验由硝基苯和铁粉在酸性条件下制备苯胺(aniline)。

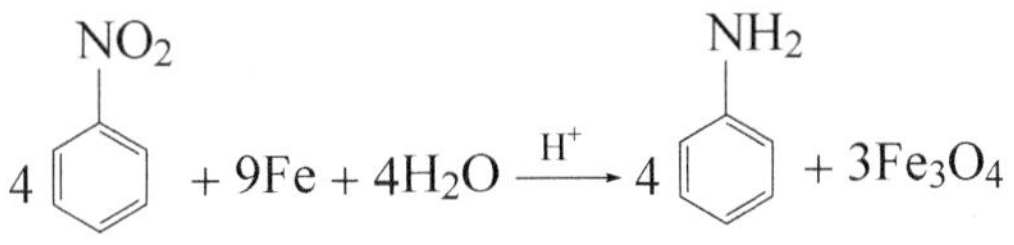

$$4\ \text{C}_6\text{H}_5\text{NO}_2 + 9\text{Fe} + 4\text{H}_2\text{O} \xrightarrow{\text{H}^+} 4\ \text{C}_6\text{H}_5\text{NH}_2 + 3\text{Fe}_3\text{O}_4$$

## 【器材与药品】

1. 器材

圆底烧瓶(100mL、250mL)，石棉网，水蒸气蒸馏装置，分液漏斗，空气冷凝管，球形冷凝管。

2. 药品

硝基苯，还原铁粉(40～100 目)，冰醋酸，乙醚，氯化钠，氢氧化钠(s)。

## 【实验步骤】

1. 苯胺的制备

在 250mL 圆底烧瓶中，加入 13.5g 还原铁粉、25mL 水及 1.5mL 冰醋酸①，振荡使其充分混合。装上回流冷凝管，用小火在石棉网上加热煮沸约 10min。稍冷后，从冷凝管顶端加入 7.6mL 硝基苯，加完后用力振摇，使反应物充分混合，然后加热至沸即停止加热。由于硝基苯的还原反应是放热反应，所以在反应器内约有 6min 剧烈反应发生。待反应温和后，再将反应体系加热回流 0.5h，并时加摇动，使还原反应完全②，此时，冷凝管回流液应不再呈现硝基苯的黄色。

## 2. 苯胺的分离

将反应装置改为水蒸气蒸馏装置，进行水蒸气蒸馏，至馏出液变清，再多收集 20mL 馏出液，共约收集 60mL[③]。用氯化钠饱和馏出液[④](约需 40g 氯化钠)，使苯胺与水分层。然后将溶液转入分液漏斗，分出有机层(苯胺层)，用粒状氢氧化钠干燥，得约 5mL 粗品。

将 3～4 个学生制备的粗品苯胺合并后转至 100mL 干燥的圆底烧瓶中,用空气冷凝管冷凝，常压蒸馏，收集 180～185℃的馏分[⑤]为产品。

纯苯胺沸点 184.4℃，$n_D^{20}$ 1.5863。

## 【安全提示】

苯胺有毒，操作时应避免与皮肤接触或吸入其蒸气。若皮肤不慎触及苯胺，应先用水冲洗，再用肥皂和温水洗涤。

## 【附注】

① 这一步骤的目的是使铁粉活化，缩短反应时间。铁-乙酸作为还原剂时，铁首先与乙酸反应生成乙酸亚铁，后者实际上是主要的还原剂，在还原反应中乙酸亚铁进一步被氧化生成碱式乙酸铁。

$$Fe+2HAc \longrightarrow Fe(Ac)_2+H_2 \uparrow$$

$$2Fe(Ac)_2+[O]+H_2O \longrightarrow 2Fe(OH)(Ac)_2$$

碱式乙酸铁与铁及水作用后，又生成乙酸亚铁和乙酸，可以重复发生上述反应。

$$6Fe(OH)(Ac)_2+Fe+2H_2O \longrightarrow 2Fe_3O_4+Fe(Ac)_2+10HAc$$

总之，本反应主要是水分子作为供质子剂提供质子，铁原子提供电子完成还原反应。

② 硝基苯为黄色油状物，如果回流液中黄色油状物消失而转变成乳白色油珠(由游离苯胺引起)，表示反应已经完全。本反应中还原作用必须完全，否则残留在反应物中的硝基苯，在后续提纯过程中很难分离，影响产品纯度。

③ 反应完毕，圆底烧瓶壁上黏附的黑褐色物质，可用 1 : 1 盐酸水溶液(体积比)温热后除去或直接用少量浓盐酸除去。

④ 在 20℃时，每 100mL 水可溶解 3.4g 苯胺。为了减少苯胺损失，根据盐析原理，加入氯化钠使馏出液饱和，溶于水的绝大部分苯胺将呈油状物析出。

⑤ 纯苯胺为无色液体，在空气中由于氧化而呈淡黄色，若加入少许锌粉于苯胺中，重新蒸馏后可去掉颜色。

## 【思考题】

(1) 如果以盐酸代替乙酸，则反应后要加入饱和碳酸钠至溶液呈碱性后，才能进行水蒸气蒸馏，这是为什么？本实验为何不进行中和？

(2) 有机物质必须具备什么性质，才能采用水蒸气蒸馏法提纯？本实验为何可以选择水蒸气蒸馏法把苯胺从反应混合物中分离出来？

(3) 在水蒸气蒸馏完毕时，先灭火焰，再打开 T 形管下端弹簧夹，这样做可以吗？为什么？

# 实验四十三 乙酰苯胺的制备

## 【实验目的】

(1) 掌握苯胺乙酰化反应的原理和实验操作。

(2) 熟悉易氧化基团的保护方法。

## 【实验原理】

胺的酰化在有机合成中有着重要的作用。作为一种保护措施，一级和二级芳胺在合成中通常被转化为它们的乙酰基衍生物以降低胺对氧化剂的敏感性，使其不被反应试剂破坏；同时氨基酰化后降低了氨基在亲电取代反应(特别是卤化)中的活化能力，使其由很强的第 I 类定位基变为中等强度的第 I 类定位基，结果亲电取代反应就由多元取代变为一元取代，而且由于乙酰基的空间位阻效应，往往选择性地生成对位取代物。

用冰醋酸为酰化剂可制备乙酰苯胺：

$$\text{C}_6\text{H}_5\text{NH}_2 + \text{CH}_3\text{COOH} \underset{\triangle}{\rightleftharpoons} \text{C}_6\text{H}_5\text{NHCOCH}_3 + \text{H}_2\text{O}$$

芳胺可用酰氯、酸酐或与冰醋酸加热来进行酰化，冰醋酸试剂易得，价格便宜，但需要较长的反应时间，适合于规模较大的制备。酸酐一般来说是比酰氯更好的酰化试剂。用游离胺与乙酸酐进行酰化时，常伴有二乙酰胺[ArN(COCH₃)₂]副产物的生成。但如果在乙酸-乙酸钠的缓冲溶液中进行酰化，由于酸酐的水解速率比酰化速率慢得多，则可以得到高纯度的乙酰胺产物。但这一方法不适合于硝基苯和其他碱性很弱的芳胺的酰化。

## 【器材与药品】

### 1. 器材

圆底烧瓶(100mL)，刺形分馏柱，电炉，石棉网，抽滤瓶，布氏漏斗，真空水泵，烧杯，温度计，接收瓶。

### 2. 药品

苯胺(新蒸)，冰醋酸，锌粉，冰。

## 【实验步骤】

在 100mL 圆底烧瓶中，加入 10.0mL 苯胺[①]、15.0mL 冰醋酸及少许锌粉(约 0.1g)[②]，装上一短的刺形分馏柱，其上端装一温度计，支管通过支管接引管与接收瓶相连，接收瓶外部用冷水浴冷却。

将圆底烧瓶在石棉网上用小火加热，使反应物保持微沸约 15min，然后逐渐升高温度，当温度达到 100℃左右时，支管即有液体流出。维持温度在 100～110℃反应约 1h，生成的水及大部分乙酸被蒸出，此时温度计读数下降，表示反应已经完成。在搅拌下趁热将反应物倒入

20mL 水中③，冷却后抽滤析出的固体，用冷水洗涤。粗产物用水重结晶，产量约 4.0g，熔点 113～114℃。

## 【安全提示】

苯胺有毒，操作时应避免与皮肤接触或吸入其蒸气。若不慎触及皮肤时，先用水冲洗，再用肥皂和温水洗涤。

## 【附注】

① 久置的苯胺颜色深且有杂质，会影响乙酰苯胺的质量，最好用新蒸的苯胺。
② 加入锌粉的目的是防止苯胺在反应过程中被氧化生成有色的杂质。
③ 反应物冷却后，固体产物立即析出，沾在瓶壁不易处理。必须趁热在搅动下倒入冷水中，以除去过量的乙酸及未作用的苯胺(它可成为苯胺乙酸盐而溶于水)。

## 【思考题】

(1) 反应时为什么要控制分馏柱上端的温度为 100～110℃？温度过高有什么不好？
(2) 根据理论计算，反应完成时会产生多少毫升水？为什么实际收集的液体远多于理论量？
(3) 用苯胺作原料进行苯环上的一些取代反应时，为什么通常首先要进行酰化？

# 实验四十四　磺胺的合成

## 【实验目的】

(1) 了解磺胺合成中乙酰化、氯磺化、氨解和水解的原理并掌握其合成方法。
(2) 巩固蒸馏、回流、抽滤、重结晶等操作技术。

## 【实验原理】

磺胺，化学名为对氨基苯磺酰胺，是磺胺类药物的基本结构。以苯胺为原料合成磺胺要经过四步反应。

### 1. 苯胺乙酰化

由于苯胺的氨基很容易被氧化，故首先将苯胺乙酰化，引入暂时性酰基(乙酰基)以保护氨基。同时由于引入了乙酰基可以降低苯环的反应活性，减缓苯胺的磺化反应速率，降低或避免副产物的生成。

2. 氯磺化

氯磺化分两步进行。首先生成对乙酰氨基苯磺酸,此步反应较快,是放热反应,故必须降低温度(在冰浴中进行)以保证反应顺利进行。当有过量的氯磺酸存在时,才能使对乙酰氨基苯磺酸转变为对乙酰氨基苯磺酰氯,此步为吸热反应,需加热才能有利于对乙酰氨基苯磺酰氯的生成。

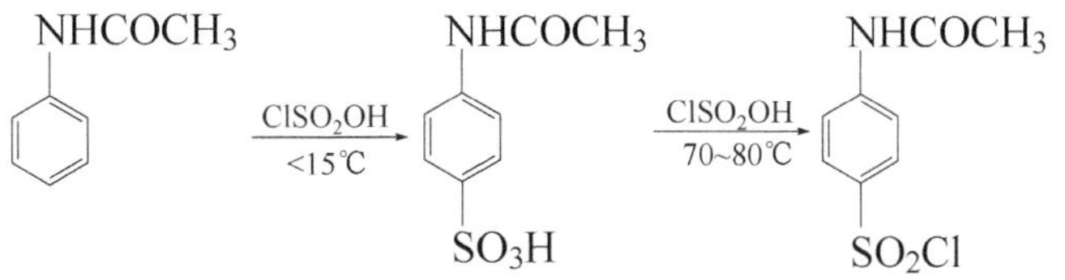

3. 氨解

如同酰氯的氨解产生酰胺一样,对乙酰氨基苯磺酰氯在浓氨水中氨解生成对乙酰氨基苯磺酰胺,同时产生 HCl,它与氨作用生成 $NH_4Cl$。因此,必须有过量的氨才能使反应顺利进行。

4. 水解

对乙酰氨基苯磺酰胺在酸性或碱性条件下可发生水解。对乙酰氨基苯磺酰胺既是乙酰胺又是磺酰胺,这两种酰胺基团都易发生水解作用,但乙酰胺的酸水解速率大大快于磺酰胺的酸水解速率。因此,可在稀盐酸溶液中使乙酰氨基水解为氨基,磺酰胺不水解而生成磺胺。为使水解迅速、安全,可在回流装置中进行。在盐酸溶液中,磺胺以盐酸盐的形式存在于溶液中,当用 $Na_2CO_3$ 中和至弱碱性(pH≈8)时,磺胺即全部游离结晶出来。

**【器材和药品】**

1. 器材

量筒(20mL),烧杯(100mL),水浴锅,布氏漏斗($\Phi$ 5cm),抽滤瓶(125mL),台秤,红外灯,表面皿,滴液漏斗,三颈烧瓶(250mL),空心塞,导气管,安全阀,温度计(0~200℃),无颈漏斗,冷凝管,毛细管,熔点测定管,铁夹,铁架,铁圈,石棉网,电炉,玻璃棒。

2. 药品

苯胺,乙酸酐,氯磺酸,浓氨水,浓盐酸,固体 $Na_2CO_3$,活性炭,pH 试纸,石蜡油,冰。

**【实验步骤】**

1. 苯胺乙酰化——乙酰苯胺的制备

(1) 乙酰化。

用量筒量取新蒸出的苯胺 4.0mL,倒入 100mL 干净的烧杯中,加水 10mL,在不断搅拌下慢慢加入 6mL 乙酸酐,搅至晶体析出(可置于自来水或冰水中冷却),冷至室温即可得到白色的乙酰苯胺固体。

(2) 抽滤收集。

将上步所得固体与母液混合物抽滤分离，固体用少量冷水洗涤 2 次，抽干，于表面皿上用红外灯干燥，以便进行后续反应。

### 2. 乙酰苯胺氯磺化

按图 5-3 安装反应装置，称取 5.0g 干燥的乙酰苯胺，置于干燥的 250mL 三颈烧瓶中，在分液漏斗中加入 20mL 氯磺酸。

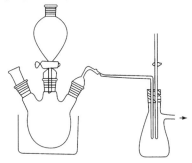

图 5-3　氯磺化反应装置图

开启水泵，减压抽气，在冷水浴下慢慢将 20mL 氯磺酸滴入三颈烧瓶中(约 1 滴/s)，可以看到有大量 HCl 气体产生，待滴加完毕，乙酰苯胺溶解完全后[①]，水浴加热(80℃左右)15～20 min。然后打开安全阀，连通大气，依次用冷水及冰水冷却三颈烧瓶。

将冷却后的反应液转移到原滴液漏斗中，在三颈烧瓶中加入约 100g 碎冰块，再按图 5-3 安装，三颈烧瓶外部用冰水冷却，开启水泵，将反应液滴入三颈烧瓶中[②](约需 15min)，滴毕生成大量的沉淀。

抽滤、压干即得对乙酰氨基苯磺酰氯固体[③]，立即进行下一步反应。

### 3. 对乙酰氨基磺酰氯的氨解

将上述抽干的固体转移至 100mL 小烧杯中，在搅拌下加入 15mL 浓氨水(若固体量较少，可适当减少氨水用量)，反应时大量放热，当固体溶解又重新生成后，继续搅拌 10min。

### 4. 对乙酰氨基苯磺酰胺的水解

(1) 将上步所得反应物加入 15mL 水，冷却，加入浓盐酸调节 pH 为 1～2，再将其转移至烧瓶中。

(2) 回流。往烧瓶中加入 2 粒沸石，装上冷凝管，在石棉网上小火加热回流 25min。此时固体应溶解，冷却后得到几乎澄清的溶液，如有固体析出，应继续加热回流使反应完全。

(3) 脱色。于稍冷后的回流液中加入一药匙(约 0.5g)活性炭，继续回流 5min。

(4) 过滤。回流液趁热用玻璃漏斗过滤，用一干净的 100mL 烧杯收集滤液。

(5) 中和与沉淀。滤液在搅拌下慢慢加入固体 $Na_2CO_3$ 至弱碱性[④](pH≈8)，此时应有大量白色固体析出，将烧杯置于冰水浴中冷却。

(6) 抽滤。固体用少量冰水洗涤 2 次，即得粗产品磺胺。

### 5. 磺胺的纯化——重结晶

将制得的粗磺胺固体转入 100mL 洁净烧杯中，加水约 25mL(约为粗产品质量的 8 倍)。在石棉网上小火加热使其全部溶解(如溶液有色，可加活性炭脱色)，趁热过滤，滤液用洁净的小烧杯收集，室温放置任其自然冷却，即可得到纯的无色透明(或白色)的针状磺胺晶体。纯磺胺熔点为 161～162℃。

## 【安全提示】

氯磺酸对皮肤和衣服等均有强烈的腐蚀作用。氯磺酸暴露在空气中会冒出大量的 HCl 气体，遇水更会发生剧烈的放热反应，甚至爆炸，故取用氯磺酸必须十分小心！反应中所用仪器及药品均需十分干燥，量取氯磺酸的量筒不可立即用水冲洗或直接量取其他试剂。若氯磺酸不慎溅在皮肤上，应立即用大量水冲洗，然后以 3%～5%的 NaHCO$_3$ 溶液处理，最后再用水冲洗，擦干后涂上烫伤油膏。

本实验应尽量避开湿度大的天气。

## 【附注】

① 如果乙酰苯胺溶解不完全，可适当增加一些氯磺酸。

② 反应液加入冰内的速率必须缓慢，以免局部过热而使对乙酰氨基苯磺酰氯水解。

③ 纯的对乙酰氨基苯磺酰氯很稳定，但粗产物却不稳定，在温热的情况下或放置过久时即会分解，固体中夹杂吸附的盐酸时，产物会很快水解。因此，固体应尽量洗净、压干，且在 1～2h 即进行下一步反应，转变为磺胺类化合物。

④ 用 Na$_2$CO$_3$ 中和滤液中的盐酸时，有 CO$_2$ 气体产生，故应控制加入速率。磺胺是两性化合物，在强碱性溶液中，易变成盐类而溶解，因此 Na$_2$CO$_3$ 固体不可过量太多。

## 【思考题】

(1) 为什么苯胺要乙酰化后再氯磺化？直接氯磺化可以吗？

(2) 乙酰苯胺氯磺化时，为什么开始用冰冷却，后来又要用水浴加热？

(3) 水解时为什么一定要在回流装置中进行？回流时间过长或加热火焰太大对产物有何影响？

# 实验四十五  甲基橙的制备

## 【实验目的】

(1) 学习并掌握重氮化反应和重氮盐偶联反应的原理和实验方法。

(2) 进一步熟练固体有机化合物的过滤、洗涤和重结晶等基本操作。

## 【实验原理】

甲基橙是重要的酸碱指示剂之一，它可通过对氨基苯磺酸的重氮化反应以及重氮盐与 N,N-二甲基苯胺的乙酸盐在弱酸性介质中进行偶联来合成。由于对氨基苯磺酸不溶于酸，因此先将对氨基苯磺酸与碱作用，得到溶解度较大的钠盐。重氮化时，由于溶液的酸化(亚硝酸钠加盐酸生成亚硝酸)，当对氨基苯磺酸从溶液中以很细的微粒析出时，立即与亚硝酸发生重氮化反应，生成重氮盐微粒。后者与 N,N-二甲基苯胺的乙酸盐发生偶联反应。偶联反应首先得到的是亮红色的酸式甲基橙，称为酸性黄，在碱性条件下，酸性黄转变成橙黄色的钠盐，即甲基橙。

其化学反应过程如下：

$$H_2N-\!\!\!\!\bigcirc\!\!\!\!-SO_3H + NaOH \longrightarrow H_2N-\!\!\!\!\bigcirc\!\!\!\!-SO_3Na + H_2O$$

$$H_2N-\!\!\!\!\bigcirc\!\!\!\!-SO_3Na \xrightarrow[HCl]{NaNO_2} \left[ HO_3S-\!\!\!\!\bigcirc\!\!\!\!-\overset{+}{N}\!\!\equiv\!\!N \right]Cl^-$$

$$\xrightarrow[HAc]{C_6H_5N(CH_3)_2} \left[ HO_3S-\!\!\!\!\bigcirc\!\!\!\!-N\!\!=\!\!N-\!\!\!\!\bigcirc\!\!\!\!-\underset{H}{\overset{}{N}}(CH_3)_2 \right]^+ Ac^-$$

$$\xrightarrow{NaOH} NaO_3S-\!\!\!\!\bigcirc\!\!\!\!-\underset{\text{甲基橙}}{N\!\!=\!\!N}-\!\!\!\!\bigcirc\!\!\!\!-N(CH_3)_2 + NaAc + H_2O$$

## 【器材和药品】

### 1. 器材

烧杯，试管，温度计，布氏漏斗，抽滤瓶，真空水泵。

### 2. 药品

对氨基苯磺酸晶体($HO_3S-\!\!\!\!\bigcirc\!\!\!\!-NH_2 \cdot 2H_2O$)，亚硝酸钠，N,N-二甲基苯胺，浓盐酸，氢氧化钠溶液(5%)，乙醇，乙醚，冰醋酸，淀粉-碘化钾试纸，冰盐浴。

## 【实验步骤】

### 1. 重氮盐的制备

在烧杯中放置 2.1g 磨细的对氨基苯磺酸[①]和 10mL 5%的氢氧化钠溶液，在冰盐浴中冷却至 0℃左右；然后加入 0.8g 磨细的亚硝酸钠，不断搅拌，直到对氨基苯磺酸全溶为止。在不断搅拌下，将 3mL 浓盐酸与 10mL 水配成的溶液缓缓滴加到上述混合溶液中，并控制温度在 5℃以下。滴加完后用淀粉-碘化钾试纸检验[②]。然后在冰盐浴中放置 15min 以保证反应完全[③]。

### 2. 偶联反应

在试管内混合 1.2g N,N-二甲基苯胺和 1mL 冰醋酸，在不断搅拌下，将此溶液慢慢加到上述冷却的重氮盐溶液中。加完后，继续搅拌 10min，然后慢慢加入 25mL 5%的氢氧化钠溶液，直至反应物变为橙色，这时反应液呈碱性，粗制的甲基橙呈细粒状沉淀析出[④]。将反应物在沸水浴上加热 5min，冷至室温后，再在冰水浴中冷却，促使甲基橙晶体析出完全。抽滤收集结晶，依次用少量水、乙醇、乙醚洗涤，压干。

若要得到较纯产品，可用溶有少量氢氧化钠(0.1~0.2g)的沸水(每克粗产物约需 25mL)进行重结晶。待结晶析出完全后，抽滤收集，沉淀依次用少量乙醇、乙醚洗涤[⑤]，得到橙色的小叶片状甲基橙结晶。

溶解少许甲基橙于水中，加几滴稀盐酸溶液，接着用稀的氢氧化钠溶液中和，观察颜色变化。

## 【安全提示】

亚硝酸钠具有致癌性，使用时必须小心！

## 【附注】

① 对氨基苯磺酸是两性化合物，酸性比碱性强，以酸性内盐存在，所以它能与碱作用成盐而不能与酸作用成盐。

② 若试纸不显蓝色，则需补充亚硝酸钠。

③ 此时往往析出对氨基苯磺酸的重氮盐，这是因为重氮盐在水中可以解离，形成中性内盐($^-O_3S$—⟨⟩—$\overset{+}{N}$≡N)，在低温时难溶于水而形成细小晶体析出。

④ 若反应物中含有未作用的 $N$,$N$-二甲基苯胺乙酸盐，加入氢氧化钠后，就会有难溶于水的 $N$,$N$-二甲基苯胺析出，影响产物的纯度。湿的甲基橙在空气中受光的照射后，颜色很快变深，所以一般得紫红色粗产物。

⑤ 重结晶操作应迅速，否则由于产物呈碱性，在温度高时易使产物变质，颜色变深。用乙醇、乙醚洗涤的目的是使其迅速干燥。

## 【思考题】

(1) 什么是偶联反应？试结合本实验讨论一下偶联反应的条件。

(2) 试解释甲基橙在酸碱介质中的变色原因，并用反应式表示。

# 实验四十六 苯甲酸的制备

## 【实验目的】

(1) 学习并掌握苯甲酸的合成方法。

(2) 进一步熟练掌握有机合成中的洗涤和重结晶等操作技术。

## 【实验原理】

制备芳香族羧酸的一个简便方法是将烷基芳族化合物氧化。在本实验中，是用碱性 $KMnO_4$ 将甲苯氧化成苯甲酸。

## 【器材和药品】

1. 器材

圆底烧瓶(250mL)，冷凝管，控温磁力搅拌器，搅拌子，布氏漏斗，抽滤瓶，刚果红试纸，真空水泵。

### 2. 药品

甲苯，高锰酸钾，浓盐酸。

## 【实验步骤】

在 250mL 圆底烧瓶中加入 2.7mL 甲苯和 100mL 水，放入搅拌子，装上回流冷凝管，在控温磁力搅拌器上加热至沸腾。从冷凝管上口分批加入 8.5g 高锰酸钾，黏附在冷凝管内壁的高锰酸钾最后用 25mL 水冲洗入瓶内。继续加热煮沸并间歇搅拌，直到甲苯层几乎近于消失，回流液不再出现油珠(需 4～5h)为止。

将反应混合物趁热减压过滤，用少量的热水(苯甲酸溶于热水，难溶于冷水)洗涤滤渣二氧化锰。合并滤液和洗涤液[①]，冰水浴冷却，然后用浓盐酸酸化至刚果红试纸变蓝，苯甲酸晶体析出。

待溶液彻底冷却后，减压过滤出苯甲酸，用少量冷水洗涤，彻底抽干后，即得粗产品[②]，干燥后产量约 1.7g。粗产品可在水中重结晶得到纯品。

苯甲酸的熔点为 122.4℃，$n_D^{20}$ 1.53974。

## 【附注】

① 滤液如果呈紫色，可加入少量亚硫酸氢钠使紫色褪去，重新减压过滤。

$$2MnO_4^- + 3HSO_3^- + OH^- \!=\!=\!= 2MnO_2 + 3SO_4^{2-} + 2H_2O$$

② 若苯甲酸的颜色不纯，可在适量的热水中重结晶，并用活性炭脱色。苯甲酸在 100g 水中的溶解度为：4℃时 0.18g；18℃时 0.27g；75℃时 2.2g。

## 【思考题】

(1) 还可以用什么方法来制备苯甲酸?

(2) 反应完毕后，若滤液呈紫色，加亚硫酸氢钠处理有什么作用?

# 实验四十七　季戊四醇的制备

## 【实验目的】

(1) 学习季戊四醇的制备方法。

(2) 学习并掌握 Cannizzaro 反应的基本原理。

## 【实验原理】

乙醛和甲醛在 $Ca(OH)_2$ 存在下发生羟醛缩合反应，生成 $\beta$-羟基丙醛。由于 $\beta$-羟基丙醛的 $\alpha$-碳原子在碱性条件下可与甲醛继续反应生成三羟甲基乙醛,后者可与甲醛再进一步发生交叉 Cannizzaro 反应，最终得到季戊四醇。

主反应：

$$3HCHO+CH_3CHO \xrightarrow[\text{缩合}]{\text{碱性}} C(CH_2OH)_3CHO$$

五碳赤丝藻糖

$$C(CH_2OH)_3CHO+HCHO \longrightarrow C(CH_2OH)_4+HCOOH$$

Cannizzaro反应

副反应：

$$5C(CH_2OH)_4 \longrightarrow C(CH_2OH)_3CH_2OCH_2C(CH_2OH)_3$$
$$+C(CH_2OH)_3CH_2OCH_2(CH_2OH)_2CCH_2OCH_2C(CH_2OH)_3 + 3H_2O$$

## 【器材和药品】

### 1. 器材

三颈烧瓶，单口烧瓶，Y 形管，烧杯，直形冷凝管，接收瓶，尾接管，滴液漏斗，温度计，电动搅拌器，减压蒸馏设备，布氏漏斗，抽滤瓶，电热套，pH 试纸。

### 2. 药品

甲醛(36.5%)，乙醛(15%～20%)，石灰乳，硫酸溶液(70%)，草酸溶液(20%)。

## 【实验步骤】

反应装置如图 5-4 所示，向三颈烧瓶中加入 11.1g 甲醛溶液与 25mL 水，开动电动搅拌器搅拌。在搅拌下，向 Y 形管的一个侧口加入 5.2g 石灰乳，然后由滴液漏斗滴加 8.4mL 乙醛，20min 左右加完。在加热套上加热，控制温度在 60℃左右[①]，保持 160min。当反应混合物颜色由乳白色变成淡黄色，可视为反应已达终点[②]。

当反应混合物的温度开始下降并降至 45℃左右时，可逐滴加入 70%硫酸溶液，溶液颜色经淡黄色转变为白色，调节 pH 为 2～2.5[③]。继续搅拌，若 pH 保持不变，酸化已经完全。

将上述溶液进行减压过滤，滤去沉淀[④]。在滤液中加入 1mL 20%的草酸溶液，充分搅拌，并静置 30min。再次进行减压过滤，滤去沉淀物[⑤]，将滤液进行减压蒸馏浓缩[⑥]，直至蒸馏瓶中出现大量结晶为止。撤去热源，将浓缩液自然冷却至室温，析出季戊四醇晶体。减压过滤，将得到的季戊四醇产物移入已称量的表面器皿上晾晒，烘干后称量，计算产率。

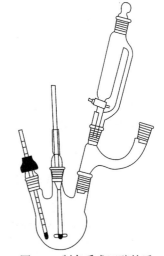

图 5-4　制备季戊四醇的反应装置

季戊四醇的熔点为 262℃，$n_D^{20}$ 1.5480。

## 【附注】

① 该反应是放热反应，当反应体系升温至 40℃时，应控制加热速率，必要时暂时撤去热源，否则瓶内温度难以控制在 60℃以下。如发现反应现象仍不明显，则仍需缓慢升温，以加速反应的进行。

② 反应体系的 pH 保持在 9.0~9.5。

③ 酸化时，酸的投料量根据个人调节反应体系 pH 所需的用量有所不同。

④ 滤去硫酸钙沉淀物。

⑤ 减压过滤除去草酸钙沉淀。

⑥ 减压蒸馏浓缩时，水浴温度在 70℃左右。

## 【思考题】

(1) 氢氧化钙起什么作用?

(2) 能否把甲醛与石灰乳滴加到乙醛中进行反应? 为什么?

(3) 缩合反应完成时，为什么要进行酸化?

(4) 酸化后的溶液，为什么还要加草酸溶液?

(5) 在本实验中，一共排放了多少废水与废渣? 有什么治理方案?

# 实验四十八　　油脂的提取和油脂的性质

## 【实验目的】

(1) 学习油脂提取的原理和方法，了解油脂的一般性质。

(2) 掌握索氏提取器的操作方法。

## 【实验原理】

油脂是动植物细胞的重要组成成分，其含量高低是油料作物品质的重要指标。

油脂是高级脂肪酸甘油酯的混合物，其种类繁多，均可溶于乙醚、苯、石油醚、二硫化碳等脂溶性有机溶剂。

本实验以石油醚为溶剂，在索氏提取器中提取油脂。在提取过程中，除油脂外，一些脂溶性的色素、游离脂肪酸、磷脂、高级醇及蜡等也一并被浸出，所以提取物为粗油脂。

油脂在酸或碱的存在下，或受酶的作用，易被水解成甘油与高级脂肪酸。例如：

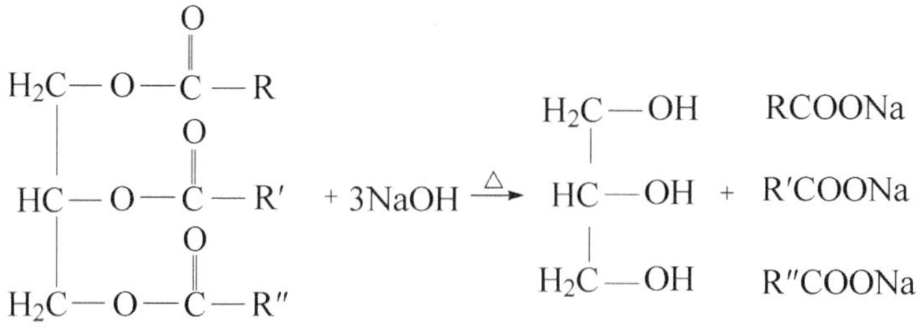

高级脂肪酸的钠盐即为常用的肥皂。当加入饱和氯化钠溶液后，由于肥皂不溶于盐水而被盐析，浮于上层，甘油则溶于盐水，如此可将甘油和肥皂分离。甘油与硫酸铜的氢氧化钠溶液反应生成蓝色溶液，借此可鉴定甘油。肥皂与无机酸作用则游离出难溶于水的高级脂肪酸，如

$$R — COONa + HCl \longrightarrow R — COOH + NaCl$$

常用的肥皂(钠皂)溶液遇到 $Ca^{2+}$、$Mg^{2+}$ 后，因生成不溶于水的高级脂肪酸钙盐(钙皂)、镁盐(镁皂)而失效。

　　组成油脂的高级脂肪酸，除硬脂酸、软脂酸等饱和脂肪酸外，还有油酸、亚油酸等不饱和脂肪酸。不同油脂的不饱和度也不相同，其不饱和度可通过油脂与溴或碘的加成反应来定量测定。

## 【器材和药品】

　　1. 器材

　　索氏提取器，普通蒸馏装置，抽滤装置，滤纸筒，台秤，试管。

　　2. 药品

　　花生米[①]，花生油，氢氧化钠($7.5mol \cdot L^{-1}$)，硫酸铜(5%)，氯化钙(10%)，硫酸镁(10%)，盐酸(10%)，溴的四氯化碳溶液，花生油的四氯化碳溶液(10%)，猪油的四氯化碳溶液(10%)，饱和氯化钠溶液，石油醚(60～90℃)。

## 【实验步骤】

　　1. 油脂的提取

　　准确称取 5g 花生米，置于烘干的滤纸筒(或滤纸包)内，上面盖一层滤纸，以防样品溢出。将洁净的烧瓶烘干冷却后，加入石油醚达容积的 1/2～2/3 处，把盛有样品的滤纸筒(或滤纸包)放在抽出筒内(注意：滤纸筒的上缘必须略高于抽出筒的虹吸管)，安装索氏提取器装置后，在水浴上加热回流 1h 左右(注意：切勿用明火！)，提取完毕，撤去水浴，待石油醚冷却后，卸下提取器，取出纸筒，残渣在红外灯下烘干。改成蒸馏装置，在水浴上加热提取液，回收石油醚，待温度计读数下降，即停止蒸馏，烧瓶中所剩浓缩物即为粗油脂。称量残渣质量，并计算粗油脂含量。

　　2. 油脂的化学性质

　　(1) 皂化。
　　取 1mL 花生油[②]于一大试管中，加入 1.5mL 95%乙醇[③]及 1mL $7.5mol \cdot L^{-1}$氢氧化钠溶液，投入 2～3 粒沸石，振荡后，水浴加热(并时常取出振荡)约 30 min(最后检查皂化是否完全[④])，即得花生油皂化的乙醇溶液——肥皂溶液，留做以下实验。
　　(2) 盐析。
　　将皂化液倒入一盛有 10mL 饱和氯化钠溶液的小烧杯中，边加边搅拌，至溶液表面出现一层肥皂为止。冷却后减压抽滤，滤渣即为肥皂，滤液留作鉴别甘油之用。
　　(3) 肥皂的性质。
　　将所制肥皂置于小烧杯中，加入 15mL 蒸馏水，于沸水浴中稍稍加热，并不断搅拌，使其溶解为均匀的肥皂溶液。
　　① 取一支试管，加入 1mL 肥皂溶液，在不断搅拌下徐徐滴加 5～10 滴 10%盐酸溶液。观察有何现象发生，并说明原因。
　　② 取两支试管，各加入 1mL 肥皂水溶液，再分别加入 5～10 滴 10%氯化钙和 10%硫酸镁(或氯化镁)溶液。有何现象产生；为什么？

③ 取一支试管，加入 2mL 蒸馏水和 1～2 滴花生油，充分振荡，观察乳浊液的形成。另取一试管，加入肥皂水 2mL，也加 1～2 滴花生油，充分振荡，并观察有何现象。将两支试管静置数分钟后，比较二者稳定程度有何不同？为什么？

(4) 油脂中甘油的检查。

取两支干净试管，一支加入 1mL 上述盐析实验所得的滤液，另一支加入 1mL 蒸馏水做空白实验。然后在两支试管中各加入 1 滴 7.5mol·L$^{-1}$ 氢氧化钠溶液及 3 滴 5% 硫酸铜溶液。试比较二者颜色有何区别。为什么？

(5) 油脂的不饱和性。

在两支干燥试管中，分别加入 10 滴 10% 花生油的四氯化碳溶液和 10 滴 10% 猪油的四氯化碳溶液。然后分别逐滴加入溴的四氯化碳溶液，并随时加以振荡，直到溴的颜色不褪为止。记录二者所需溴的四氯化碳溶液的量，并比较它们的不饱和程度。

## 【附注】

① 先将花生米放在 100～105℃ 烘箱中烘烤 3～4h(有硬壳的样品，需将硬壳除去再烘干)。冷却至室温，粉碎(颗粒可过 50 目筛)，备用。

② 也可用豆油、棉籽油、猪油、牛油或本实验的粗脂肪浓缩液。

③ 由于油脂不溶于碱的水溶液，故作用很慢。加入乙醇后将增加油脂的溶解度，使油脂与碱形成均相体系，从而加速皂化的进行。

④ 检查皂化是否完全的方法为：取出几滴皂化液放在试管中，加入 5～6mL 蒸馏水，加热振荡，如无油滴分出，则表示皂化完全。

## 【思考题】

(1) 如何检验油脂的皂化作用是否完全？
(2) 在油脂皂化反应中，氢氧化钠起什么作用？乙醇又起什么作用？
(3) 为什么肥皂能稳定油/水型乳浊液？

# 实验四十九　从茶叶中提取咖啡因

## 【实验目的】

(1) 学会用索氏提取器连续提取植物有效成分的操作方法。
(2) 掌握利用升华法对某些有机化合物进行精制的操作。

## 【实验原理】

咖啡因(或称咖啡碱，$C_8H_{10}N_4O_2$)具有刺激心脏、兴奋大脑神经和利尿等作用(主要用作中枢神经兴奋药)。咖啡因也是复方阿司匹林(如 APC)等药物的组分之一。制药工业中多使用合成方法制得咖啡因。

咖啡因是嘌呤的衍生物，其结构如下：

咖啡因易溶于氯仿(12.5%)、水(2%)、乙醇(2%)及热苯(5%)等有机溶剂，在乙醚中微溶。含结晶水的咖啡因是白色针状结晶，味苦，在 100℃时失去结晶水后开始升华，120℃时升华相当显著，178℃以上升华加快。无水咖啡因的熔点为 238℃。

咖啡因是一种生物碱，它可被生物碱试剂(如碘-碘化钾试剂等)沉淀，也能被许多氧化剂(如过氧化氢等)氧化。茶叶中含有多种生物碱，其中咖啡因含量为 1%～5%(质量分数)，其他成分包括鞣酸 11%～12%(质量分数)、蛋白质 0.6%(质量分数)等。

从茶叶中提取咖啡因是采用有机溶剂在索氏提取器中连续加热抽提，然后浓缩得到粗咖啡因(其中含有其他生物碱和杂质)，再利用咖啡因易升华的性质进行升华提纯。

本实验选用 95%乙醇为溶剂，提取茶叶中的咖啡因。

## 【器材和药品】

### 1. 器材

圆底烧瓶(100mL、250mL)，温度计(150℃)，玻璃漏斗，量筒(100mL)，烧杯(50mL、250mL)，滤纸筒，索氏提取器，冷凝管，电子天平，滤纸，试管，大小蒸发皿两个(作砂浴用)，加热套，电炉，水浴装置，石棉网，酒精灯。

### 2. 药品

茶叶，乙醇(95%)，生石灰(CaO)粉，固体咖啡因，饱和咖啡因水溶液，鞣酸(10%)，碘化汞钾试剂，浓氨水，$H_2O_2$(30%)，$Na_2CO_3$(5%)，HCl(5%)，$KMnO_4$(0.5%)，细砂。

## 【实验步骤】

### 1. 咖啡因的提取

(1) 抽提。

准确称取茶叶 8g，装入索氏提取器的滤纸筒内[①]，在烧瓶中加入几粒沸石，装好索氏提取器，将 80mL 95%乙醇从提取器的上端慢慢倒入，注意观察液面高度刚好高过虹吸管顶部时候发生的现象，即提取器内的溶液全部迅速地沿着虹吸管虹吸回烧瓶内，然后固定提取器，接通冷凝水，加热，连续抽提 1～1.5h(提取液颜色很淡时即可停止抽取)。待冷凝液刚刚虹吸完，即刻停止加热，冷却。

(2) 回收乙醇。

安装蒸馏装置，水浴加热蒸馏，待回收大部分乙醇后，将蒸馏烧瓶中的少量残留液迅速倒入蒸发皿中，用极少量乙醇洗涤蒸馏烧瓶，将洗涤液合并于蒸发皿中，然后利用电热套的余热在空气中使蒸发皿中的乙醇自然挥发得到膏状的混合物。

(3) 升华提纯。

在膏状混合物的蒸发皿中加入 4g 生石灰(CaO)粉[②]，搅拌磨细，得到干燥均匀的固体混合物[③]。然后在蒸发皿上罩上插有许多均匀小孔的滤纸，滤纸上罩上塞有棉花的玻璃漏斗，放在砂浴上用电炉小火烘焙(火焰不能太大，以防咖啡因二次升华)、升华[④]。当滤纸上出现白色针状结晶时，适当控制火焰(尽可能使升华速率放慢，以提高结晶的纯度)，当发现漏斗内部有棕色烟雾释放时，应停止加热。冷却(约 5min)后小心地揭开漏斗和滤纸，仔细地把附在滤纸上及器皿周围的咖啡因晶体(白色、针状)用小刀刮入干燥、洁净、已称量的 50mL 烧杯中，残渣经拌和后，用较大火焰再继续加热升华 1～2 次。合并各次升华收集的咖啡因结晶，称量。产量通常为 80mg 左右。

2. 咖啡因的性质实验

(1) 在蒸发皿中加入咖啡因约 0.05g，加 8～10 滴 30% $H_2O_2$，再加 5%稀盐酸 4～5 滴，置水浴上加热蒸干，残渣显美丽的玫瑰红色。在残渣上滴加 1 滴浓氨水，颜色有何变化？

(2) 取一支试管，加 8 滴饱和咖啡因水溶液，滴加 1 滴 0.5% $KMnO_4$ 溶液和 3 滴 $Na_2CO_3$ 溶液。摇动试管，放入沸水浴中加热，观察溶液的变化[⑤]。

(3) 取一支试管，加 5 滴咖啡因的饱和水溶液和 3 滴 10%鞣酸溶液，观察实验现象。

(4) 取一支试管，加 1mL 5%盐酸溶液和少许咖啡因固体，用力振摇，使其溶解为澄清溶液(如实在不溶，可取澄清液做实验)，滴加 12 滴碘化汞钾溶液[⑥]，摇动试管注意观察溶液的变化。

用实验者本人提取的咖啡因，重复上述实验并进行比较。

【附注】

① 滤纸筒既要紧贴器壁，又能方便取放。被提取物高度不能超过虹吸管，否则被提取物不能被溶剂充分浸泡，影响提取效果。被提取物也不能漏出滤纸筒，以免堵塞虹吸管。提取溶剂的用量以加入提取器后高过虹吸管顶部，再多 20～30mL 为宜。

② 生石灰(CaO)粉起吸水和中和作用，以除去杂质。升华前生石灰处理后一定要磨细、均匀、干燥，尽可能在蒸发皿底部均匀铺开。

③ 如留有水分，将会在下一步升华开始时带来一些烟雾，污染器皿，影响产品纯度。

④ 在萃取回流充分的情况下，升华操作是实验成败的关键。在升华过程中始终都要严格控制加热温度，温度太高，会使被烘焙物炭化，把一些有色物带出，使产品不纯。进行再升华时，加热温度也要严格控制，否则被烘物大量冒烟，导致产物不纯和损失。

⑤ 咖啡因被氧化分解，反应式如下：

⑥ 碘化汞钾试剂与生物碱(如咖啡因等)反应，生成分子复合物，反应式如下：

$$B + HgI_2 \cdot KI \xrightarrow{H^+} B \cdot HgI_2 \cdot KI$$

(B 代表生物碱)

【思考题】

(1) 用索氏提取器提取比普通加热回流提取有什么优越性?

(2) 升华操作时应注意什么问题?

# 实验五十　从槐花米中提取芦丁

【实验目的】

(1) 学习用碱法提取芦丁的方法。

(2) 熟悉黄酮类化合物的结构特点与芦丁的化学性质。

【实验原理】

芦丁($C_{27}H_{30}O_{16}$)又称芸香苷,有调节毛细管壁渗透性的作用,临床上作为高血压症的辅助治疗药物。

芦丁存在于槐花米和荞麦中,槐花米是槐系豆科槐属植物的花蕾,含芦丁量高达 12%~16%,荞麦叶中含 8%芦丁。芦丁属于黄酮类化合物。黄酮类化合物的基本结构如下:

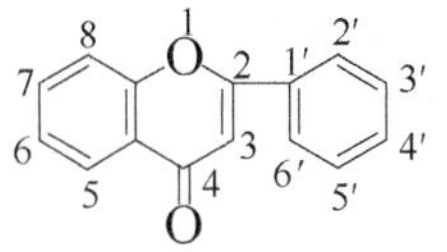

黄酮类化合物结构中常连接有一个以上羟基,还可能有甲氧基、甲基、异戊烯基等其他取代基。3、5、7、3′、4′位上有羟基或甲氧基的机会较多,6、8、2′、6′等位置上有取代基的情况比较少见。虽然黄酮类化合物结构中所含羟基较多,但大多数情况下黄酮类化合物以一元苷的形式存在,少数黄酮类化合物也有形成二元苷的。芦丁(槲皮素-3-$O$-葡萄糖-$O$-鼠李糖)是黄酮一元苷,其结构如下:

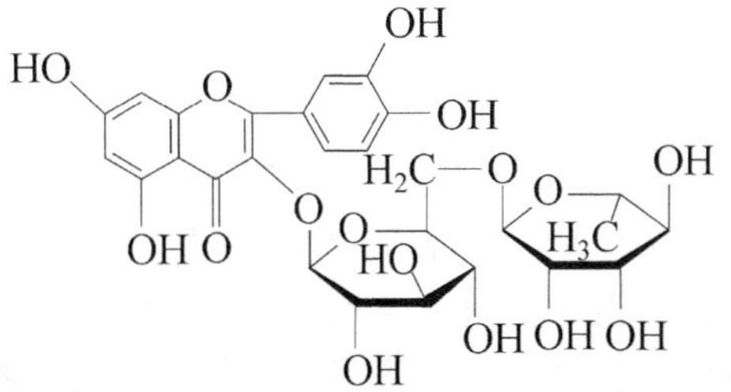

芦丁是淡黄色小针状结晶,可溶于甲醇、乙醇,在热的甲醇或乙醇中溶解度较大,微溶于热水,难溶于乙酸乙酯、丙酮和冷水中,不溶于苯、氯仿、乙醚和石油醚等。芦丁结构中有四个酚羟基,易溶于碱液(呈黄色),酸化后又析出芦丁沉淀。芦丁结构中有 2 个苷键结构(缩醛结构),因此溶于浓硫酸和浓盐酸(呈棕黄色),加水稀释后再析出。含有 3 分子结晶水的芦丁,其熔点为 174~178℃,无水芦丁的熔点则为 188℃。

## 【器材和药品】

### 1. 器材

烧杯(250mL，2个)，量筒(100mL)，电子天平，抽滤装置，剪刀，镊子，纱布，棉花，pH试纸，玻璃棒，滴管，点滴板，试管，蒸馏水洗瓶，表面皿，红外灯，电炉或电热套，石棉网，粉碎机。

### 2. 药品

槐花米，饱和石灰水溶液，盐酸溶液(15%)，浓盐酸，$Na_2CO_3$(10%)，pH试纸，Fehling Ⅰ试剂和Fehling Ⅱ试剂，镁粉，饱和芦丁水溶液，饱和芦丁乙醇溶液。

## 【实验步骤】

### 1. 芦丁的提取

称取16g槐花米粉末，置于250mL烧杯中，加入100mL饱和石灰水溶液[①]，在石棉网上加热至沸，不断搅拌，煮沸15min后用纱布和布氏漏斗过滤，注意煮沸过程适当补充蒸发掉的水分以维持溶液的pH。滤渣再用100mL饱和石灰水溶液煮沸10min，纱布布氏漏斗过滤，合并两次滤液，用15%盐酸溶液调节滤液pH为3~4[②]，放置1~2h，使沉淀完全。使用棉花进行抽滤[③]，沉淀用水洗涤2~3次，得到芦丁粗产物。

### 2. 芦丁的纯化

将制得的粗芦丁置于250mL的烧杯中，加水100mL，于石棉网上加热至沸，不断搅拌并慢慢加入饱和石灰水溶液，使沉淀溶解为pH为8~9的溶液，趁热用棉花抽滤。滤液置于250mL的烧杯中冷却，用15%盐酸溶液调节滤液的pH为4~5，静置30min，芦丁以浅黄色结晶析出，用棉花抽滤。产品用水洗涤1~2次，红外灯烘干后约1.0g，测熔点。

### 3. 芦丁的性质

(1) 水解反应。

取一支试管，加入1mL饱和芦丁水溶液及5滴3mol·$L^{-1}$硫酸，将此试管放在沸水浴中煮沸15~20 min。冷却后，加入10% $Na_2CO_3$溶液中和至碱性(用pH试纸检验)。

取2支试管，分别加入Fehling Ⅰ试剂和Fehling Ⅱ试剂各0.5mL，混合均匀后于水浴中微热。分别加入1mL上述水解液、饱和芦丁水溶液，振荡后于沸水浴加热3~4min。观察结果。

(2) 还原显色反应[④]。

取一支试管，加入1mL饱和芦丁乙醇溶液，然后添加少量镁粉，振摇，滴加几滴浓盐酸。观察结果。

## 【附注】

① 加入饱和石灰水溶液既可以起到碱溶解提取芦丁的作用，又可以除去槐花米中大量多糖黏液质。也可直接加入150mL水和1g $Ca(OH)_2$粉末，而不必配成饱和溶液，第二次溶解只需加100mL水。

② pH 过低会使芦丁形成锌盐而增加其水溶性，降低芦丁产率。

③ 抽滤可用棉花代替滤纸。

④ 芦丁能被镁粉-盐酸或锌粉-盐酸还原而显红色，反应过程如下：

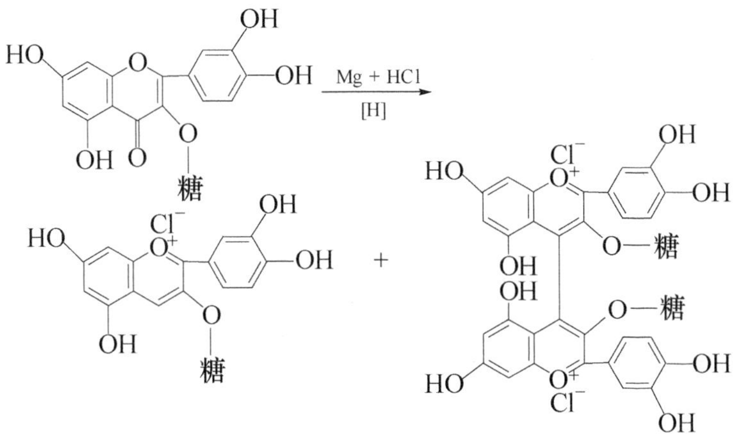

花色苷元（红色）　　　　　双花色苷元（红色）

如将反应产物 pH 调至碱性，则产物颜色从红色转变为绿色。

**【思考题】**

(1) 为什么可以采用碱法从槐花米中提取芦丁？

(2) 怎样鉴别芦丁？

(3) 查阅相关文献找出其他提取芦丁的方法，并与本法进行对比，找出异同点，判断方法的可行性、实用性和有效性。

# 实验五十一　从黄连中提取黄连素

**【实验目的】**

(1) 学习从黄连中提取黄连素的原理和方法。

(2) 熟悉黄连素的化学结构。

**【实验原理】**

黄连为我国名产药材之一，抗菌力很强，对急性结膜炎、口腔溃疡、急性细菌性痢疾、急性肠胃炎等均有很好的疗效。黄连中含有多种生物碱，除黄连素(俗称盐酸小檗碱，$C_{20}H_{18}ClNO_4$)外，还有黄连碱、甲基黄连碱、棕榈碱和非洲防己碱等。随野生、栽培及产地的不同，黄连中黄连素的含量一般为 4%～10%。含黄连素的植物很多，如黄柏、三颗针、伏牛花、白屈菜、南天竹等。它们均可作为提取黄连素的原料，尤以黄连和黄柏中黄连素含量为高。

小檗碱分子结构中存在下列三种互变异构体：

醇式                    醛式                    季铵碱式

自然界存在的黄连素多以季铵碱式存在。

小檗碱是黄色的针状结晶，微溶于冷水和乙醇，较易溶于热水和热乙醇中，几乎不溶于乙醚。盐酸小檗碱难溶于冷水，但易溶于热水；而小檗碱的硫酸盐则易溶于水。本实验利用这些性质来提取黄连素。

## 【器材和药品】

### 1. 器材

烧杯(250mL、500mL)，电炉，蒸发皿(100mL)，抽滤装置，量筒(100mL)，滤纸筒，索氏提取器，普通蒸馏装置，电子天平，滤纸，试管，水浴装置，圆底烧瓶，冷凝管，研钵，抽滤装置，温度计(100℃、150℃)，水浴装置。

### 2. 药品

黄连(磨成粉末状)，乙醇(95%)，浓盐酸，乙酸(1%)，pH试剂，冰块，丙酮。

## 【实验步骤】

### 1. 抽提

称取10g已磨细的黄连粉末，装入索氏提取器的滤纸筒内[①]，在烧瓶中加入80mL 95%的乙醇和几粒沸石，安装索氏提取器装置。接通冷凝水，加热，连续抽提1~1.5h，待冷凝液刚刚虹吸完，即刻停止加热[②]，冷却。

### 2. 回收乙醇

安装蒸馏装置，水浴加热蒸馏，回收大部分乙醇(沸点78℃)，直到残留物呈棕红色糖浆状。

### 3. 析出黄连素盐酸盐

向残留物中加入1%乙酸30mL，加热溶解，趁热过滤(除去不溶物)[③]。再向溶液中滴加浓盐酸，至溶液浑浊为止(约需10mL)，放置冷却(最好用冰水浴冷却)，即有黄色针状的黄连素盐酸盐析出。抽滤，结晶用冰水洗涤两次，再用丙酮洗涤一次，即得黄连素盐酸盐粗品[④]。

## 【附注】

① 滤纸筒既要紧贴器壁，又能方便取放。被提取物高度不能超过虹吸管，否则被提取物

不能被溶剂充分浸泡，影响提取效果。被提取物也不能漏出滤纸筒，以免堵塞虹吸管。

② 黄连素的提取回流要充分。

③ 滴加浓盐酸前，不溶物要去除干净，否则影响产品的纯度。

④ 如果晶形不好，可以水为溶剂再次重结晶提纯。

【思考题】

(1) 从黄连中提取黄连素的原理是什么？

(2) 黄连素属于哪种类型的生物碱？

(3) 结合黄连素的性质，你认为还可采用什么方法提取黄连素？

# 实验五十二　番茄中番茄红素和 $\beta$-胡萝卜素的薄层层析分析

【实验目的】

(1) 理解薄层层析的分析原理。

(2) 学习从番茄中提取番茄红素和 $\beta$-胡萝卜素的方法。

(3) 掌握薄层层析法的基本操作。

(4) 学会用薄层层析法鉴定番茄中的番茄红素和 $\beta$-胡萝卜素。

【实验原理】

番茄红素

$\beta$-胡萝卜素

　　番茄红素主要来源于番茄(西红柿)、南瓜、西瓜、柿子、桃、芒果、葡萄、草莓、柑橘等果实，茶的叶片及胡萝卜、甘蓝等根部也含有番茄红素。由于番茄红素具有抗氧化、抑制突变、降低核酸损伤、减少心血管疾病及预防癌症等多种功能，因此番茄红素日益受到营养界的关注。

　　$\beta$-胡萝卜素存在于黄、红色蔬菜中，以胡萝卜中含量尤富。番茄中也含一些 $\beta$-胡萝卜素。它是维生素 A 的前体，人体缺乏维生素 A 可引起夜盲症，而且会影响正常的生长发育。

　　番茄红素和 $\beta$-胡萝卜素都是类胡萝卜素。本实验先用乙醇将番茄脱水，然后用环己烷提取番茄中的番茄红素与 $\beta$-胡萝卜素[①]，再用薄层层析(TLC)法鉴定二者的存在。

## 【器材和药品】

1. 器材

漏斗，一张 5cm × 5cm 的纸巾，两块 2.5cm × 7.5cm 的玻璃板或一块市售 2.5cm × 7.5cm 的硅胶 G 板，10mL 试管，烘箱，干燥器，铅笔，点样毛细管，100mL 带盖广口瓶。

2. 药品

一个小番茄(约 4g)，95%乙醇，环己烷，无水硫酸钠，硅胶 G[②]，0.5%羧甲基纤维素钠(CMC)，番茄红素，β-胡萝卜素。

## 【实验步骤】

1. 番茄中番茄红素和 β-胡萝卜素的提取

(1) 除去水分。

取一个重约 4g 的小番茄于研钵中，捣烂，压出水分并弃之。将残渣移至垫有一张 5cm × 5cm 纸巾的漏斗中，待水分滤去，用纸巾包裹残渣并尽量挤干残余水分，将残渣连同纸巾一起移至研钵中，加 3mL 95%乙醇充分搅拌，压出乙醇液并弃之，再加 3mL 95%乙醇重复此操作。

(2) 提取番茄红素和 β-胡萝卜素。

在上述残渣中加 2mL 环己烷，充分搅拌，将红色提取液移至 10mL 试管中，加少量无水硫酸钠充分振摇，置暗处备用。

2. 薄层层析

(1) TLC 板的制备。

取 2.5cm × 7.5 cm 的玻璃板两块，洗净。

在 50mL 锥形瓶中，放置 2g 硅胶 G、5mL 0.5%羧甲基纤维素钠(CMC)水溶液，塞上塞子，剧烈振摇 40s[③]，调成均匀的糊状，迅速倾倒在玻璃片上，然后轻敲玻璃板，使表面平坦光滑，水平放置，在室温中晾干后，放入烘箱中，缓慢升温至 105~110℃，恒温半小时活化。取出，稍冷后置于干燥器中备用。

(2) 点样。

从干燥器里取出 TLC 板，拿取时只许触及其边缘，切勿触及其表面。用一铅笔(勿用钢笔)在板上离其底部 1cm 处轻轻地画一直线。从距板边 0.5cm 处开始，轻轻标出间隔为 0.8cm 的 3 个标记(图 5-5)。从左到右，依次用点样管点上番茄红素、番茄提取液[④]、β-胡萝卜素。让这些点完全风干后，再重复点两次。番茄提取液重复点 4 次。展开之前让各点完全干燥。

(3) 展开。

在环己烷中展开 TLC 板。将点好样品的 TLC 板小心放入 100mL 带盖的广口瓶中(瓶内装有适量环己烷，瓶底垫有一张滤纸)，任其展开。当溶剂上升到距板顶约 0.2cm 时，将板从展开室中取出，立即用铅笔标出溶剂前沿的位置及尽快圈出斑点[⑤]。

把薄层层析板斑点描在实验报告中，算出各组分 $R_f$ 值，鉴定番茄中

图 5-5　TLC 板点样示意图

的番茄红素和 $\beta$-胡萝卜素。

## 【附注】

① 二氯甲烷是萃取类脂化合物的有效溶剂，但其挥发性较大，所以本实验采用挥发性较小的环己烷作提取剂，以减少对实验室的污染。由于二者都不与水混溶，故只有除去水后才能有效地从组织中萃取出来类胡萝卜素。

② 若不自己铺板，则不需要硅胶 G 及 0.5%羧甲基纤维素钠(CMC)。

③ 制板时要求薄层平滑均匀。为此，宜将吸附剂调得稀稠均匀。

④ 点样时斑点点得越小越好，点好的斑点直径应小于 2mm，并且不能过量。否则会造成展开后的斑点拖尾或相互覆盖。若提取液的溶剂挥发了，可加几滴环己烷，振摇混合物，使样品溶解。样品可能会由于部分类胡萝卜素被空气氧化而不能完全溶解。点样时取足量的有色上层液。另外，溶液不用时应避光保存，以防高度不饱和的烃发生光化学氧化反应。

⑤ 取出后应立即在展开剂前沿画上记号，否则等展开剂挥发后，就无法确定展开剂上升的高度了。尽快圈出斑点是因为高度不饱和的类胡萝卜素在没有溶剂蒸气保护时，更容易发生光化学氧化反应而变成无色物质，使斑点很快消失。如果斑点消失，可在碘蒸气室中显色。

## 【思考题】

(1) 为什么番茄红素是红的而 $\beta$-胡萝卜素是黄的？

(2) 展开剂的高度若超过了点样线，对薄层色谱有何影响？

# 实验五十三　阿司匹林的制备、提纯与熔点的测定

## 【实验目的】

(1) 了解酰化反应及乙酰化物的制备原理和方法。

(2) 掌握减压过滤、重结晶等基本操作。

(3) 掌握阿司匹林的纯度测试方法。

## 【实验原理】

阿司匹林，学名乙酰水杨酸，为白色针状或片状晶体，能溶解于温水之中，口服后在肠内开始分解为水杨酸，有退热止痛作用。

通常由水杨酸和乙酸酐在浓硫酸[①]催化下通过酰化反应制取乙酰水杨酸。

水杨酸具有酚羟基，能与三氯化铁试剂发生颜色反应，这种特殊的显色反应可用来检验酚羟基的存在。

## 【器材与药品】

### 1. 器材

锥形瓶(125mL，干燥)，量筒(10mL、100mL，干燥)，温度计(100℃)，酸式滴定管，移液管，短颈漏斗，减压过滤装置，提勒管，酒精灯，玻璃管，表面皿，橡皮圈，毛细管烧杯，铁架台，铁圈，电炉，试管，洗耳球。

### 2. 药品

浓硫酸，乙醇(95%)，固体水杨酸，乙酸酐，三氯化铁溶液(1%)，甘油，阿司匹林储备液，酚酞，NaOH 标准滴定液，HCl 标准滴定液。

## 【实验步骤】

### 1. 乙酰水杨酸的制备

在 125mL 锥形瓶里加入 2.0g 水杨酸[②]和 4.0mL 乙酸酐[③]，摇匀。向混合物中加入 3 滴浓硫酸，搅匀。反应开始时会放热，若锥形瓶烧瓶不变热，再向混合物中加 1 滴浓硫酸。当感觉到热效应时，将反应混合物放到 50℃的水浴中加热 5~10min，促使其反应完全。冷却锥形瓶并加入 40mL 水，搅拌混合物至有固体生成并很好地分散在整个液体中，抽滤，沉淀用少量冷水冲洗，抽干得粗乙酰水杨酸。

### 2. 粗品的重结晶

将粗制乙酰水杨酸放入锥形瓶中，加入 3~4mL 95%乙醇，于水浴上加热片刻[④]，若仍未溶解完全，可再补加适量乙醇使其溶解[⑤]，趁热过滤，在滤液中加入 2.5 倍(8~10mL)的热水，静置冷却后析出白色结晶。减压过滤，抽干。称量，计算产率，进行如下实验以检验产品纯度。

### 3. 纯度测定

(1) 定性检测法。

进行如下实验以检验产品纯度：

在一支试管中放入少许乙酰水杨酸，加水溶解，滴入 1 滴三氯化铁溶液。结果如何？用水杨酸重做此实验，结果如何？

(2) UV 法。

取原储备液(2.00mg·mL$^{-1}$)0.7mL 置于 25mL 容量瓶中，加蒸馏水至刻度，摇匀即可，该储备液浓度为 56.00μg·mL$^{-1}$。取上述储备液(56.00μg·mL$^{-1}$)5mL 置于 25mL 容量瓶中，加蒸馏水至刻度摇匀即可，扫该溶液($c$=11.20μg·mL$^{-1}$)紫外光谱图，判断阿司匹林紫外可见的最大吸收峰$\lambda_{max}$=225nm、$\lambda_{max}$=262nm。取 6 个 25mL 容量瓶，分别加入 4.00mL、5.00mL、6.00mL、7.50mL、9.00mL、10.00mL 浓度为 56.00μg·mL$^{-1}$储备液，加蒸馏水稀释至刻度，摇匀。计算其浓度(μg·mL$^{-1}$)。选择阿司匹林最大吸收波长$\lambda_{max}$=225nm，用 1cm 石英比色皿，一蒸馏水为空白作为参比，按浓度由低到高测定阿司匹林标准溶液的吸光度，制备标准曲线，求得回归方程。取适量阿司匹林粗品(约相当于阿司匹林 0.45mg)置于 25mL 容量瓶中，加蒸馏水至刻度，摇匀，溶液测紫外。

(3) 酸碱滴定法。

用减量法分别取两组粗产品于锥形瓶中，编号 1 和 2，分别向两锥形瓶中加入 20mL NaOH 滴定液(0.5012mol·L$^{-1}$)，轻摇锥形瓶 10min 使粗产品充分溶解，分别滴加 3 滴酚酞溶液变成粉红色，摇匀后开始滴定，滴定过程中不断摇动锥形瓶，当溶液颜色变浅时缓慢滴加 HCl 滴定液(0.5006mol·L$^{-1}$)，至溶液由粉红色变无色(30s 内不褪色)停止滴加。分别记录两锥形瓶消耗 HCl 滴定液的体积 $V_1$ 和 $V_2$。

4. 熔点测定

(1) 样品的填装。

取 3 根毛细管，分别加入阿司匹林粗产品，让毛细管在玻璃管中以表面皿为底部上下弹跳多次使样品填装均匀，密实，高度为 2～3mm；用橡皮筋将毛细管套在温度计上，温度计通过开口塞插入其中，水银球位于提勒管的上下叉管中间。使样品位于水银球的中部。

(2) 加热。

仪器和样品的安装好后，用火加热侧管。要调整好火焰，越接近熔点，升温要越缓慢。

(3) 记录。

仔细观察样品的变化，当样品开始塌陷、部分透明时，即为始熔温度。当样品完全消失全部透明时，即为全熔温度。记录样品的始熔温度和全熔温度(熔程=全熔温度–始熔温度)。让热溶液慢慢冷却，在冷却的同时换一根新的装有样品的毛细管。操作同上，升温并记录始熔温度和全熔温度。

【安全提示】

浓硫酸和乙酸酐均具有强腐蚀性，使用时必须小心。

【附注】

① 水杨酸形成分子内氢键，阻碍酚羟基发生酰化反应。

水杨酸与酸酐直接作用需加热至 150～160℃才能生成乙酰水杨酸，如果加入浓硫酸(或磷酸)，氢键被破坏，酰化作用可在较低温度下进行，同时副产物大大减少。

② 水杨酸应当是完全干燥的，可在 105℃烘箱中干燥 1h。

③ 乙酸酐应重新蒸馏，收集 139～140℃的馏分。

④ 粗产品在乙醇中溶解时不宜长时间加热，因为在此条件下乙酰水杨酸容易水解。

⑤ 加入乙醇的量应恰好使沉淀溶解。若乙醇过量则很难析出结晶。

【思考题】

(1) 进行酰化反应时所用的水杨酸和玻璃器材都必须是干燥的，为什么？

(2) 本实验能否用稀硫酸作催化剂？为什么？

(3) 乙酰水杨酸重结晶时，应当注意什么？为什么？

# 实验五十四 乙酰二茂铁的制备、分离与熔点测定

## 【实验目的】

(1) 学习乙酰二茂铁的制备方法。

(2) 学习层析分离法中薄层层析和柱层析的基本原理。

(3) 掌握用层析分离法从反应混合物中分离提纯化合物的操作方法。

## 【实验原理】

二茂铁是一种新型的夹心过渡金属有机配合物。其茂环具有芳香性,能进行亲电取代反应,可以制得二茂铁的多种衍生物,二茂铁的乙酰化形成乙酰二茂铁,根据反应条件,可以生成单乙酰二茂铁[$C_5H_5Fe(C_5H_4COCH_3)$]或双乙酰二茂铁[$Fe(C_5H_4COCH_3)_2$]。二茂铁的一种乙酰化反应如下:

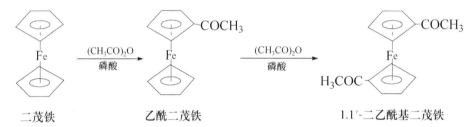

二茂铁            乙酰二茂铁            1,1'-二乙酰基二茂铁

在此反应条件下,主要生成单乙酰二茂铁,双乙酰二茂铁很少,但同时有未反应的二茂铁,利用层析分离法可以在混合物中分离这几种配合物,先使用薄层层析探索分离这些配合物的层析条件,然后利用这些条件在柱层析中分离得到纯的配合物。

薄层层析是将吸附剂均匀地铺在一块玻璃板表面形成薄层(其厚度一般为0.1～2mm),在此薄层上进行色谱分离的方法。由于吸附剂对不同组分的吸附能力不同,对极性大的组分吸附力强,反之,则吸附力弱,因此当选择适当溶剂(称为洗脱剂或展开剂)流过吸附剂时,组分便在吸附剂和溶剂间发生连续的吸附和解吸,经过一定时间,各组分便达到相互分离。

试样中各组分的分离效果可以用它们比移值 $R_f$ 的差来衡量。$R_f$ 值是某组分的斑点中心到原点的距离与溶剂前沿到原点的比值,$R_f$ 值一般为0～1,其值大表示该组分的分配比大,易随溶剂流动,且两组分的 $R_f$ 值相差越大,则它们的分离效果越好。

薄层层析所使用的吸附剂和溶剂的性质直接影响试样中各组分的分离效果,应根据试样中各组分的极性大小选择合适的吸附剂。为了避免试样的组分在吸附剂上吸附过于牢固而不展开,致使保留时间过长,斑点扩散,因此对极性小的组分可选择吸附活性较大的吸附剂;反之,对极性大的组分可选择吸附活性较小的吸附剂。最常用的吸附剂是硅胶和氧化铝。硅胶略带酸性,适合于分离酸性和中性物质;氧化铝略带碱性,适合于分离碱性和中性物质。若有必要可以将氧化铝转变成中性或酸性氧化铝,或把硅胶转变成中性或碱性硅胶再用。

吸附剂所吸附试样的组分由洗脱剂在薄层中展开,当洗脱剂在薄层板上移动时,被溶解的组分也跟着向上移动。若组分上移过快,则应选择极性较小的溶剂;若组分上移过慢,则应选择极性较大的溶剂。通常使用的溶剂有石油醚、四氯化碳、甲苯、苯、二氯甲烷、氯仿、乙醚、

乙酸乙酯、丙酮、乙醇、甲醇、水，其极性按顺序增大。

柱层析是在层析柱中装入作为固定相的吸附剂，把试样流经固定相而被吸附，然后利用薄层层析中探索到的能分离组分的溶剂流经层析柱，试样中的各组分在固定相和溶剂间重新分配，分配比大的组分先流出，分配比小的组分后流出，对于不易流出的组分可另选择合适的溶剂再进行洗脱，这样就可以达到各组分的分离提纯。

## 【器材和药品】

1. 器材

载玻片，层析缸，层析柱。

2. 药品

1g(0.0054mol)二茂铁，10.8g(10mL，0.10mol)乙酸酐，磷酸，碳酸氢钠，石油醚(60～90℃)，二氯甲烷，苯，乙酸乙酯，硅胶 100～200 目，硅胶 300～400 目。

## 【实验步骤】

1. 乙酰二茂铁的制备

在 100mL 圆底烧瓶中，加入 1.5g(8.05mmol)二茂铁和 5mL(5.25g，87mmol)乙酸酐，在摇荡下用滴管慢慢加入 2mL 85%磷酸。加完后，用装有氯化钙干燥管的塞子塞住瓶口，在沸水中加热 20min，并时加摇动。然后将反应混合物倾入盛有 40g 碎冰的 400mL 烧杯中，并用 10mL 冷水刷洗烧瓶，将刷洗液并入烧杯。在搅拌下，分批加入固体碳酸氢钠，到溶液呈中性为止，需 20～25g 碳酸氢钠。将中和后的反应混合物置于冰浴中冷却 15min，抽滤收集析出的橙黄色固体，每次用 50mL 冰水洗涤两次，压干后在空气中晾干。用石油醚(60～90℃)重结晶，产物约 0.3g，熔点 84～85℃。

2. 薄层层析

(1) 薄层层析的制备。

将洗净烘干的载玻片浸入涂布液(100mL $CH_2Cl_2$ 含 4g 硅胶)中，立即平稳地拿出涂布液，在载玻片表面涂上厚度均匀、完整无损的硅胶层，在空气中晾干。

(2) 点样。

取少许干燥后的粗产物和二茂铁分别溶于 $CH_2Cl_2$ 中，用细的毛细管分别吸取上述两种溶液，将其分别点在载玻片底边约 1cm 处的硅胶上，点要尽量圆而小，两点的高度要一致，点样时不要破坏硅胶层，晾干，同样点滴 5 块载玻片。

(3) 薄层层析。

在 5 个层析缸中分别装入少量石油醚、甲苯、乙醚、乙酸乙酯、二氯甲烷，溶剂的高度约 0.5cm(不要超过载玻片上的点样高度)，将 5 块载玻片分别放入 5 个层析缸中，加盖，待溶剂上升到距上边约 1cm 时，取出载玻片，在空气中晾干。用铅笔记录各载玻片上溶剂到达的位置和各斑点中心的位置。

3. 柱层析

(1) 装柱。

将硅胶(100~200 目)与石油醚组成的悬浮液装入层析柱中，硅胶的高度为 15cm，装柱时不要在柱中留有气泡，以免影响分离效果。

(2) 柱层析分离。

在层析柱中加入 3~5mL 约 0.4g 粗产物的二氯甲烷溶液，在加入时不要扰动硅胶，打开层析柱活塞使柱内液体大约以每秒一滴的速率进行下滴，使硅胶充分吸附样品，当液面与硅胶相平时，再加入由薄层层析中确定的仅能洗脱二茂铁的溶剂，以同样的速率淋洗，直到二茂铁全部洗出。更换接收瓶，再向柱内加入能洗脱乙酰二茂铁的溶剂进行淋洗，直到乙酰二茂铁全部洗出。

4. 熔点检测

使用显微熔点仪测定乙酰二茂铁熔点。打开数字温度控制仪，预热 3~5min，使其工作环境稳定。然后根据已知乙酰二茂铁文献值的熔点设定温度在 72~86℃；打开带有照明装置的显微镜，调节光源位置和光照强度，对准显微镜目镜视野下方；将重结晶后的乙酰二茂铁样品均匀平铺在洗净、干燥的载玻片上。调节显微镜的焦距使视野明亮清晰；逐渐升温，同时跟踪观察晶体状态。当温度升至 72℃，控温仪会蜂鸣一次作为提醒，接下来逐渐减缓升温速率，可通过微调旋钮实现。当温度升至 84.7℃时观察到有小颗晶体的一小部分开始熔为液滴，后来大多数晶体也开始熔化，逐渐变为液珠，此时记录温度为 86.2℃；用镊子取下载玻片，将吸热片放置其上，并依次关好仪器。

【思考题】

(1) 淋洗吸附二茂铁和乙酰二茂铁的硅胶，哪一个先被洗出？为什么？
(2) 试用其他方法鉴别二茂铁和乙酰二茂铁。

# 实验五十五　直接电位法测定溶液 pH

【实验目的】

(1) 掌握直接电位法测定溶液 pH 的基本原理和方法(两步测定法)。
(2) 掌握酸度计的操作方法。
(3) 熟悉酸度计和玻璃电极的构造。

【实验原理】

直接电位法测定溶液 pH 常选用玻璃电极作为指示电极(负极)，饱和甘汞电极作为参比电极(正极)，浸入待测溶液中组成原电池：

(−)玻璃电极|试液|饱和甘汞电极(+)

原电池的电动势为

$$E = \varphi_+ - \varphi_-$$

$$= \varphi_{甘} - \left( K_{玻} - \frac{2.303RT}{F}\text{pH} \right)$$

$$= (\varphi_{甘} - K_{玻}) + \frac{2.303RT}{F}\text{pH}$$

$$= K + 0.059\text{pH} \qquad (25℃)$$

由上式可见，原电池的电动势与溶液 pH 呈线性关系，斜率为 $2.303RT/F$，它是指溶液 pH 变化一个单位时，电池电动势的变化值，此值随温度的改变而不同，因此酸度计上都设有温度调节钮来调节仪器，使适合上述要求。

由于各个玻璃电极的电极常数 $K_{玻}$ 不同，且随使用时间增加而逐渐变化，上式中的 $K$ 值并非为绝对的常数值，因此在实际工作中，常采用"两次测量法"将 $K$ 相互抵消，即用酸度计测定 pH 之前需用一种标准缓冲溶液校准酸度计。根据仪器型号不同和测量要求精度不同，校准时可采用一种标准缓冲溶液(一点标定法)或两种标准缓冲溶液(两点标定法)。

市售酸度计型号很多，如 pHS-2 型、pHS-2C 型、pHS-3C 型等，这些酸度计可直接读出溶液的 pH，而且仪器上都有 mV 换挡按键，又可作为电位计直接测量电池电动势。目前，商品复合 pH 玻璃电极已经成为 pH 测定的常用电极，广泛用于溶液 pH 的测定。它是把测量电极和参比电极复合制造成一体。在这个电极系统中，玻璃电极作为测量电极，银-氯化银作为参比电极，此类电极体积小且不易破损，但测定需在专门配套的酸度计上进行。

## 【器材和药品】

1. 器材

pHS-2C 型酸度计(或其他型号)，复合电极(或 pH 玻璃电极与饱和甘汞电极)，100mL 塑料烧杯，广泛 pH 试纸。

2. 药品

pH 标准缓冲溶液，样品液(食醋，中药浸出液，碳酸氢钠溶液等)。

## 【实验步骤】

1. pH 标准缓冲溶液的配制

一般的酸度计附带配有邻苯二甲酸氢钾、混合磷酸盐和硼砂(四硼酸钠)三种试剂袋，按袋上说明配制，即可得到三种 pH 的缓冲溶液(25℃时，pH 分别为 4.00、6.86、9.18)。标准缓冲溶液一般可保存使用 2～3 个月，若溶液中出现浑浊、霉变、沉淀等现象，均不能继续使用，需重新配制，配制方法如下：

(1) $0.05\text{mol} \cdot \text{L}^{-1}$ 邻苯二甲酸氢钾标准缓冲溶液。称取在 $(115\pm5)℃$ 干燥 2～3h 的邻苯二甲酸氢钾($KHC_8H_8O_4$) 10.12g，溶于水后，稀释至 1L。

(2) $0.025\text{mol} \cdot \text{L}^{-1}$ 混合磷酸盐标准缓冲溶液。分别称取 $(115\pm5)℃$ 干燥 2～3h 的磷酸氢二钠($Na_2HPO_4$) 3.533g 和磷酸二氢钾($KH_2PO_4$) 3.387g，溶于预先煮沸 15～30min 的冷却蒸馏水，并稀释至 1L。

(3) 0.01mol·L$^{-1}$ 硼砂标准缓冲溶液。称取硼砂($Na_2B_4O_7$·$10H_2O$) 3.80g(注意勿烘)，溶于预先煮沸 15~30min 的冷却蒸馏水中，稀释至 1L，置聚乙烯塑料瓶密闭保存。

常用的 6 种标准缓冲溶液 pH 见附录 6。

### 2. 试样准备

取食醋、中药浸出液、$NaHCO_3$ 试样各 60mL 左右，置于 100mL 烧杯中，用广泛 pH 试纸粗测 pH，以便在测定时选用适当 pH 的标准溶液进行校准。

### 3. 用酸度计测定溶液 pH

由于酸度计型号很多，各种型号酸度计的设计和外观不同，操作方法也不尽相同，应严格按照所使用仪器的说明书进行操作。但是，其测定的方法都是两次测量法，即首先用标准缓冲溶液对仪器进行校准(又称定位，标定)，然后再对样品进行测量。本实验采用 pHS-2C(A)型酸度计，其使用方法参见 3.1。

【注意事项】

(1) 新玻璃 pH 电极或长期干储存的电极,在使用前应在 pH 浸泡液中浸泡 24h 后才能使用，用后也应浸泡在蒸馏水中备用；玻璃球很薄，切忌与硬物接触以防破裂，也不得擦拭；内充液中若有气泡应轻轻振荡除去。

(2) 饱和甘汞电极内充饱和 KCl 溶液，并应有少许 KCl 结晶存在，注意不要将饱和 KCl 溶液放干，以防电极损坏；使用时需将加液口的小橡皮塞及最下端的橡皮套取下，用完后再套好，放在电极盒内；使用时内充液中不得有气泡将溶液隔断，如有气泡应轻轻振荡除去。

(3) 一点定位所选标准缓冲溶液与待测液的 pH 应尽量接近，一般不应相差 3 个 pH 单位，以消除残余液接电位造成的测量误差。

【思考题】

(1) 使用酸度计时，为什么要用已知 pH 的标准缓冲溶液校准？某滴眼液的 pH 约为 5，用酸度计准确测量其 pH 时，应选何种标准缓冲溶液进行校准？
(2) 玻璃电极在使用前应如何处理?为什么?
(3) pH 玻璃电极的优缺点是什么?

## 实验五十六　氟离子选择电极测定牙膏中游离氟含量

【实验目的】

(1) 熟悉氟离子选择电极的构造及性能。
(2) 掌握用氟离子选择电极测定微量氟的原理和方法。

【实验原理】

氟离子选择电极(简称氟电极)是一种均相晶体膜电极，它的敏感膜由难溶盐 $LaF_3$ 单晶(定

向掺杂 $EuF_2$ 或 $CaF_2$)薄片制成,电极内装有 $0.1mol \cdot L^{-1} NaF$-$0.1mol \cdot L^{-1} NaCl$ 组成的内充液,浸入一根 Ag-AgCl 内参比电极。其电极电势对 $F^-$ 活度的响应符合 Nernst 方程:

$$\varphi = K_{氟电极} - \frac{2.303RT}{F} \lg a_{F^-}$$

将氟电极、饱和甘汞电极和含氟试液组成原电池,一般氟电极连接在酸度计的"–"极上,饱和甘汞电极连接在"+"极上,则整个电池的电动势为

$$E = \varphi_{SCE} - \varphi_{氟电极} = K + \frac{2.303RT}{F} \lg a_{F^-} = K + \frac{2.303RT}{F} \lg \gamma c_{F^-}$$

电池的电动势与待测液中 $F^-$ 活度的对数呈线性关系。可采用标准对照测量法、标准曲线法或标准加入法对 $F^-$ 进行测定。本实验采用标准曲线法。

在实际测量中要求测定的是 $F^-$ 的浓度而不是活度,因此在实验中要固定样品溶液与标准溶液的离子强度,使活度系数($\gamma$)成为常数,从而使电池电动势与 $F^-$ 的浓度对数 $\lg c_{F^-}$ 呈现线性关系。因此,需向标准溶液和待测试样中加入总离子强度调节缓冲剂(TISAB)。大量的 TISAB 离子使溶液总离子强度基本固定不变,其缓冲 pH(5.0~5.5)还可消除 $OH^-$ 的干扰。此外,氟电极对 $[AlF_6]^{3-}$、$[FeF_6]^{3-}$ 等形式的氟无响应或响应甚微,TISAB 中含有的柠檬酸/柠檬酸盐能使原来被 $Al^{3+}$、$Fe^{3+}$ 缔合的 $F^-$ 释放出来,消除它们对测定的干扰。

牙膏中加入适量的氟可以促进牙釉质内形成氟磷灰石,增强牙齿的抗酸和抗龋能力,还可以抑制或杀灭致龋变链菌,减少牙菌斑沉积,降低龋齿发生。但过量的氟会导致慢性氟中毒。牙膏中添加的氟化物有氟化钠、单氟磷酸钠($Na_2PO_3F$)等。现行牙膏国家标准 GB 8372—2008 规定,含氟牙膏中游离氟或可溶性氟的含量为 0.05%~0.15%,总氟含量应在 0.05%~0.15% 范围。

**【器材和药品】**

1. 器材

pHS-2C 型精密酸度计,氟离子选择电极,饱和甘汞电极,磁力搅拌器及搅拌子,50mL 塑料烧杯,容量瓶(100mL、50mL),吸量管(10mL、5mL),量筒。

2. 药品

氟化钠、氯化钠、柠檬酸钠、冰醋酸(均为分析纯),含氟牙膏。

**【实验步骤】**

1. TISAB 溶液的配制

100g 柠檬酸三钠、60mL 冰醋酸、60g 氯化钠、30g 氢氧化钠用 500mL 水溶解,并调节 pH=5.0~5.5,用水稀释到 1000mL。

2. 氟离子标准溶液的配制

精密称取 0.1105g 基准氟化钠(105℃干燥 2h),用去离子水溶解并定容至 500mL,摇匀,储存于聚乙烯塑料瓶内备用。该溶液氟离子浓度为 100mg $\cdot$ $L^{-1}$。

3. 标准曲线的绘制

预热酸度计 20min。置酸度计于"mV"挡，接入氟离子选择电极与参比电极。将已活化的氟离子选择电极插入去离子水中，在搅拌的条件下洗涤电极至电位计读数在−320mV 以下，表示电极已进入工作状态，可以进行电池电动势的测量。精确吸取 0.5mL、1.0mL、1.5mL、2.0mL、2.5mL 氟离子标准溶液，分别移入 5 个 50mL 容量瓶中，各吸入 TISAB 溶液 5mL，用去离子水稀释至刻度，然后逐个转入 50mL 塑料烧杯中，在磁力搅拌下测量电动势 $E$，记录并绘制 $E$-lg$c$（$c$ 为氟离子标准溶液的浓度）标准曲线。

4. 样品的制备

任取试样牙膏 1 支，从中称取牙膏约 1g（若添加的氟化物为氟化钠）或 20g（若添加的氟化物为单氟磷酸钠）置于 50mL 塑料烧杯中，逐渐加入去离子水搅拌使其溶解，转移至 100mL 容量瓶中，稀释至刻度，摇匀，分别倒入两个具有刻度的 10mL 离心管中，使其质量相等，在离心机（2000r/min）中离心 30min，冷却至室温，其上清液用于分析游离氟、可溶性氟浓度。

5. 牙膏中游离氟含量的测定

吸取上述上清液 10mL，置于 50mL 容量瓶中，加 TISAB 溶液 5mL，用去离子水稀释至刻度，转入 50mL 塑料烧杯中，在磁力搅拌下测量其电动势，在标准曲线上查出其相应的氟含量，从而计算出游离氟含量（%）。

【注意事项】

(1) 氟电极在使用前应在 $10^{-3}$mol·L$^{-1}$ NaF 溶液中浸泡活化 1h 以上。临用前必须在搅拌条件下用去离子水充分冲洗，可多次更换烧杯中的去离子水，直至电位值稳定在一定值。
(2) 测定标准溶液电动势时应按氟离子浓度由低到高的顺序进行。在测定一系列标准溶液后，应将电极清洗至原空白电位值，然后再测定未知试液的电位值。
(3) 测定过程中搅拌溶液的速率应恒定。

【思考题】

(1) TISAB 的组成是什么？它们在测量中各起什么作用？
(2) 测定 F$^-$时，为什么要控制酸度？pH 升高或降低对实验结果有何影响？
(3) 称取牙膏样品时，为什么称样量要根据牙膏中含氟化物的种类而变化？

# 实验五十七　磷酸的电位滴定

【实验目的】

(1) 掌握电位滴定法的基本原理及方法。
(2) 掌握运用 pH-$V$ 曲线和一级微商、二级微商内插法确定滴定终点的方法。
(3) 了解弱酸的解离平衡常数 p$K_a$ 的测定方法。

## 【实验原理】

电位滴定法是一种借助滴定过程中指示电极的电位突跃来确定滴定终点的方法。进行电位滴定时，在待测溶液中插入一个指示电极，并与参比电极组成一个工作电池(图 5-6)。随着滴定剂的加入，待测离子或与之有关的离子的浓度不断变化，指示电极电势也发生相应的变化，而在计量点附近发生电位的突变，因此，测量电池电动势的变化，就能确定滴定终点。电位滴定法适用于滴定突跃范围小、无合适指示剂或指示剂变色不敏锐、浑浊或有色的滴定体系。还可进行如弱酸弱碱的电离常数、配合物的稳定常数等热力学常数的测定。

磷酸为三元酸，其 $pK_{a_1}^{\ominus}=2.16$，$pK_{a_2}^{\ominus}=7.12$，$pK_{a_3}^{\ominus}=12.32$。当用 NaOH 标准碱溶液滴定时，根据 $cK_a^{\ominus} \geqslant 10^{-8}$ 可被准确滴定，$K_n^{\ominus}/K_{n-1}^{\ominus} \geqslant 10^4$ 可分步滴定进行判断，$H_3PO_4$ 中前两级 $H^+$ 可被准确滴定，出现两个突跃，滴定反应为

$$H_3PO_4 + NaOH \longrightarrow NaH_2PO_4 + H_2O$$

$$NaH_2PO_4 + NaOH \longrightarrow Na_2HPO_4 + H_2O$$

磷酸的电位滴定常用 pH 玻璃电极作指示电极(负极)，饱和甘汞电极作参比电极(正极)，与试液组成工作电池：

$$(-)玻璃电极 \mid H_3PO_4 试液 \mid\mid\mid SCE(+)$$

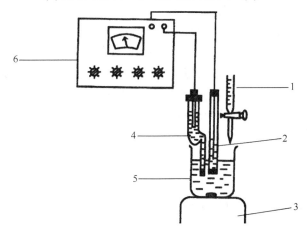

图 5-6　电位滴定装置示意图

1. 滴定管；2. 指示电极；3. 电磁搅拌器；4. 参比电极；5. 待测溶液；6. 电子电位计

当用 NaOH 标准碱溶液滴定时，随着滴定剂的加入，溶液 pH 不断发生变化，通过测量滴定过程中溶液 pH 的变化可以确定滴定终点。可以用 pH-$V$ 曲线法、$\Delta pH/\Delta V$-$\bar{V}$、$\Delta^2 pH/\Delta V^2$-$V$ 曲线法确定滴定终点，也可用二阶微商内插法求出终点消耗的 NaOH 标准溶液的体积。

目前也有智能型的全自动电势滴定仪出售，可记录和显示滴定曲线、数据结果和统计结果，完成包括酸碱滴定、沉淀滴定、配位滴定、氧化还原滴定、卡尔·费歇尔水分滴定等多种类型的滴定分析。

## 【器材和药品】

1. 器材

pHS-3C 型精密酸度计(或其他型号酸度计)，复合电极(或 pH 玻璃电极、饱和甘汞电极)，

磁力搅拌器和搅拌子，碱式滴定管，吸量管(5mL)，容量瓶(50mL)。

2. 药品

NaOH 滴定液(0.1mol·L$^{-1}$)，H$_3$PO$_4$ 试液(约 0.1mol·L$^{-1}$)，pH 标准缓冲溶液(pH=6.86，pH=4.00)。

【实验步骤】

1. 仪器准备

正确安装电位滴定装置。将酸度计调零后，选择开关置于 pH 挡，安装复合电极(或 pH 玻璃电极与饱和甘汞电极)，将电极放入盛有 pH=6.86 标准缓冲溶液的烧杯中给酸度计定位，然后用 pH=4.00 的标准缓冲溶液进行斜率校正。

2. 磷酸的电位滴定

准确吸取 10.00mL 磷酸试液，置于 100mL 烧杯中，稀释至约 30mL，放入搅拌子。将 NaOH 滴定液装入碱式滴定管中，将液面调至 0.00mL 处。打开磁力搅拌器，调节至适当的搅拌速率，先进行粗测，即测量加入 NaOH 溶液 0.00mL、1.00mL、2.00mL、…、19.00mL、20.00mL 后各个点的溶液 pH，初步判断 pH 突跃时所需的 NaOH 滴定液的体积范围。重新取磷酸试样，调好滴定管后进行细测。细测时在化学计量点附近取较小的等体积增量，增加测量点的密度。如在粗测时第一 pH 突跃消耗的 NaOH 滴定液为 10～11mL，则在细测时从 10mL 起，以 0.20mL 为体积增量，每增加一次体积记录一次 pH(表 5-1)。滴定过了化学计量点直至 pH 约 11.5 后结束。

滴定结束后，取下玻璃电极，洗净后浸泡于去离子水中，饱和甘汞电极洗净套好橡胶套，滤纸吸干，收入电极盒保存。

3. 数据处理

表 5-1　磷酸电位滴定数据记录

| NaOH 加入量 $V$/mL | pH | $\Delta$pH | $\Delta V$/mL | $\Delta$pH/$\Delta V$/mL$^{-1}$ | $\overline{V}$/mL | $\Delta\left(\dfrac{\Delta\text{pH}}{\Delta V}\right)$ | $\dfrac{\Delta^2\text{pH}}{\Delta V^2}$ |
|---|---|---|---|---|---|---|---|
|  |  |  |  |  |  |  |  |
|  |  |  |  |  |  |  |  |
|  |  |  |  |  |  |  |  |
|  |  |  |  |  |  |  |  |
|  |  |  |  |  |  |  |  |
|  |  |  |  |  |  |  |  |
|  |  |  |  |  |  |  |  |
|  |  |  |  |  |  |  |  |
|  |  |  |  |  |  |  |  |

按 pH-$V$、$\Delta$pH/$\Delta V$-$\overline{V}$ 作图，确定化学计量点的体积，或用二阶微商内插法求出终点消耗的 NaOH 标准溶液的体积。计算磷酸溶液的准确浓度。由 pH-$V$ 曲线找出第一个化学计量点前半中和点的 pH 以及第一个化学计量点与第二个化学计量点间半中和点的 pH，求出磷酸的 p$K_{a_1}^{\ominus}$ 和 p$K_{a_2}^{\ominus}$，计算磷酸的 $K_{a_1}^{\ominus}$ 和 $K_{a_2}^{\ominus}$。

## 【注意事项】

(1) 安装仪器，滴定操作搅拌溶液时，电极浸入溶液的深度应合适，防止玻璃电极碰破。
(2) 滴定过程中尽量少用蒸馏水冲洗，防止溶液过度稀释突跃不明显。
(3) 注意观察化学计量点的到达，在计量点前后应等量小体积加入 NaOH 标准溶液。

## 【思考题】

(1) 测定磷酸时为什么有两个滴定突跃？请写出在两个突跃时溶液中的化学反应方程式。
(2) 通过本实验，你体会电位滴定法有何优缺点？

# 实验五十八　永停滴定法测定磺胺乙酰钠滴眼液含量

## 【实验目的】

(1) 掌握永停滴定法的原理、操作和终点的确定。
(2) 掌握永停滴定仪的使用方法。
(3) 熟悉永停滴定法测定磺胺类药物的方法。

## 【实验原理】

永停滴定法是一种电流滴定法，它是根据滴定过程中电流的变化确定终点的方法。将双铂电极插入待测液中，在电极间加一低电压(如 50mV)，与待测液构成一电解池。随着滴定过程中可逆电对和不可逆电对浓度的变化，电解电流发生变化。通过观察滴定过程中电流变化情况确定滴定终点。

磺胺乙酰钠为芳香伯胺类化合物，它在酸性溶液中可与亚硝酸钠发生重氮化反应生成重氮盐：

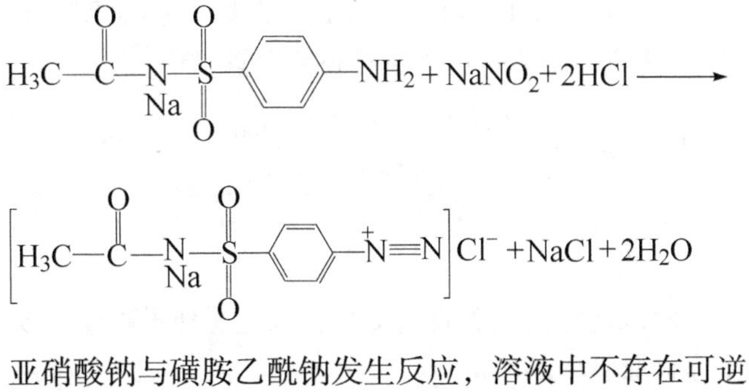

化学计量点前，亚硝酸钠与磺胺乙酰钠发生反应，溶液中不存在可逆电对，电流为零(实际滴定中，由于杂离子存在，有一很小的空白电流)。化学计量点后，溶液中稍过量的 $HNO_2$

与其微量分解产物 NO 形成可逆电对 $HNO_2/NO$，在两个铂电极上产生如下反应：

阳极：　　　　　　　　　$H_2O + NO \longrightarrow HNO_2 + H^+ + e^-$

阴极：　　　　　　　　　$HNO_2 + H^+ + e^- \longrightarrow H_2O + NO$

电极间有电流通过，电流计指针偏转并不再回复，以此确定滴定终点。

磺胺乙酰钠滴眼液为磺胺类抗菌滴眼液，规格有 10% 和 15%，《中华人民共和国药典》(2015 年版)规定其中磺胺乙酰钠($C_8H_9N_2NaO_3S \cdot H_2O$)的百分标示含量应为 90.0%～110.0%。

## 【器材和药品】

1. 器材

ZYT-2 型永停滴定仪，双铂电极，磁力搅拌器，酸式滴定管等。

2. 药品

对氨基苯磺酸($C_6H_7O_3NS$ 基准试剂)，磺胺乙酰钠滴眼液，$0.1mol \cdot L^{-1}$ 亚硝酸钠标准溶液(浓度待标定)、$6mol \cdot L^{-1}$ 盐酸、无水碳酸钠、浓氨试液、溴化钾等(均为分析纯)。

## 【实验步骤】

1. $0.1mol \cdot L^{-1}$ $NaNO_2$ 滴定液的配制与标定

称取 $NaNO_2$ 3.6g，加无水 $Na_2CO_3$ 0.05g，加蒸馏水适量使溶解，稀释定容至 500mL。

准确称取在 120℃ 干燥至恒量的基准对氨基苯磺酸约 0.4g，置于 100mL 烧杯中，加水 30mL 及浓氨水 3mL，待其完全溶解后，加入 $6mol \cdot L^{-1}$ 盐酸 20mL，而后将烧杯置于永停滴定仪的电磁搅拌器上，调整好搅拌速率。调节极化电压为 50mV，门限值为 60 格，灵敏度 $10^{-9}$。插入活化好的铂-铂电极后，用装好 $NaNO_2$ 滴定液的永停滴定仪进行自动滴定，方法参见 3.6，记录消耗的 $NaNO_2$ 滴定液的读数。平行测定 3 次。计算 $NaNO_2$ 滴定液的浓度($M_{C_6H_7O_3NS} = 173.19$)。

$$c_{NaNO_2} = \frac{m_{C_6H_7O_3NS} \times 1000}{M_{C_6H_7O_3NS} \times V_{NaNO_2}}$$

2. 磺胺乙酰钠滴眼液中磺胺乙酰钠含量的测定

精密量取磺胺乙酰钠滴眼液适量($V_s$，约相当于磺胺乙酰钠 0.6g)，置于 100mL 小烧杯中。加蒸馏水 40mL、$6mol \cdot L^{-1}$ HCl 15mL，再加 KBr 2g，照以上永停滴定方法用 $NaNO_2$ 滴定至终点。平行测定 3 次。计算磺胺乙酰钠滴眼液的百分标示量($M_{C_8H_9N_2NaO_3S \cdot H_2O} = 254.24$)。

$$标示量(\%) = \frac{(cV)_{NaNO_2} \times M_{C_8H_9N_2NaO_3S \cdot H_2O}}{V_s \times 标示量 \times 1000} \times 100\%$$

## 【注意事项】

(1) 滴液管尖与电极浸入烧杯的位置要调整好，以免搅拌子碰撞，损坏电极。

(2) 滴定前要排干净硅胶管中的气泡。

【思考题】

(1) 本实验的滴定曲线属于永停滴淀法中的哪一类?

(2) 请举几个其他永停滴定法的实例。

# 实验五十九　比色法测定高锰酸钾溶液的浓度

【实验目的】

(1) 掌握吸收光谱曲线的绘制方法。

(2) 掌握单组分测定法中标准曲线法的原理和方法。

(3) 掌握 722 型可见分光光度计的使用方法。

【实验原理】

高锰酸钾的水溶液中的 $MnO_4^-$ 本身为紫红色，当每毫升 $KMnO_4$ 溶液中含有 1μg 高锰酸钾时，溶液也能呈现显著的紫红色，因此高锰酸钾可以直接通过比色法来测定其含量。

为减免由于仪器单色光不纯造成的对朗伯-比尔定律的偏离，提高灵敏度，应尽可能选择样品吸收光谱(图 5-7)中的最大吸收波长($\lambda_{max}$)作为测定波长。对于单组分的测定，若使用仪器的单色光纯度不够，应采用标准曲线法(工作曲线法)进行定量。

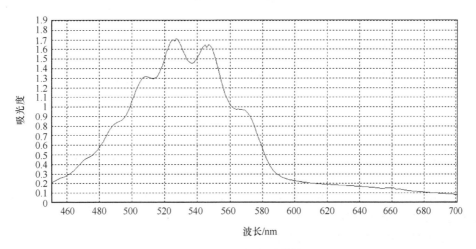

图 5-7　$KMnO_4$ 吸收曲线

【器材与药品】

1. 器材

722 型分光光度计(或其他型号)，1cm 比色皿，25mL 比色管，吸量管。

2. 药品

$KMnO_4$(A.R.)。

## 【实验步骤】

1. KMnO₄储备液的配制

准确称取 KMnO₄ 0.2500g，在小烧杯中溶解后定量移入 1000mL 容量瓶中，用蒸馏水稀释至标线，摇匀，每毫升含 KMnO₄ 为 250.0μg。

2. 吸收曲线(吸收光谱)的绘制

取 KMnO₄储备液约 10mL 稀释为 50mL。将此被测溶液与蒸馏水(空白)分别装于 1cm 比色皿中，安置在仪器的样品架上。按仪器操作方法，在 450～700nm 每隔 20nm 测量一次，记录波长及相应的吸光度值。在有吸收峰或吸收谷的波长段(520～550nm)要多选几个波长进行测定，如以 2nm 的间隔测定。以波长为横坐标，以吸光度为纵坐标，将测得的吸光度值连成平滑曲线，即得吸收光谱曲线。从吸收峰处找出最大吸收波长 $\lambda_{max}$。

3. 标准(工作)曲线的绘制

取 6 个 50mL 容量瓶，分别加入 KMnO₄储备液 0.00mL、2.00mL、4.00mL、6.00mL、8.00mL 及 10.00mL，用蒸馏水稀释至刻线，摇匀，则标准系列比色液浓度依次为每毫升含 KMnO₄ 0μg、10.0μg、20.0μg、30.0μg、40.0μg 及 50.0μg。以蒸馏水为空白，依次将标准系列比色液在 $\lambda_{max}$ 处测其吸光度 $A$ 值，然后以浓度为横坐标、吸光度为纵坐标绘制标准曲线。

4. 样品的测定

取 1 个 50mL 容量瓶，加样品液 10.00mL(约含 KMnO₄ 1.5mg)，用蒸馏水稀释至刻线，摇匀。在与绘制标准曲线相同的测定条件下测其吸光度 $A$ 值，然后从标准曲线上查出与 $A$ 值相对应的 KMnO₄浓度，乘以样品稀释倍数，即得样品液中 KMnO₄浓度。

## 【注意事项】

(1) 在吸收光谱中有多个吸收峰的情况下，测定波长的选择应根据灵敏度和准确度综合考虑。在灵敏度足够的情况下，选择较平坦的峰作测定波长，对比尔定律的偏离较小。

(2) 测定用的一套比色皿必须是匹配的，即同一材质和相同瓶壁厚度，否则标准曲线不通过原点和线性不好，造成测量系统误差。

(3) 标准曲线绘制时的注意事项请参看 1.6。

## 【思考题】

(1) 分光光度法中吸收曲线与标准(工作)曲线有何区别？各有何实际意义？

(2) 为什么绘制标准曲线和测定试样应在相同条件下进行？

(3) 本实验中选择哪个吸收峰作为测定波长？为什么？

# 实验六十　荧光法测定硫酸奎宁的含量

## 【实验目的】

(1) 熟悉 970CRT 型荧光分光光度计的使用方法，掌握激发光谱和荧光光谱的绘制。

(2) 掌握用对照品比较法进行荧光定量分析的方法。

## 【实验原理】

硫酸奎宁为抗疟药，是硫酸奎尼丁的光学异构体，其结构式如下：

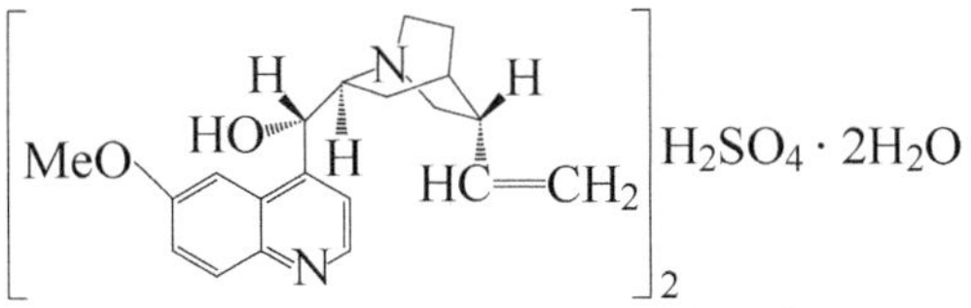

$$\left[ MeO-\overset{HO}{\underset{H}{C}}\overset{H}{\underset{}{}}\overset{N}{\underset{}{}}\overset{H}{\underset{}{}}HC=CH_2 \right]_2 H_2SO_4 \cdot 2H_2O$$

本品分子具有喹啉环结构，在稀酸溶液中是强的荧光物质。在低浓度时，物质荧光强度与荧光物质浓度成正比。

$$F = Kc$$

式中，$F$ 为荧光强度；$c$ 为奎宁溶液的浓度。

在荧光分光光度计上描绘出激发光谱和发射光谱，确定适当的激发波长和荧光波长，测定样品溶液和对照品溶液的荧光强度，用对照品比较法计算样品的含量。

## 【器材和药品】

1. 器材

970CRT 型荧光分光光度计，精密电子天平，吸量管，容量瓶等。

2. 药品

硫酸奎宁原料药，硫酸奎宁对照品，$H_2SO_4$(A.R.)。

## 【实验步骤】

1. 硫酸奎宁储备液的制备

准确称取 100mg 硫酸奎宁对照品溶解于 $0.05mol \cdot L^{-1}$ $H_2SO_4$ 中，并用同样的硫酸溶液稀释定容至 1000mL。

2. 对照品溶液的制备

精密吸取硫酸奎宁储备液($100\mu g \cdot mL^{-1}$)5.00mL，置于 50mL 容量瓶中，加 $0.05mol \cdot L^{-1}$ 硫酸溶液稀释至刻度，摇匀。准确移取 2.00mL，置于 50mL 容量瓶中，加 $0.05mol \cdot L^{-1}$ 硫酸溶液稀释至刻度，摇匀，待测。硫酸奎宁对照品溶液必须当天配制，避光保存。

### 3. 样品溶液的制备

称取硫酸奎宁样品约 40mg，精密称定，置于 1000mL 容量瓶中，用 $0.05mol \cdot L^{-1}$ 硫酸溶液溶解并稀释至刻度，摇匀。准确吸取此溶液 1.00mL，置于 100mL 容量瓶中，用 $0.05mol \cdot L^{-1}$ 硫酸溶液稀释至刻度，摇匀，待测。

### 4. 测定与计算

(1) 按照仪器说明书接通电源，开机预热，仪器进行初始化后设置灵敏度、狭缝、信噪比等参数。

(2) 将硫酸奎宁的对照品溶液置于石英池中。

(3) 绘制荧光光谱：将激发波长设定为 254nm，在 400～600nm 范围扫描荧光光谱，确定适合的荧光波长。

(4) 绘制激发光谱：将荧光波长设定为上述荧光波长(约 450nm)，在 200～400nm 范围扫描激发光谱，确定适合的激发波长。

(5) 样品的测定与计算：将激发波长和荧光波长固定在确定的波长处，测定硫酸空白溶液 ($0.05mol \cdot L^{-1}$)、对照品溶液和样品溶液的荧光强度，按下列关系式计算出样品的浓度及含量。

$$硫酸奎宁样品浓度\ c_X = \frac{F_X - F_{S_0}}{F_S - F_{S_0}} \times c_S (\mu g \cdot mL^{-1})$$

$$硫酸奎宁样品含量 = \frac{c_X \times 10^{-3}}{m_s \times \frac{1}{1000} \times \frac{1.00}{100}}$$

式中，$S_0$ 代表硫酸空白溶液；S 代表对照品溶液；X 代表样品溶液；$m_s$ 为样品的质量，mg。

### 5. 关机

实验结束后从样品室取出荧光比色皿，冲洗干净后晾干放回比色皿盒，按开机相反顺序关闭仪器电源。

**【注意事项】**

(1) 硫酸奎宁标准溶液必须当天配制，避光保存。

(2) 荧光法由于灵敏度高，干扰因素多，实验时应注意严格控制实验条件，如温度对荧光强度有较大的影响，测定时应控制温度一致；所有的玻璃仪器与测定池等必须保持高度洁净。

**【思考题】**

(1) 测量样品溶液、标准液时为何要同时测定硫酸空白溶液？

(2) 能用 $0.05mol \cdot L^{-1}$ 盐酸代替 $0.05mol \cdot L^{-1}$ 硫酸稀释溶液吗？为什么？

# 实验六十一 阿司匹林红外光谱的测定

## 【实验目的】

(1) 了解红外光谱固体试样的制备方法及傅里叶变换红外光谱仪器的使用。

(2) 通过图谱解析及标准谱图的检索比对，掌握红外光谱鉴定药物的一般过程。

## 【实验原理】

红外光谱是物质吸收红外区域的电磁辐射引起分子振动-转动能级跃迁产生的吸收光谱。除极少数化合物外，每个化合物(无论气态、液态和固态样品)都有其特征红外光谱。由于红外光谱具有高度的特征性，光谱复杂，信息量多，因此广泛应用于有机化合物的结构鉴定、分子结构的基础研究以及化学组成的分析等。

测定红外光谱的必须是纯物质，要求样品纯度大于98%，且不含水。

阿司匹林是常用的解热镇痛药，其分子式为

$$\text{COOH} \atop \text{OCOCH}_3$$

本实验采用两种方法制样，绘制阿司匹林的红外光谱，然后进行光谱解析，查阅标准红外光谱定性鉴别。

## 【器材和药品】

### 1. 器材

傅里叶变换红外光谱仪，玛瑙研钵，压片模具，精密电子天平等。

### 2. 药品

阿司匹林(要求试样纯度>98%，且不含水)，KBr 粉末，石蜡油。

## 【实验步骤】

### 1. 试样制备

(1) 压片法。

称取干燥的阿司匹林样品1～2mg置于玛瑙研钵中磨细,加入约200mg干燥的KBr细粉(事先过 200 目筛)，继续研磨混匀。将研磨好的物料倒入专用红外压片模具($\Phi$13mm)中铺匀，装好模具置油压机上并连接真空系统，先抽气约 5min 以除去混在粉末中的湿气和空气，再边抽气边加压至 1.5～1.8MPa 2～5min。除去真空，取下模具，取出透明的片子，待测。

(2) 糊状法(石蜡油法)。

取少量干燥的阿司匹林试样置于玛瑙研钵中磨细，滴入几滴石蜡油继续研磨至呈均匀的浆糊状，取此糊状物涂在可拆液体池的窗片上或空白 KBr 片上，即可测定。

2. 图谱的绘制

(1) 开机及参数设置。打开红外光谱仪预热至少 20min，开启计算机运行 OMNIC 软件，进入软件主界面进行实验参数设置。扫描次数高为 32 次、分辨率设为 4cm$^{-1}$，图谱纵坐标高为透光率，背景光谱管理项选择采集样品前采集背景，光谱扫描范围为 400～4000cm$^{-1}$。

(2) 样品图谱采集。点击<采集样品>图标，跳出<准备背景采集>对话框，点击"确定"，进行背景扫描。背景扫描完毕，跳出<准备样品采集>对话框，推开样品室上盖，将样品架放入样品室内样品固定座，拉下样品室盖子，点击"确定"，进行样品的采集，采集结束后，跳出谱图标题窗口，输入标题名后点击"确定"，跳出<数据采集完成>窗口，点击"是"，样品图谱采集结束。

(3) 谱图处理。点击菜单栏<数据处理>项中的"吸光度"和"透光率"可以进行吸光度与透光率的转换，点击"标峰"快捷键可对峰值进行标定。

(4) 实验结束。谱图采集完毕，打开样品室取出样品，关闭样品室，关闭 OMNIC 操作软件，关闭计算机。最后将实验台和磨具清理干净。

3. 记录与数据处理

(1) 阿司匹林红外光谱如图 5-8 所示。

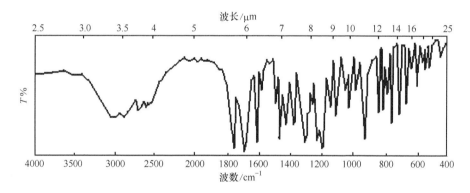

图 5-8　阿司匹林(乙酰水杨酸)的红外光谱图(压片法)

(2) 查 SADTLER 红外标准光谱核对阿司匹林的红外光谱。

【思考题】

(1) 压片法制备固体样品应注意些什么问题?
(2) 糊状法制样应注意什么?
(3) 压片法和糊状法制备的同一物质的红外光谱是否相同?

## 实验六十二　原子吸收分光光度法测定饮用水中的镁

【实验目的】

(1) 了解原子吸收分光光度计的构造及使用方法，掌握原子吸收分光光度法测定的基本原理。

(2) 掌握校正曲线法定量测定的方法。

## 【实验原理】

原子吸收分光光度法是基于物质所产生的原子蒸气对特定谱线(待测元素的特征谱线)的吸收作用进行定量分析的一种方法，具有准确度和灵敏度高、选择性好、适用范围广等特点，广泛用于测量各种试样中的微量金属元素。

稀溶液中的 $Mg^{2+}$ 在火焰温度(小于 3000K)下变成 Mg 原子蒸气，由光源空心阴极灯辐射出镁的特征谱线被 Mg 原子蒸气强烈吸收，其吸收强度与 Mg 原子蒸气浓度的关系符合比尔定律。在固定的实验条件下，Mg 原子蒸气浓度与溶液中 $Mg^{2+}$ 浓度成正比，即

$$A=Kc$$

式中，$A$ 为吸光度；$K$ 为吸收常数；$c$ 为溶液中 $Mg^{2+}$ 的浓度。根据校正曲线法，可求出待测溶液中镁的含量。

## 【器材和药品】

1. 器材

原子吸收分光光度计，镁元素空心阴极灯，空气压缩机，乙炔钢瓶，容量瓶，移液管等。

2. 药品

MgO(A.R.)，盐酸(A.R.)，去离子水。

## 【实验步骤】

(1) 镁标准储备液(0.05mg·mL$^{-1}$)的配制。准确称取 0.021g MgO，用 1%(V/V)盐酸溶解后，移入 250mL 容量瓶中，加入 1%(V/V)盐酸稀释至刻度，摇匀，作为镁标准储备液。

(2) 开机。接通电源，打开主机电源开关，选择测定元素为镁。装上镁空心阴极灯，打开空心阴极灯电源开关，根据光束能量最大值调节灯的位置(包括前后、左右、上下三个方向的调整至最佳)并进行燃烧器对光后，预热半小时。

(3) 参数设定及点火。将狭缝宽度、燃烧器高度、空心阴极灯电流及波长鼓轮读数等设定至所选定的条件。

参考条件：

镁空心阴极灯工作电流 4.0mA；

光谱带宽 0.7nm；

波长 285.2nm(注：先快速扫描波长鼓轮到 285.2nm 附近，然后上下调节微调旋钮直至光束能量值显示值为最大)；

燃烧器高度 6mm；

乙炔流量 1.2L·min$^{-1}$。

待全部工作条件设置完成后，接通空气压缩机、乙炔钢瓶、按规定条件调节其流量，并在燃烧器上方点火，预热 5min(注意：先开空气，后开乙炔气，再点火)。

(4) 校正曲线的绘制。

① 镁标准系列溶液的配制：精密量取 0.05mg·mL⁻¹ 镁标准储备液 10mL，稀释至 100mL 容量瓶中，用去离子水稀释至刻度，则得含镁溶液浓度为 5μg·mL⁻¹。分别精密量取此溶液 1.0mL、2.0mL、4.0mL、6.0mL、8.0mL、10.0mL，置 100mL 容量瓶中，用去离子水稀释至刻度，则得浓度依次为 0.050μg·mL⁻¹、0.10μg·mL⁻¹、0.20μg·mL⁻¹、0.30μg·mL⁻¹、0.40μg·mL⁻¹、0.50μg·mL⁻¹ 的镁标准溶液。

② 镁标准系列溶液的测定：将燃烧头进样管插入空白液进行空白调零。然后按选定的工作条件，由稀到浓依次测定镁系列标准溶液的吸光度，将吸光度对浓度作图，即得校正曲线。

(5) 试样溶液的测定。

精密量取水样 5.00mL，置于 100mL 容量瓶中，用去离子水稀释至刻度，摇匀。进行空白调零后在同样的工作条件下测定其吸光度。测量完成后，进样管接蒸馏水，吸喷几分钟。

(6) 测定完毕后，用蒸馏水吸喷 2~3min 以清洗雾化室和燃烧头，然后关闭乙炔钢瓶阀。待乙炔火焰熄灭后，关闭乙炔流量阀，然后关闭空气压缩机的"压机"开关，按压缩机"放气"按钮放气，待空气压缩机压力表回零后关闭压缩机电源。最后关闭主机电源开头。

(7) 数据处理及计算。

① 实验条件记录于表 5-2。

**表 5-2 原子吸收分光光度法实验条件记录**

| 内容 | 记录 |
| --- | --- |
| 仪器型号 | |
| 吸收线波长/nm | |
| 空心阴极灯电流/mA | |
| 狭缝宽度/nm | |
| 乙炔流量/(L·min⁻¹) | |
| 空气流量/(L·min⁻¹) | |
| 燃助比 | |

② 列表记录测量 Mg 标准系列溶液的吸光度，然后以吸光度为纵坐标、Mg 标准溶液浓度为横坐标绘制标准曲线。求算标准曲线的回归方程及相关系数。根据标准曲线及回归方程，求出自来水样品的浓度，乘上稀释倍数求得原始自来水中 Mg 的含量(mg·L⁻¹)。

**【注意事项】**

(1) 原子吸收分光光度法是一种极灵敏的方法，所使用的试剂纯度应符合要求。玻璃仪器应严格洗涤，用 1~2mol·L⁻¹ 硝酸浸泡过夜，并用重蒸馏的去离子水充分冲洗，保证洁净。

(2) 点燃火焰时，应先开空气，后开乙炔。熄灭火焰时，先关乙炔后关空气，并检查乙炔钢瓶总开关关闭后压力表指针是否回到零，否则表示未关紧。

(3) 在进行喷雾时，要保证助燃气和燃气压力不变，否则影响吸收值的准确性。

**【思考题】**

(1) 试述原子吸收分光光度法常用的定量方法及其适用范围。

(2) 原子吸收分光光度法测定不同元素时，对光源有什么要求？

# 实验六十三　气相色谱法测定市售白酒的酒精度

## 【实验目的】

(1) 了解气相色谱仪的构造及使用方法，掌握气相色谱仪测定的基本原理。

(2) 掌握内标对比法进行定量及计算的方法。

## 【实验原理】

白酒又名烧酒，是我国的传统饮料酒，其主要成分乙醇和水占总量的 98%～99%，作为白酒呈香呈味物质的酸、酯、醇、醛等微量有机化合物占总量的 1%～2%。白酒的酒精度即酒的度数表示酒中含乙醇的体积分数，通常是以 20℃时的体积比表示，如 50 度的酒，表示在 100mL 的酒中含有乙醇 50mL。本实验采用气相色谱法测定白酒的酒精度。

色谱是一种高效的分离分析手段。待测样品为组成复杂的混合物，其分离原理为：混合物中的不同组分在固定相与流动相两相间分配行为的差异导致它们随流动相迁移的速率不同，最终，混合物分离为单独的组分依次流出色谱柱，各组分在检测器中被分析检测，检测信号输出转换到电子计算机上处理，所得信号-时间二维数学曲线图即为最终的色谱图。

色谱图上不同色谱峰的保留时间为定性的重要依据，而定量主要根据各色谱峰的峰面积。组分的量(质量或物质的量)等于峰面积与校正因子之积。许多有机化合物的校正因子未知，即使有参考值可供使用，仪器工作条件的变化也会影响校正因子。因此，色谱法中的定量方法主要是内标法和外标法。外标法要求进样量准确，而气相色谱的特点无法保证进样量准确。此时可采用内标对比法进行定量。先配制已知浓度的样品标准溶液，将一定量的内标物加入其中，再按相同比例将内标物加入未知浓度的试样中。分别进样，记录色谱图，由下式可求出试样中待测组分的含量。

$$c_{i试样}=\frac{(A_i/A_s)_{试样}}{(A_i/A_s)_{标准}}\times c_{i标准}$$

式中，$c_i$ 为试样或标准溶液含乙醇的浓度；$A_i$、$A_s$ 分别为被测组分和内标物的峰面积。根据试样溶液加入样品的体积即可计算白酒样品的酒精度。本实验用乙腈为内标物。

## 【器材和药品】

1. 器材

气相色谱仪(配填充柱、FID 检测器、气路、色谱工作站等)，微量注射器，移液管，容量瓶等。

2. 药品

无水乙醇(A.R.)，乙腈对照品(内标物)，市售白酒样品。

## 【实验步骤】

1. 溶液配制

(1) 标准溶液的配制：准确吸取无水乙醇 0.50mL 及乙腈 0.50mL，置于 100mL 容量瓶中，加水稀释至刻度，摇匀。

(2) 试样溶液的配制：准确吸取白酒样品 1.00mL 及乙腈 0.50mL，置于 100mL 容量瓶中，加水稀释至刻度，摇匀。

2. 实验条件(供参考)

色谱柱：15% PEG-20M，上试 102 白色担体，3m×3mm I.D.；柱温：75℃；气化室温度：150℃；检测器温度：150℃；载气：$N_2$，200kPa(升温前的柱出口端压力)；$H_2$：55kPa；空气：42kPa。

3. 进样

在上述色谱条件下，标准溶液与试样溶液分别进样 0.2μL，记录色谱图。

4. 数据记录结果处理

将色谱图上有关数据填入表 5-3，并求试样白酒的酒精度。

表 5-3　数据记录表

|  | 组分名称 | b.p./℃ | $t_R$ | $A$ | $A_i/A_s$ |
|---|---|---|---|---|---|
| 标准溶液 | 乙醇 | 78.5 | | | |
| | 乙腈 | 81.6 | | | |
| 试样溶液 | 乙醇 | 78.5 | | | |
| | 乙腈 | 81.6 | | | |

$$酒精度 = \frac{(A_i/A_s)_{试样}}{(A_i/A_s)_{标准}} \times (c_i)_{标准} \times \frac{100.00}{1.00}$$

## 【注意事项】

(1) 从微量注射器移取溶液时，必须注意液面上气泡的排除。抽液时应缓慢上提灯芯，若有气泡，可将注射器针尖向上，使气泡上浮后推出。

(2) 吸取试样的注射器，实验完成后需要用 95%乙醇溶液反复洗净，以免针孔堵塞。

(3) FID 检测器非常灵敏，注意一次进样量不要太大，否则信号值可能超过量程，导致无法准确计算峰面积。

(4) 乙醇标准品为分析纯无水乙醇，含微量的甲醇与异丙醇杂质，故标准溶液色谱图上会有两个峰面积很小的杂质峰。而白酒样品组成复杂，同样含微量甲醇及三碳以上醇和酯，也会有数个杂质峰。

## 【思考题】

(1) 本实验选取乙腈作为内标，它应符合哪些要求？

(2) 在什么情况下可采用已知浓度样品对照法？该法进样是否要求十分准确？

# 实验六十四　　高效液相色谱仪的性能检查和色谱参数的测定

## 【实验目的】

(1) 掌握高效液相色谱仪的一般使用方法。

(2) 熟悉高效液相色谱仪性能检查和色谱参数测定的方法。

## 【实验原理】

### 1. 高效液相色谱仪的性能指标

各种型号的高效液相色谱仪的技术参数均有一定的要求，因此需对其性能指标进行检查。高效液相色谱仪的主要性能指标包括：

(1) 流量精度。仪器流量的重复性。以重复测定流量的相对标准差表示。

(2) 噪声。各种未知的偶然因素引起的基线起伏。噪声的大小用基线带宽(峰-峰值)来衡量，通常以毫伏或安培为单位。

(3) 漂移。基线朝一定方向的缓慢变化。用单位时间内基线水平的变化来表示。

(4) 检测限。本实验使用的紫外检测器为浓度型检测器，其检测限为某组分所产生的信号大小等于噪声 2 倍时，每毫升流动相中所含该组分的量，也称敏感度。

计算公式：

$$D = \frac{2N}{S}$$

$$S = \frac{AF}{1000 \times 60 \times m}$$

式中，$N$ 为噪声，mV；$m$ 为组分的进样量，g；$A$ 为峰面积，$\mu V \cdot s$；$F$ 为流动相流量，$mL \cdot min^{-1}$；$S$ 为灵敏度，$mV \cdot mL \cdot g^{-1}$。

(5) 定性重复性。在同一实验条件下，组分保留时间的重复性。通常以被分离组分的保留时间之差($\Delta t_R$)的相对标准差来表示，$RSD \leqslant 1\%$ 认为合格。

(6) 定量重复性。在同一实验条件下，色谱峰面积(或峰高)的重复性。通常以被分离组分的峰面积比的相对标准差来表示，$RSD \leqslant 2\%$ 认为合格。

### 2. 色谱参数

高效液相色谱参数包括定性参数、定量参数、柱效参数和分离参数等。本实验主要测定下列色谱参数，见表 5-4。

**表 5-4　部分色谱参数计算公式**

| 色谱参数 | 计算公式 | 色谱参数 | 计算公式 |
|---|---|---|---|
| 理论塔板数 | $n = 5.54\left(\dfrac{t_R}{W_{1/2}}\right)^2$ | 理论塔板高度 | $H = \dfrac{L}{n}$ |
| 有效塔板数 | $n_{eff} = 5.54\left(\dfrac{t_R'}{W_{1/2}}\right)^2$ | 容量因子 | $k = \dfrac{t_R'}{t_0} = \dfrac{t_R - t_0}{t_0} = K\dfrac{V_s}{V_m}$ |

续表

| 色谱参数 | 计算公式 | 色谱参数 | 计算公式 |
|---|---|---|---|
| 分配系数比 | $\alpha = \dfrac{K_2}{K_1} = \dfrac{k_2}{k_1}$ | 分离度 | $R = \dfrac{2\left(t_{R_2} - t_{R_1}\right)}{W_1 + W_2} = \dfrac{1.177\left(t_{R_2} - t_{R_1}\right)}{W_{1/2}^{(1)} + W_{1/2}^{(2)}}$ |

注：上述各式中 $t_R$ 为保留时间；$t_R'$ 为调整保留时间；$t_0$ 为死时间；$W$ 为峰宽；$W_{1/2}$ 为半峰宽；$L$ 为柱长；$K$ 为分配系数；$V_s$ 为柱内固定相体积；$V_m$ 为柱内流动相体积。

**【器材和药品】**

1. 器材

高效液相色谱仪(配 ODS C18 色谱柱、紫外检测器、手动进样器、色谱工作站)，进样针，容量瓶，移液管等。

2. 药品

苯(A.R.)，萘(A.R.)，苯磺酸钠(A.R.)，色谱纯甲醇，高纯水等。

**【实验步骤】**

(1) 观察流动相流路，检查流动相是否够用，废液出口是否接好。

(2) 流量精度的测定。

在指示流量 $1.0mL \cdot min^{-1}$、$2.0mL \cdot min^{-1}$、$3.0mL \cdot min^{-1}$ 三点测定流量。用 10mL 量瓶在流动相出口处接收流出液。准确记录流出 10mL 所需的时间，换算成流速($mL \cdot min^{-1}$)，重复测定 5 次。数据记录于表 5-5。

表 5-5　流动相流量精度的测定

| | | 1 | 2 | 3 | 4 | 5 | 平均值 | RSD |
|---|---|---|---|---|---|---|---|---|
| 指示流量 $1.0mL \cdot min^{-1}$ | $t/min$ | | | | | | | |
| | 测得流量 $/(mL \cdot min^{-1})$ | | | | | | | |
| 指示流量 $2.0mL \cdot min^{-1}$ | $t/min$ | | | | | | | |
| | 测得流量 $/(mL \cdot min^{-1})$ | | | | | | | |
| 指示流量 $3.0L \cdot min^{-1}$ | $t/min$ | | | | | | | |
| | 测得流量 $/(mL \cdot min^{-1})$ | | | | | | | |

(3) 基线稳定性(噪声和漂移)的测定。

① 色谱条件。

色谱柱：ODS C18 柱(20cm×4.6mm，5μm)；

流动相：甲醇-水(体积比 80：20)；

流速：$1.0mL \cdot min^{-1}$；

检测波长：254nm。

② 开机，待仪器稳定后进行参数测定，运行色谱工作站软件，将检测器灵敏度放在较高挡(至能测出噪声)，记录基线 1h。测定基线带宽为噪声。基线带中心的结尾位置与起始位置之差为漂移。

(4) 检测限和重复性的测定。

① 色谱条件：同(3) 中①。

② 试样：苯($1\mu g \cdot \mu L^{-1}$)、萘($0.05\mu g \cdot \mu L^{-1}$)及苯磺酸钠($0.02\mu g \cdot \mu L^{-1}$，用于测定死时间 $t_0$)的乙醇(或流动相)溶液。

③ 待仪器基线稳定后，进样 20μL，记录色谱图，测定 $t_0$、苯和萘的 $t_R$、$h$、$W_{1/2}$、$A$ 等。重复测定 5 次。数据记录于表 5-6。

表 5-6    色谱参数的测定

| | 1 | 2 | 3 | 4 | 5 | 平均值 | RSD |
|---|---|---|---|---|---|---|---|
| $t_0$ | | | | | | | |
| $t_R$(苯) | | | | | | | |
| $t_R$(萘) | | | | | | | |
| $\Delta t_R$ | | | | | | | |
| $A_{苯}$ | | | | | | | |
| $A_{萘}$ | | | | | | | |
| $W_{1/2}$(苯) | | | | | | | |
| $W_{1/2}$(萘) | | | | | | | |
| $A_{苯}/A_{萘}$ | | | | | | | |

④ 以萘计算检测限，以保留时间和峰面积分别计算仪器的定性、定量重复性。给出结论。

(5) 色谱参数的测定。

用上述测得数据计算理论塔板数、理论塔板高度、有效塔板数、容量因子、分配系数比和分离度。

## 【思考题】

(1) 什么是分离度？如何提高分离度？

(2) 检测限和灵敏度有什么不同？为什么用检测限而不是灵敏度作为仪器的性能指标？

# 实验六十五    高效液相色谱法测定复方左炔诺孕酮片的含量

## 【实验目的】

(1) 掌握外标一点法的高效液相色谱定量法。

(2) 熟悉高效液相色谱法在药物制剂含量测定中的应用。

## 【实验原理】

复方左炔诺孕酮片是由左炔诺孕酮和炔雌醇组成的复方制剂，为口服避孕药，其规格为每片含左炔诺孕酮 0.15mg，炔雌醇 0.03mg。《中华人民共和国药典》(2015 年版)规定，本品含左炔诺孕酮与炔雌醇均应为标示量的 90.0%～115.0%。

左炔诺孕酮分子中含有 C═C—C═O 共轭体系，炔雌醇分子中有苯环的结构，因此有紫外特征吸收，可用紫外检测器进行检测。左炔诺孕酮和炔雌醇结构如下：

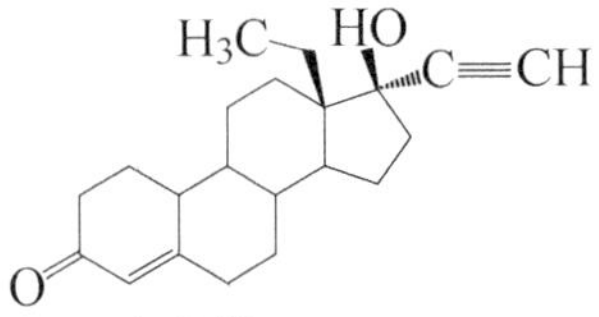

左炔诺孕酮 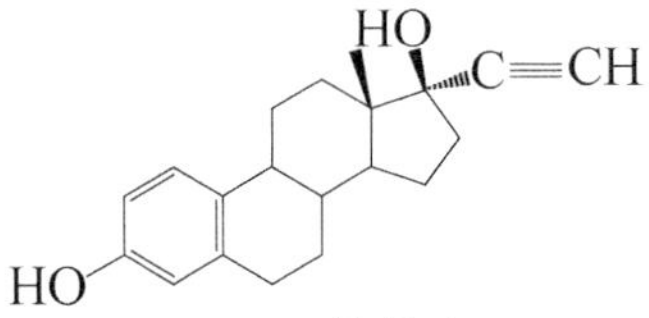                  炔雌醇

高效液相色谱法用于药物制剂中多组分的含量测定具有其独特的优点。一般可采用外标法、归一化法、内标法和内标对比法进行定量分析。本实验用外标一点法测定复方左炔诺孕酮片剂中左炔诺孕酮和炔雌醇的含量。

**【器材和药品】**

1. 器材

高效液相色谱仪(配 ODS C18 色谱柱、紫外检测器、手动进样器、色谱工作站)，进样针，容量瓶，锥形瓶，移液管等。

2. 药品

复方左炔诺孕酮片，左炔诺孕酮和炔雌醇对照品，色谱纯乙腈和甲醇，高纯水。

**【实验步骤】**

1. 对照品与供试品溶液的配制

(1) 对照品溶液的配制：精密称定左炔诺孕酮和炔雌醇对照品各适量，置容量瓶中，加乙腈超声处理使其溶解，放冷，并定量稀释制成每 1mL 中含左炔诺孕酮 0.75mg 与炔雌醇 0.15mg 的溶液。精密量取 2.00mL，置 10mL 容量瓶中，用流动相稀释至刻度，摇匀，待测。

(2) 供试品溶液的配制：取本品 10 片，分别置于 10mL 容量瓶中，加流动相适量，超声处理 40min 并不时振摇使左炔诺孕酮与炔雌醇溶解，放冷，用流动相稀释至刻度，摇匀，过滤，续滤液备用。

2. 色谱条件

(1) 填充剂：十八烷基硅烷键合硅胶。
(2) 流动相：乙腈-水(60 : 40)。
(3) 检测波长：220nm。
(4) 流速：1.0mL·min$^{-1}$。

3. 试样测定

用微量进样针吸取对照品溶液注入手动进样器，进样 20μL，记录色谱图。重复进样 3 次。同样吸取上述供试品续滤液进样 20μL，重复进样 3 次。

4. 数据记录与处理

(1) 实验条件记录于表 5-7。

表 5-7 高效液相色谱法实验条件记录

| 内容 | 记录 |
| --- | --- |
| 仪器型号 | |
| 填充剂 | |
| 流动相 | |
| 检测波长 | |
| 流速 | |
| 进样量 | |
| 柱温 | |

(2) 色谱峰记录于表 5-8。

表 5-8 高效液相色谱法实验结果记录

| 组分 | | 峰面积 | | | |
| --- | --- | --- | --- | --- | --- |
| | | 1 | 2 | 3 | 平均值 |
| 对照品溶液 | 左炔诺孕酮 | | | | |
| | 炔雌醇 | | | | |
| 供试品溶液 | 左炔诺孕酮 | | | | |
| | 炔雌醇 | | | | |

通过下式分别计算复方左炔诺孕酮片中左炔诺孕酮和炔雌醇的标示量百分含量。

$$标示量(\%) = \frac{c_R \times A_x}{A_R \times 标示量} \times 100\%$$

式中，$A_x$、$A_R$ 分别为供试品和对照品中各组分的峰面积；$c_R$ 为对照品中各组分的进样浓度，$mg \cdot mL^{-1}$。

【思考题】

(1) 配制样品溶液时，为什么要使其浓度与对照品溶液的浓度相接近？
(2) 内标法与外标法各有什么优点？各自的应用条件是什么？

# 实验六十六 区带毛细管电泳法测定水中 $NO_3^-$、$NO_2^-$

【实验目的】

(1) 熟悉毛细管电泳法的原理及仪器使用方法。
(2) 掌握水质中 $NO_3^-$、$NO_2^-$ 定量分析的基本过程及方法。

## 【实验原理】

毛细管电泳，又称高效毛细管电泳，统指以高压电场为驱动力，以毛细管为分离通道，依据样品中各组分之间的淌度和分配行为上的差异而实现分离的一类液相分离技术。

毛细管区带电泳法是将待分析溶液引入毛细管进样一端，施加直流电压后，各组分按各自的电泳流和电渗流的矢量和流向毛细管出口端，按阳离子、中性粒子和阴离子及其电荷大小的顺序通过检测器。出峰时间称为迁移时间，相当于高效液相色谱和气相色谱中的保留时间，可作为组分定性分析的参数。组分峰面积与各组分的量成正比，可用于定量分析。

## 【器材与药品】

1. 器材

P/ACE MDQ 毛细管电泳系统，二极管阵列检测器，pHS-3C 型精密酸度计；0.45μm 水系滤膜；Human Power II 纯水器。

2. 药品

$1.0000mg \cdot mL^{-1}$ $NO_3^-$ 标准储备液，$1.0000mg \cdot mL^{-1}$ $NO_2^-$ 标准储备液，$20mmol \cdot L^{-1}$ NaAc-HCl (pH=3.00)电泳缓冲溶液，样品为湖水样，其他实验用水为超纯水。

## 【实验步骤】

1. 样品溶液的制备

直接取水样若干先用滤纸过滤，再用 0.45μm 水系滤膜过滤，待上机分析。

2. 毛细管电泳仪的操作要领

(1) 开机预热 20min。使用前必须依次用超纯水冲洗 5min、$0.1mol \cdot L^{-1}$ NaOH 溶液冲洗 5min、超纯水冲洗 5min。

(2) 设定工作温度 25℃。

(3) 每次电泳前，必须用超纯水冲洗 2min，再用 $0.1mol \cdot L^{-1}$ NaOH 溶液、超纯水冲洗 2min，再用缓冲溶液冲洗 2min。

(4) 本实验的进样条件为 $0.5psi(1psi=6.895 \times 10^3 Pa)$ 压力，10s 时间。

(5) 电泳运行条件为 20kV，20min，在启动高压的同时，色谱工作站的记录系统也触发开始。

(6) 电泳结束后，在计算机的色谱工作站软件内保存色谱图，记录峰面积。

(7) 实验结束对仪器进行冲洗，依次用超纯水冲洗 2min、$0.1mol \cdot L^{-1}$ NaOH 溶液冲洗 2min、超纯水冲洗 2min、$0.1mol \cdot L^{-1}$ NaOH 溶液冲洗 5min、超纯水冲洗 5min、$0.1mol \cdot L^{-1}$ NaOH 溶液冲洗 10min、超纯水冲洗 10min。

本实验的电泳条件以乙酸盐 $20mmol \cdot L^{-1}(pH=3.00)$ 为电泳缓冲溶液，在 20kV 恒压下进行电泳分析，分离温度 30℃，在 215nm 波长处检测，采用压力进样，进样压力 0.5psi，进样时间 5.0s；每次测定前用 $1mol \cdot L^{-1}$ NaOH 冲洗 5min，水、电泳缓冲溶液各冲洗 2min。

3. NO$_3^-$、NO$_2^-$的标准曲线及样品溶液的测定

取 NO$_3^-$、NO$_2^-$标准储备液,配制的混合标准液控制 NO$_3^-$在 0.150 ~ 100 mg·L$^{-1}$、NO$_2^-$在 0.35~200mg·L$^{-1}$范围,按毛细管电泳仪的操作要领自动测定。过滤后的样品溶液也同样处理。

根据 NO$_3^-$、NO$_2^-$混合标准液的电泳谱图,得到在此电泳条件下 NO$_3^-$、NO$_2^-$的迁移时间,同时从谱图上可计算 NO$_3^-$、NO$_2^-$的峰面积。由于 NO$_3^-$、NO$_2^-$的面积与 NO$_3^-$、NO$_2^-$的浓度存在对应的关系,绘制峰面积-浓度标准曲线。从待测样品谱图中,根据峰迁移时间确定 NO$_3^-$、NO$_2^-$,记录这些峰的峰面积,从标准曲线上查得对应的浓度值。经过计算得出水样中 NO$_3^-$、NO$_2^-$的浓度。

## 【思考题】

(1) 区带毛细管电泳法能够将不同的中性化合物分开吗?

(2) 进入毛细管电泳仪的溶液,为什么要用 0.45μm 滤膜过滤?

# 实验六十七  燃烧焓的测定

## 【实验目的】

(1) 用氧弹热量计测定萘的燃烧焓。

(2) 明确燃烧焓的定义,了解等压燃烧焓与等容燃烧焓的差别。

(3) 了解热量计中主要部分的作用,掌握氧弹热量计的实验技术。

## 【实验原理】

1. 燃烧焓

燃烧焓是指 1mol 物质在等温、等压下与氧进行完全氧化反应时的焓变,是热化学中的重要数据。一般化学反应的热效应,往往因为反应太慢或反应不完全,不是不能直接测定,就是测不准。但是,通过赫斯定律可用燃烧热数据间接求算。因此燃烧热广泛地用于各种热化学测量。测量燃烧热原理是能量守恒定律,样品完全燃烧放出的能量使热量计本身及其周围介质(本实验用水)温度升高,测量了介质燃烧前后温度的变化,就可计算该样品的等容燃烧热。许多物质的燃烧热和反应热已经测定。本实验燃烧焓是在等容情况下测定的。

$$\Delta H = \Delta U + \Delta(pV) \qquad Q_p = Q_V + RT\Delta n$$

式中,$\Delta n$ 为反应前后反应物和生成物中气体的物质的量之差;$R$ 为摩尔气体常量;$T$ 为反应时的热力学温度。

系统除样品燃烧放出热量引起系统温度升高外还有其他因素,这些因素都必须进行校正。其中系统热漏必须经过雷诺作图法校正。校正方法如下:

称适量待测物质,估计其燃烧后可使水温升高 1.5~2.0℃,预先调节水温使其低于环境 1.0℃左右。按操作步骤进行测定,将燃烧前后观察所得的一系列水温和时间关系作图,可得图 5-9 (a)的图形,图中 H 点意味着开始燃烧,热传入介质;D 点为观察到的最高温度值;从相当于室温的 J 点作水平线交曲线于 I,过 I 点作垂线 ab,再将 FH 线和 GD 线延长并交 ab 线

于 $A$、$C$ 两点。$A$ 点与 $C$ 点所表示的温度差即为欲求温度的升高$\Delta T$。图中 $AA'$为开始燃烧到温度上升至室温这一段时间$\Delta t_1$ 内，由环境辐射和搅拌引进的能量而造成热量计温度的升高，必须扣除。$CC'$为室温升高到最高点 $D$ 这一段时间$\Delta t_2$内，热量计向环境的热漏造成温度的降低，计算时必须考虑在内。由此可见，$A$、$C$ 两点的差值较客观地表示了由于样品燃烧促使温度升高的数值。

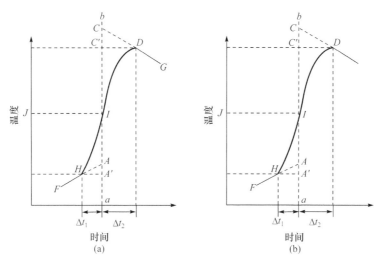

图 5-9　水温和时间的关系

有时热量计的绝热情况良好，热漏小，而搅拌器功率大，不断稍微引进能量使得燃烧后的最高点不出现，如图 5-9(b)所示。其校正方法同前所述。

2. 氧弹热量计

本实验所用氧弹热量计是一种环境恒温式的热量计，基本原理是能量守恒定律。样品完全燃烧所释放的能量使得氧弹本身及其周围的介质和热量计有关附件的温度升高。测量介质在燃烧前后温度的变化值，就可求算该样品的等容燃烧热。其关系式如下：

$$-\frac{W_{样}}{M}Q_V - lQ_l = (W_水 C_水 + C_计)\Delta T$$

式中，$W_样$和 $M$ 分别为样品的质量和摩尔质量；$Q_V$ 为样品的等容燃烧热；$l$ 和 $Q_l$ 分别为引燃用铁丝的长度和单位长度燃烧热；$W_水$和 $C_水$分别为以水作为测量介质时水的质量和比热容；$C_计$称为热量计的水当量，即除水外，热量计升高 1℃所需的热量；$\Delta T$ 为样品燃烧前后水温的变化值。

为了保证样品完全燃烧，氧弹中必须充以高压氧气或其他氧化剂。因此氧弹应有很好的密封性能，耐高温且耐腐蚀。氧弹放在一个与室温一致的恒温套壳中。盛水桶与套壳之间有一个高度抛光的挡板，以减少热辐射和空气的对流。

【器材和药品】

1. 器材

氧弹热量计 1 套，贝克曼温度计 1 支，氧气钢瓶 1 只，温度计 1 支，氧气减压阀 1 只，压片机 1 台,引燃专用铁丝,镊子 1 把,玻璃棒,剪刀 1 把,直尺 1 把,容量瓶(1000mL、2000mL 各 1 个)。

2. 药品

苯甲酸,萘(A.R.)。

## 【实验步骤】

1. 测定氧弹热量计的水当量

用台秤称取 1.0g 左右的苯甲酸,在压片机中压成片状(且勿过紧或过松),用万分之一天平再精确称量,然后参照燃烧焓测定仪的使用方法,装样、充氧气、调节水温、点火和校验。实验结束后,检查样品是否完全燃烧,如果样品没有完全燃烧,实验失败需要重做。

2. 萘的燃烧热测定

称取 0.6g 左右萘,同法进行上述实验操作一次。

3. 数据处理

作苯甲酸和萘燃烧的雷诺温度校正图,由 $\Delta T$ 计算水当量和萘的等容燃烧热。

## 【思考题】

(1) 说明等容燃烧热($Q_V$)和等压燃烧热($Q_p$)的区别和联系。
(2) 为什么实验测得的温度差要经过作图法校正?

# 实验六十八　旋光法测定蔗糖转化反应的速率常数

## 【实验目的】

(1) 测定蔗糖转化反应的速率常数。
(2) 了解反应的反应物浓度与旋光度之间的关系,掌握旋光仪的正确使用方法。

## 【实验原理】

蔗糖在 $H^+$ 存在时将水解生成葡萄糖与果糖,其反应为

$$C_{12}H_{22}O_{11} + H_2O \longrightarrow C_6H_{12}O_6 + C_6H_{12}O_6$$
$$\text{蔗糖} \qquad\qquad\qquad \text{葡萄糖} \quad \text{果糖}$$

此反应为二级反应,反应时水是大量存在的,尽管有部分水分子参加了反应,仍可近似地认为整个反应过程中水的浓度是恒定的,而且 $H^+$ 是催化剂,其浓度也保持不变。因此,蔗糖转化反应可看作为一级反应。当 $H^+$ 浓度一定,蔗糖溶液较稀时,蔗糖水解速率方程为

$$-\frac{d[C_{12}H_{22}O_{11}]}{dt} = k[C_{12}H_{22}O_{11}] \tag{5-1}$$

设蔗糖初始浓度为 $c_0$,旋光度为 $\alpha_0$;$t$ 时刻浓度为 $c_t$,此时旋光度为 $\alpha_t$;反应完毕测得旋

光度为 $\alpha_\infty$。将式(5-1)积分得

$$2.303 \lg c_0/c_t = kt \tag{5-2}$$

以 $\lg c_t$ 对 $t$ 作图得到直线关系，从其斜率可以求出速率常数 $k$。

　　蔗糖、葡萄糖是右旋性物质，比旋光度 $[\alpha]_D^{20}$ 分别为 66.6°、52.5°；果糖是左旋性物质，比旋光度 $[\alpha]_D^{20}$ 为–91.9°。由于生成物中果糖的左旋性比葡萄糖右旋性大，所以生成物呈现左旋性质。因此，随着反应进行，体系的右旋角不断减小，反应至某一瞬间，体系的旋光度可恰好等于零，而后就变成左旋,直至蔗糖完全转化，这时左旋角达到最大值 $\alpha_\infty$。当测定是在同一台仪器、同一光源、同一长度的旋光管中进行时，浓度的改变与旋光度的变化成正比，且比例常数相同，因此下式成立：

$$(c_0 - c_\infty) \propto (\alpha_0 - \alpha_\infty) \quad (c_t - c_\infty) \propto (\alpha_t - \alpha_\infty)$$

而 $c_\infty = 0$，则

$$\frac{c_0}{c_t} = \frac{\alpha_0 - \alpha_\infty}{\alpha_t - \alpha_\infty}$$

代入式(5-2)得

$$k = \frac{2.303}{t} \lg \frac{c_0}{c} = \frac{2.303}{t} \lg \frac{\alpha_0 - \alpha_\infty}{\alpha_t - \alpha_\infty}$$

以 $\lg(\alpha_t - \alpha_\infty)$ 对 $t$ 作图，从所得直线的斜率可计算常数 $k$。

## 【器材和药品】

1. 器材

旋光仪，移液管(25mL 2 支)，锥形瓶 3 个，玻璃棒 1 支，恒温水浴 1 套，托盘天平 1 个。

2. 药品

蔗糖(A.R.)，　HCl 溶液(2mol·L$^{-1}$)。

## 【实验步骤】

1. 待测样品的配制及旋光度测定

(1) 称取 10g 左右蔗糖于锥形瓶中，加 50mL 蒸馏水溶解。

(2) 移取 25mL HCl 溶液于锥形瓶中，另外移取 25mL 蔗糖溶液于 HCl 溶液中，此时开始计时，作为反应起点。摇匀即得待测溶液。

(3) 取少量溶液荡洗旋光管两次，然后将溶液装满旋光管，旋上套盖，放进已预先恒温的旋光仪内，测量各时间的旋光度 $\alpha_t$。

(4) 测量时间间隔为 5min、10min、15min、20min、30min 各测一次。

2. $\alpha_\infty$ 的测量

反应完毕后，将旋光管内反应液与锥形瓶内剩余的蔗糖溶液混合，置于 50～60℃水浴内温热 30min ，然后冷却至实验温度下测定其旋光度 $\alpha_\infty$。

3. 数据处理

(1) 测得的旋光度 $\alpha_t$、对应时间 $t$、$\alpha_t-\alpha_\infty$ 列表。

(2) 以 $\lg(\alpha_t-\alpha_\infty)$ 对 $t$ 作图，由直线斜率求反应速率常数 $k$。

## 【注意事项】

(1) 旋光仪零点校正时，先洗净样品管，将管的一端加上盖子，并由另一端向管内灌满蒸馏水，此时管内不应有气泡存在。旋紧盖子后，用吸滤纸将管外的水擦干，再用擦镜纸将样品管两端的玻璃片擦净，放入旋光仪的光路中(实验前，装水测旋光管的严密性；零点只能调一次)。

(2) 测定时，样品需在同一台仪器、同一光源、同一长度的旋光管中进行，且旋光管的方向要相同。

(3) 注意保护钠光灯，测到 30min 后，每次测量间隔时应将钠光灯熄灭，下次测量前 10min 再打开钠光灯[对于大多数物质，用 $\lambda=5893\text{Å}$ 钠光测定，当温度升高 1℃时，旋光度约减少 0.3%。对于要求较高的测定工作，最好能在(20±2)℃的条件下进行。仪器连续使用不宜超过 4h。如果使用时间较长，中间应关熄 10～15min，待钠光灯冷却后再继续使用，减少灯管受热程度，以免亮度下降和寿命降低]。

(4) 实验完毕，要将旋光管洗净并擦干(实验所用 HCl 浓度大，要小心操作)。

## 【思考题】

(1) 为什么可以用蒸馏水校正旋光仪的零点?

(2) 在旋光度的测量中，为什么要对零点进行校正? 它对旋光度的精确测量有什么影响? 在本实验中，若不进行校正对结果是否有影响?

(3) 为什么配制蔗糖溶液可用托盘天平称量?

# 实验六十九　化学反应速率、反应级数和活化能的测定

## 【实验目的】

(1) 了解浓度、温度和催化剂对反应速率的影响。

(2) 测定过二硫酸铵与碘化钾反应的平均反应速率、反应级数、速率常数和活化能。

## 【实验原理】

在水溶液中，过二硫酸铵与碘化钾发生如下反应：

$$(NH_4)_2S_2O_8 + 3KI \Longrightarrow (NH_4)_2SO_4 + K_2SO_4 + KI_3$$

反应的离子方程式为

$$S_2O_8^{2-} + 3I^- \Longrightarrow 2SO_4^{2-} + I_3^- \tag{5-3}$$

本实验 $\Delta t$ 时间内反应物浓度变化很小，用平均速率代替起始速率，得到如下关系：

$$v = \frac{-\Delta[S_2O_8^{2-}]}{\Delta t} \approx k[S_2O_8^{2-}]^m[I^-]^n$$

式中，$\Delta[S_2O_8^{2-}]$ 为 $S_2O_8^{2-}$ 在 $\Delta t$ 时间内物质的量浓度的改变值；$[S_2O_8^{2-}]$、$[I^-]$ 分别为两种离子初始浓度，$mol·L^{-1}$；$k$ 为反应速率常数；$m$ 和 $n$ 为反应级数。

为了能够测定 $\Delta[S_2O_8^{2-}]$，在混合 $(NH_4)_2S_2O_8$ 和 KI 溶液时，同时加入一定体积已知浓度的 $Na_2S_2O_3$ 溶液和作为指示剂的淀粉溶液，这样在反应(5-3)进行的同时，也进行着如下的反应：

$$2S_2O_3^{2-} + I_3^- \Longrightarrow S_4O_6^{2-} + 3I^- \tag{5-4}$$

反应(5-4)进行得非常快，几乎瞬间完成，而反应(5-3)却慢得多，由反应(5-3)生成的 $I_3^-$ 立刻与 $S_2O_3^{2-}$ 作用生成无色的 $S_4O_6^{2-}$ 和 $I^-$，因此在反应开始阶段，看不到碘与淀粉作用而显示出来的特有蓝色。但是一旦 $Na_2S_2O_3$ 耗尽，反应(5-3)继续生成的微量 $I_3^-$，立即使淀粉溶液显蓝色。所以蓝色的出现就标志着反应(5-4)的完成。

从反应方程(5-3)和(5-4)的计量关系可以看出，$S_2O_8^{2-}$ 浓度减少的量等于 $S_2O_3^{2-}$ 减少量的一半，即

$$\Delta[S_2O_8^{2-}] = \frac{\Delta[S_2O_3^{2-}]}{2}$$

由于 $S_2O_3^{2-}$ 在溶液显示蓝色时已全部耗尽，所以 $\Delta[S_2O_3^{2-}]$ 实际上就是反应开始时 $Na_2S_2O_3$ 的初始浓度 $[S_2O_3^{2-}]$。因此，只要记下从反应开始到溶液出现蓝色所需要的时间 $\Delta t$，就可求算反应(5-3)的平均反应速率：

$$-\frac{\Delta[S_2O_8^{2-}]}{\Delta t} = \frac{[S_2O_3^{2-}]}{2\Delta t}$$

在固定 $[S_2O_3^{2-}]$，改变 $[S_2O_8^{2-}]$、$[I^-]$ 的条件下进行一系列实验，测得不同条件下的反应速率，就能根据 $v = k[S_2O_8^{2-}]^m[I^-]^n$ 的关系推出反应级数。

再由下式可进一步求出反应速率常数 $k$：

$$k = \frac{v}{[S_2O_8^{2-}]^m[I^-]^n}$$

根据阿伦尼乌斯公式，反应速率数 $k$ 与反应温度有如下关系：

$$\lg k = \frac{-E_a}{2.303RT} + \lg A$$

式中，$E_a$ 为反应的活化能；$R$ 为摩尔气体常量；$T$ 为热力学温度。因此，只要测得不同温度时的 $k$ 值，以 $\lg k$ 对 $1/T$ 作图可得一直线，由直线的斜率可求得反应的活化能 $E_a$，即

$$斜率 = \frac{-E_a}{2.303R}$$

**【器材和药品】**

1. 器材

烧杯(150mL)，刻度吸管(10mL、20mL，公用)，量筒(10mL，公用)，玻璃棒，秒表，恒温水浴，温度计(273~373K)。

2. 药品

KI(0.20mol · L$^{-1}$)，淀粉溶液(0.2%)，Na$_2$S$_2$O$_3$(0.010mol · L$^{-1}$)，KNO$_3$(0.20mol · L$^{-1}$)，(NH$_4$)$_2$SO$_4$(0.20mol · L$^{-1}$)，(NH$_4$)$_2$S$_2$O$_8$(0.20mol · L$^{-1}$)，Cu(NO$_3$)$_2$(0.020mol · L$^{-1}$)。

【实验步骤】

1. 浓度对反应速率的影响

室温下按表 5-9 编号 1 的用量分别量取 KI、淀粉、Na$_2$S$_2$O$_3$ 溶液于 150mL 烧杯中，用玻璃棒搅拌均匀。再量取(NH$_4$)$_2$S$_2$O$_8$ 溶液，迅速加到烧杯中，同时按动秒表，立刻用玻璃棒将溶液搅拌均匀。观察溶液，刚一出现蓝色，立即停止计时。记录反应时间。

表 5-9　反应速率测定的溶液配比

| | 实验编号 | 1 | 2 | 3 | 4 | 5 |
|---|---|---|---|---|---|---|
| 试剂用量 /mL | KI(0.20mol · L$^{-1}$) | 20 | 20 | 20 | 10 | 5.0 |
| | 淀粉溶液[0.2%($m$)] | 4.0 | 4.0 | 4.0 | 4.0 | 4.0 |
| | Na$_2$S$_2$O$_3$(0.010mol · L$^{-1}$) | 8.0 | 8.0 | 8.0 | 8.0 | 8.0 |
| | KNO$_3$(0.20mol · L$^{-1}$) | — | — | — | 10 | 15 |
| | (NH$_4$)$_2$SO$_4$(0.20mol · L$^{-1}$) | — | 10 | 15 | — | — |
| | (NH$_4$)$_2$S$_2$O$_8$(0.20mol · L$^{-1}$) | 20 | 10 | 5.0 | 20 | 20 |

用同样方法进行编号 2～5 的实验。为了使溶液的离子强度和总体积保持不变，在实验编号 2～5 中所减少的 KI 或(NH$_4$)$_2$S$_2$O$_8$ 的量分别用 KNO$_3$ 和(NH$_4$)$_2$SO$_4$ 溶液补充。

2. 温度对反应速率的影响

按表 5-9 实验编号 4 的用量分别加入 KI、淀粉、Na$_2$S$_2$O$_3$ 和 KNO$_3$ 溶液于 150mL 烧杯中，搅拌均匀。在另一个烧杯中加入(NH$_4$)$_2$S$_2$O$_8$ 溶液，将两个烧杯中的溶液在恒温水浴中恒温至 283K，再将两个烧杯溶液迅速混合，搅拌，记录反应时间和温度。

分别在 293K、303K 和 313K 的条件下重复上述实验，记录反应时间和温度。

3. 催化剂对反应速率的影响

按表 5-9 实验编号 4 的用量分别加入 KI、淀粉、Na$_2$S$_2$O$_3$ 溶液于 150mL 烧杯中，再加入 2 滴 0.020mol · L$^{-1}$ Cu(NO$_3$)$_2$ 溶液，搅拌均匀，迅速加入(NH$_4$)$_2$S$_2$O$_8$ 溶液，搅拌，记录反应时间。

4. 记录和结果

(1) 列表记录实验数据。

(2) 分别计算编号 1～5 各个实验的平均反应速率，然后求反应级数 $m$ 和 $n$ 以及速率常数 $k$。

(3) 分别计算四个不同温度实验平均反应速率以及速率常数 $k$，然后以 lg$k$ 为纵坐标、$1/T$ 为横坐标作图，求活化能。

(4) 根据实验结果讨论浓度、温度、催化剂对反应速率及速率常数的影响。

**【思考题】**

(1) 在向 KI、淀粉和 $Na_2S_2O_3$ 混合溶液中加入 $(NH_4)_2S_2O_8$ 时，为什么必须越快越好?

(2) 在加入 $(NH_4)_2S_2O_8$ 时，先计时后搅拌或者先搅拌后计时对实验结果各有何影响?

# 实验七十　$I_3^- \rightleftharpoons I_2 + I^-$ 体系平衡常数的测定

**【实验目的】**

(1) 测定 $I_3^- \rightleftharpoons I_2 + I^-$ 体系的平衡常数，加深对化学平衡和平衡常数的理解。

(2) 巩固滴定操作。

**【实验原理】**

碘溶解于碘化钾溶液，主要生成 $I_3^-$。在一定温度下，它们建立如下平衡:

$$I_3^- \rightleftharpoons I_2 + I^-$$

其平衡常数为

$$K^\ominus = \frac{a_{I_2} a_{I^-}}{a_{I_3^-}} = \frac{[I_2][I^-]}{[I_3^-]} \frac{\gamma_{I_2} \gamma_{I^-}}{\gamma_{I_3^-}} \tag{5-5}$$

式中，$a$、[ ]、$\gamma$ 分别表示各物质的活度、物质的量浓度以及活度系数。$K^\ominus$ 越大，表示 $I_3^-$ 越不稳定，故 $K^\ominus$ 又称为 $I_3^-$ 的不稳定常数。

在离子强度不大的溶液中，由于

$$\frac{\gamma_{I_2} \gamma_{I^-}}{\gamma_{I_3^-}} \approx 1$$

故

$$K^\ominus \approx \frac{[I_2][I^-]}{[I_3^-]} \tag{5-6}$$

为了测定上述平衡体系中各组分的浓度，可将已知浓度 $c$ 的 KI 溶液与过量的固体碘一起摇荡，达到平衡后用标准 $Na_2S_2O_3$ 溶液滴定，便可求得溶液中碘的总浓度 $c'([I_3^-]_平+[I_2]_平)$。其中的 $[I_2]_平$ 可用 $I_2$ 在纯水中的饱和浓度代替。因此，将过量的碘与蒸馏水一起振荡，平衡后用 $Na_2S_2O_3$ 标准溶液滴定，就可以确定 $I_2$ 的平衡浓度 $[I_2]_平$，同时也确定了 $[I_3^-]_平$:

$$[I_3^-]_平 = c' - [I_2]_平$$

由于形成一个 $I_3^-$ 要消耗一个 $I^-$，所以平衡时 $I^-$ 的浓度为

$$[I^-]_平 = c - [I_3^-]_平$$

将 $[I_2]_平$、$[I_3^-]_平$、$[I^-]_平$ 代入式(5-6)，便可求出该温度下的平衡常数 $K^\ominus$。

**【器材和药品】**

1. 器材

托盘天平，移液管(10mL)，锥形瓶(250mL)，碘量瓶(100mL、500mL)，酸式滴定管(50mL)，

洗耳球。

2. 药品

$I_2(s)$，$KI(0.10mol \cdot L^{-1}$、$0.20mol \cdot L^{-1}$、$0.30mol \cdot L^{-1})$，$Na_2S_2O_3$ 标准溶液$(0.050mol \cdot L^{-1})(KI$ 和 $Na_2S_2O_3$ 溶液必须预先标定)，淀粉溶液(0.5%)。

【实验步骤】

(1) 取 3 个 100mL 干燥的碘量瓶和 1 个 500mL 碘量瓶，按表 5-10 所列的量配制溶液。

表 5-10 平衡常数测定的溶液配比

| 编号 | 1 | 2 | 3 | 4 |
|---|---|---|---|---|
| $c_{KI}/(mol \cdot L^{-1})$ | 0.100 | 0.200 | 0.300 | — |
| $V_{KI}/mL$ | 50 | 50 | 50 | — |
| $m_{I_2}/g$ | 2.0 | 2.0 | 2.0 | 2.0 |
| $V_{H_2O}/mL$ | — | — | — | 250 |

注：①由于碘容易挥发，吸取清液后应尽快滴定，不要放置太久，在滴定时不宜过于剧烈摇动溶液。
②本实验所有含碘废液都要回收。

(2) 将上述配好的溶液在室温下剧烈振荡 25min，静置，待过量的固体 $I_2$ 沉于瓶底后，取清液分析。

(3) 在 1~3 号瓶中分别吸取上层清液 10.00mL 于锥形瓶中，加入约 30mL 蒸馏水，用 $Na_2S_2O_3$ 标准溶液滴定至淡黄色，然后加入 2mL 淀粉溶液，继续滴定至蓝紫色刚好消失，记录 $Na_2S_2O_3$ 消耗的体积。

于第 4 号瓶中，量取出 100mL 清液，以 $Na_2S_2O_3$ 标准溶液滴定，记录消耗的体积。

(4) 列表记录有关数据，分别求出碘的总浓度 $c'$ 和 $[I_2]_{平}$。

(5) 分别求出三种编号溶液中的 $[I_3^-]_{平}$、$[I^-]_{平}$ 以及平衡常数 $K^{\ominus}$。

【思考题】

(1) 在固体碘和 KI 溶液反应时，如果碘的量不够，将有何影响？碘的用量是否一定要准确称量？

(2) 在实验过程中，如果：①吸取清液进行滴定时不小心吸进一些碘微粒；②饱和的碘水放置很久才进行滴定；③振荡的时间不够，对实验结果将产生什么影响？

# 实验七十一　凝固点降低法测萘的相对分子质量

【实验目的】

(1) 掌握用凝固点降低法测定物质相对分子质量的原理。
(2) 了解用凝固点测定仪测定溶液凝固点的方法。

## 【实验原理】

凝固点降低是稀溶液的一种依数性，它与溶液质量摩尔浓度的关系为

$$\Delta T_f = K_f b_B \tag{5-7}$$

式中，$\Delta T_f$ 为凝固点降低值；$b_B$ 为溶液质量摩尔浓度；$K_f$ 为凝固点降低常数，它与溶剂的特性有关，如水的 $K_f$=1.86，环己烷的 $K_f$=20.2。

式(5-7)可以写为

$$\Delta T_f = K_f \times \frac{m_1}{M} \times \frac{1}{m_2} \tag{5-8}$$

若已知溶剂的 $K_f$、溶质质量 $m_1(g)$、溶剂质量 $m_2(kg)$，并测得 $\Delta T_f$，则可求得溶质的摩尔质量 $M$。

通常测凝固点的方法是将已知浓度的溶液逐渐冷却，但冷却到凝固点，并不析出晶体，往往成为过冷溶液。然后搅拌或加入晶种促使溶液结晶，当晶体生成时，放出的凝固热补偿了热损失，使体系温度回升，当放热与散热达到平衡时，温度不再改变，此固液两相共存的平衡温度即为溶液的凝固点。

本实验测定纯溶剂和溶液的凝固点之差，所以要分别测定溶剂和溶液的凝固点。纯溶剂的凝固点是指它的液相和固相平衡共存时的温度。若将纯溶剂逐步冷却，理论上其步冷曲线如图5-10(Ⅰ)所示，水平段对应的温度为凝固点。但实际过程中，液体在开始凝固前常出现过冷现象，即温度降至凝固点以下一定值后才开始析出固体，同时放出的凝固热使体系的温度回升到液固相平衡温度，待液体全部凝固后温度再逐渐下降，其步冷曲线如图5-10(Ⅱ)所示。但过冷太厉害或寒剂温度过低，则凝固热抵偿不了散热，此时温度不能回升到凝固点，在温度低于凝固点时完全凝固，就得不到正确的凝固点，其步冷曲线如图5-10(Ⅲ)所示。

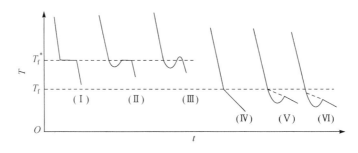

图 5-10　步冷曲线

稀溶液的凝固点是液相混合物与溶剂的纯固相共存的平衡温度。若将溶液逐步冷却，其步冷曲线与纯溶剂不同，如图 5-10(Ⅳ)~(Ⅵ)所示。由于随着固态纯溶剂从溶液中的不断析出，剩余溶液的浓度逐渐增大，因而剩余溶液与溶剂固相的平衡温度也在逐渐下降，在步冷曲线上得不到温度不变的水平段，只出现折点，如图 5-10(Ⅳ)所示，图中转折点对应的温度为溶液的凝固点。实际溶液冷却过程也出现过冷现象，若过冷现象不严重，则出现图 5-10(Ⅴ)的形状，此时可将温度回升的最高值外推至与液相段相交点温度作为溶液的凝固点。若过冷严重，则出现图 5-10(Ⅵ)的形状，测得的凝固点会偏低。

同时也可以从相律来分析溶剂与溶液冷却曲线形状的不同。

## 【器材和药品】

1. 器材

凝固点测定仪，空气套管，凝固点管，温度计(-10～100℃)，烧杯(500mL)，移液管(25mL)，玻璃棒。

2. 药品

环己烷，萘，冰，氯化钠。

## 【实验步骤】

1. 冰浴的准备和基温设定

安装凝固点测定仪，打开仪器预热。往冰浴槽中加入适量自来水、碎冰和氯化钠[①]，使温度保持在 2～3℃[②](实验过程中适时补充碎冰以维持温度)。将温度传感器插入冰浴传感器插孔，待仪器显示温度值相对恒定时，按下"采零"并迅速按下"锁定"键，此时的温度即为设定的基温[③]($\Delta T = 0.000$)。

2. 环己烷(纯溶剂)凝固点的测定

(1) 样品的准备。

用移液管移取 25mL 环己烷置于洗净烘干的凝固点管(上粗下细的)中，注意不要使环己烷溅到管壁上。放入一粒搅拌子，将传感器[④]擦干，然后插入环己烷中(与管底有 1cm 左右的距离)，待温度读数恒定时记录该温度($t$，密度计算时所用温度)。

(2) 测定环己烷(纯溶剂)的近似凝固点。

(3) 测定环己烷(纯溶剂)的凝固点。

取出凝固点管，用手握住盛试液部位，使晶体完全熔化，再将凝固点管插入冰浴中并搅拌，使溶剂快速冷却。当温差降至高于近似凝固点 0.7℃时，迅速取出凝固点管，擦干后插入空气套管中。调节空气管搅拌，先缓慢搅拌，使环己烷温度均匀下降，当温差值低于近似凝固点时，快速搅拌[⑤]，促使固体析出，温度开始回升，减慢搅拌，注意观察温差显示值，当温差值相对稳定时(持续 30s)，记录此稳定的温差值即为环己烷的凝固点(相对值)。重复本操作 3 次，取 3 次测定结果的平均值。

3. 溶液凝固点的测定

在台秤上称取 0.15g 萘，用压片机压成片状(松紧适度)。然后用电子天平准确称其质量。取出凝固点管，使管中环己烷熔化，加入萘片并搅拌使其完全溶解。然后按实验步骤 2 中(2)、(3)的方法，测定溶液的凝固点。重复测定 3 次，取其平均值。

4. 结果处理

计算萘的相对分子质量[⑥]并判断萘在环己烷中的存在形式。计算测定的相对误差[⑦]。

**【附注】**

① 控制水量,以免溢出损坏仪器。

② 冰浴温度一般控制在低于待测溶液凝固点 2～3℃。

③ 一般以低于待测溶液凝固点 2～3℃设置基温。

④ 传感器和仪表必须配套使用(传感器探头编号与仪表的出厂编号应一致),以保证检测的准确度。

⑤ 为防止过冷超过 0.5℃,当温度低于粗测凝固点温度时,必须及时调整调速旋钮,加快搅拌速率。

⑥ 环己烷的密度可按下式计算:

$$d_t = 0.7971 - 8.879 \times 10^{-4} t$$

式中,$d_t$ 为 $t$℃时环己烷的密度,g·cm$^{-3}$。从密度可计算环己烷的质量。

⑦ 测定的相对误差 $= \dfrac{\text{测定值} - \text{计算值}}{\text{计算值}} \times 100\%$,计算值指按分子式计算所得的相对分子质量。

**【思考题】**

(1) 若溶质在溶液中产生解离、缔合等现象时,对实验结果有何影响?

(2) 测凝固点时,纯溶剂温度回升后有一恒定阶段,而溶液则没有,为什么?

(3) 溶液浓度太稀或太浓对实验结果有什么影响?为什么?

(4) 冰浴温度调节在 2～3℃,过高或过低有什么不好?

(5) 根据公式 $M = \dfrac{K_f m_1}{\Delta T_f m_2}$,试分析引起实验误差的最主要的原因是什么?

# 实验七十二　电导率法测定乙酸的电离常数和解离度

**【实验目的】**

(1) 学习用电导率法测定乙酸的解离常数。

(2) 了解电导率仪的正确使用方法。

**【实验原理】**

电解质溶液导电能力的大小通常以电阻 $R$ 或电导 $G$ 表示,电导为电阻的倒数,电阻的单位为欧($\Omega$),电导的单位为西(S)。

温度一定时,两电极间溶液的电导与电极之间的距离 $l$ 成反比,与电极的面积 $A$ 成正比。

$$G = \kappa \frac{A}{l} \tag{5-9}$$

$\kappa$ 称为电导率,即两电极距离为 1cm,电极面积为 1cm$^2$ 时溶液的电导(单位 S·cm$^{-1}$)。当两电极距离 $l$ 和面积 $A$ 一定时,$l/A$ 为一常数,称为电极常数。

摩尔电导率是指距离为 1cm 的两平行电极间放置含有 1mol 电解质的溶液,此溶液的电导

率称为摩尔电导率 $\varLambda_m$ (为了便于应用摩尔电导率比较电解质的导电能力，应取 $1/n$ 电解质化学式量为物质的量的基本单元)。摩尔电导率和电导率有如下关系：

$$\varLambda_m = \frac{1000\kappa}{nc} \tag{5-10}$$

式中，$c$ 为电解质溶液的物质的量浓度(以电解质的化学式量为基本单元)；$n$ 为一式量溶质中阳离子或阴离子的电荷总数。

溶液无限稀释时的摩尔电导率称为极限摩尔电导率 $\varLambda_0$。

一定温度下，溶液的摩尔电导率与离子的真实浓度成正比。当溶液无限稀释时，弱电解质可看作全部解离，此时测得的电导率为极限摩尔电导率。对于某一弱电解质，在一定温度下它的极限摩尔电导率有一定值，表 5-11 是 HAc 的极限摩尔电导率。对于某一弱电解质，其解离度 $\alpha$ 等于浓度为 $c$ 的摩尔电导率 $\varLambda_m$ 和溶液无限稀释时的极限摩尔电导率之比：

$$\alpha = \frac{\varLambda_m}{\varLambda_0} \tag{5-11}$$

**表 5-11 不同温度下乙酸的极限摩尔电导率**

| $T/K$ | 273 | 291 | 298 | 303 |
|---|---|---|---|---|
| $\varLambda_0 / (S \cdot cm^2 \cdot mol^{-1})$ | 245 | 349 | 390.7 | 421.8 |

乙酸在溶液中解离达到平衡时有如下关系：

$$K_a^\ominus = \frac{c\alpha^2}{1-\alpha} \tag{5-12}$$

将式(5-11)代入式(5-12)得

$$K_a^\ominus = \frac{c\varLambda_m^2}{\varLambda_0(\varLambda_0 - \varLambda_m)} \tag{5-13}$$

将式(5-10)代入式(5-13)得

$$K_a^\ominus = \frac{\kappa^2 \times 10^6}{n\varLambda_0(nc\varLambda_0 - \kappa \times 10^3)} \tag{5-14}$$

所以只要通过实验测得乙酸的浓度和该浓度的电导率，便可求得一定温度下乙酸的解离常数。

**【器材和药品】**

1. 器材

容量瓶(50mL)，移液管(25mL、10mL)，碱式滴定管(50mL)，锥形瓶(250mL)，DDS-ⅡA型电导率仪。

2. 药品

NaOH($0.2000 mol \cdot L^{-1}$)，HAc($0.2 mol \cdot L^{-1}$)，酚酞指示剂。

**【实验步骤】**

(1) 用 NaOH 标准溶液测定 HAc 溶液的浓度，用酚酞作指示剂(终点应呈现什么颜色)。

(2) 分别吸取 2.50mL、5.00mL 和 25.00mL 上述 HAc 溶液于 3 个 50mL 容量瓶中，用蒸馏水稀释至刻度，摇匀，并分别计算各溶液的准确浓度。

(3) 用 4 个干燥的 50mL 烧杯，分别取约 30mL 上述三种浓度的 HAc 溶液及未经稀释的 HAc 溶液。

(4) 由稀到浓测定溶液的电导率。

## 【记录和结果】

实验数据以表格形式列出，并计算乙酸的解离常数 $K_a^\ominus$ 和解离度 $\alpha$。

## 【思考题】

(1) 弱电解质的电导率与哪些因素有关？什么是极限摩尔电导率？

(2) 使用电导率仪应注意哪些问题？

# 实验七十三　原电池电动势的测定

## 【实验目的】

(1) 掌握可逆电池电动势的测量原理和电位差计的操作技术。

(2) 学会一些电极的制备方法。

(3) 加深对原电池、电极电势等概念的理解。

## 【实验原理】

凡是能使化学能转变为电能的装置都称为电池(或原电池)。对定温定压下的可逆电池而言：

$$\Delta G = -nEF$$

式中，$\Delta G$ 为电池反应的吉布斯自由能增量；$F$ 为法拉第常量；$n$ 为电极反应式中得失电子的数目；$E$ 为电池的电动势。

可逆电池应满足如下条件：

(1) 电池反应可逆，即电池电极反应可逆。

(2) 电池中不允许存在任何不可逆的液接界。

(3) 电池必须在可逆的情况下工作，即充放电过程必须在平衡态下进行，即允许通过电池的电流为无限小。

因此在制备可逆电池、测定可逆电池的电动势时应符合上述条件，在精确度不高的测量中，常用正、负离子迁移数比较接近的盐类构成盐桥来消除液接电位。用电位差计测量电动势也可满足通过电池电流无限小的条件。

在进行电池电动势测量时，为了使电池反应在接近热力学可逆条件下进行，采用电位差计测量。原电池电动势主要是两个电极的电极电势的代数和，如能测定两个电极的电势，就可以计算得到由它们组成的电池的电动势。下面以铜-锌电池为例进行分析。

电池表示式为

$$Zn|ZnSO_4(m_1) \,\|CuSO_4(m_2)\,|Cu$$

式中，符号"|"代表固相(Zn 或 Cu)和液相($ZnSO_4$ 或 $CuSO_4$)两相界面；"‖"代表连通两个液相的盐桥；$m_1$ 和 $m_2$ 分别为 $ZnSO_4$ 和 $CuSO_4$ 的质量摩尔浓度。电池放电时：

负极起氧化反应：

$$Zn \longrightarrow Zn^{2+}(a_{Zu^{2+}}) + 2e^- \qquad \varphi_- = \varphi^0_{Zn^{2+}, Zn} - \frac{RT}{2F}\ln\frac{1}{a_{Zn^{2+}}}$$

正极起还原反应

$$Cu^{2+}(a_{Cu^{2+}}) + 2e^- \longrightarrow Cu \qquad \varphi_+ = \varphi^0_{Cu^{2+}, Cu} - \frac{RT}{2F}\ln\frac{1}{a_{Cu^{2+}}}$$

电池总反应为

$$Zn + Cu^{2+}(a_{Cu^{2+}}) \longrightarrow Zn^{2+}(a_{Zu^{2+}}) + Cu$$

$$E = E^0 - \frac{RT}{2F}\ln\frac{a_{Zn^{2+}}}{a_{Cu^{2+}}}$$

电池电动势不能用伏特计直接测量，因为当把伏特计与电池接通后，由于电池的放电，不断发生化学变化，电池中溶液的浓度将不断改变，因而电动势也会发生变化。另一方面，电池本身存在内电阻，所以伏特计所量出的只是两极上的电势降，而不是电池的电动势。只有在没有电流通过时的电势降才是电池真正的电动势。如图 5-11 所示。

电位差计是可以利用对消法原理进行电势差测量的仪器(参见 3.15)，即能在电池无电流(或极小电流)通过时测得其两极的电势差。这时的电势差是电池的电动势。

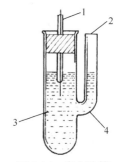

图 5-11 半电池管

1. 电极；2. 盐桥插孔；
3. 电解质溶液；4. 玻璃管

**【器材和药品】**

1. 器材

电位差计 1 台，铜电极 2 只，锌电极 1 只，毫安表 1 只，直流复射式检流计 1 台，滑线电阻 1 只，精密稳压电源(或蓄电池)1 台，铂电极 2 只，盐桥数只，标准电池 1 只，饱和甘汞电极 1 只，砂纸。

2. 药品

$CuSO_4$(0.1000mol・$kg^{-1}$)，稀 $HNO_3$(6mol・$L^{-1}$)，KCl 饱和溶液，镀铜溶液，$ZnSO_4$(0.1000mol・$kg^{-1}$)，稀 $H_2SO_4$(3mol・$L^{-1}$)，$Hg_2(NO_3)_2$ 饱和溶液。

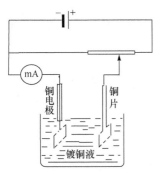

图 5-12 电镀铜装置图

**【实验步骤】**

1. 电极的制备

(1) 锌电极的制备。将锌电极在稀硫酸溶液中浸泡片刻，取出洗净，插入 0.1mol・$L^{-1}$ $ZnSO_4$ 中待用。

(2) 铜电极的制备。将铜电极在硝酸中浸泡片刻，取出洗净，作为负极，以另一铜板作正极在镀铜液中电镀(镀铜液组成为：每升中含 125g $CuSO_4$・$5H_2O$、25g $H_2SO_4$、50mL 乙醇)(图 5-12)。控制电流为 20mA，电镀 20min 得表面呈红色的 Cu 电极，洗净后放入 $0.1000\text{mol} \cdot \text{kg}^{-1}$ $CuSO_4$ 中备用。

2. 盐桥的制备(教师已制备好)

(1) 简易法。用滴管将饱和 $KNO_3$(或 $NH_4NO_3$)溶液注入 U 形管中，加满后用捻紧的滤纸塞紧 U 形管两端即可，管中不能存有气泡。

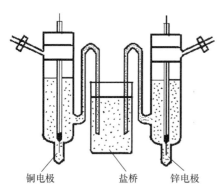

(2) 凝胶法。称取琼脂 1g 放入 50mL 饱和 $KNO_3$ 溶液中，浸泡片刻，再缓慢加热至沸腾，待琼脂全部溶解后稍冷，将洗净的盐桥管插入琼脂溶液中，从管的上口将溶液吸满(管中不能有气泡)，保持此充满状态冷却到室温，即凝固成冻胶固定在管内。取出擦净备用。

3. 电池组合

将饱和 KCl 溶液注入 50mL 的小烧杯中，制盐桥，再将上面制备的锌电极和铜电极置于小烧杯内，即成 Cu-Zn 电池(图 5-13)

　　　　铜电极　　　　盐桥　　　锌电极

图 5-13　铜-锌电池装置示意图

$$\text{Zn}|\text{ZnSO}_4(0.1000\text{mol} \cdot \text{kg}^{-1}) \parallel \text{CuSO}_4(0.1000\text{mol} \cdot \text{kg}^{-1}) \mid \text{Cu}$$

4. 电动势的测定

(1) 按有关电位差计附录，连接测量电路→计算室温下标准电池的电动势→标定电位差计的工作电流。

(2) 分别测定下列 4 个原电池的电动势。

A. $\text{Zn}(s)|\text{ZnSO}_4 (0.1000\text{mol} \cdot \text{kg}^{-1}) \parallel \text{KCl}(\text{饱和})| \text{Hg}_2\text{Cl}_2 (s)\text{-Hg}(l)$

B. $\text{Hg}(l)\text{-Hg}_2\text{Cl}_2 (s)|\text{KCl}(\text{饱和}) \parallel \text{CuSO}_4(0.1000\text{mol} \cdot \text{kg}^{-1})|\text{Cu}(s)$

C. $\text{Zn}(s)|\text{ZnSO}_4(0.1000\text{mol} \cdot \text{kg}^{-1}) \parallel \text{CuSO}_4(0.1000\text{mol} \cdot \text{kg}^{-1})|\text{Cu}(s)$

D. $\text{Cu}(s)|\text{CuSO}_4(0.0100\text{mol} \cdot \text{kg}^{-1}) \parallel \text{CuSO}_4(0.1000\text{mol} \cdot \text{kg}^{-1})|\text{Cu}(s)$

测量时应在夹套中通入 25℃恒温水。为了保证所测电池电动势的正确，必须严格遵守电位差计的正确使用方法。当数值稳定在±0.1mV 时即可认为电池已达到平衡。

5. 数据处理

(1) 根据饱和甘汞电极的电极电势温度校正公式，计算实验温度饱和时饱和甘汞电极的电极电势：

$$\varphi_{\text{饱和电极}}/\text{V} = 0.2415 - 7.61 \times 10^{-4}(T/\text{K}-298)$$

(2) 根据测定的各电池的电动势，分别计算铜、锌电极的 $\varphi_T$、$\varphi_T^{\ominus}$、$\varphi_{298}^{\ominus}$。

【思考题】

(1) 盐桥有什么作用？选用作盐桥的物质应有什么原则？

(2) 为什么用伏特表不能准确测定电池电动势？

(3) 参比电极应具备什么条件？它有什么作用？

# 实验七十四　分光光度法测定配合物组成和稳定常数

## 【实验目的】

(1) 理解分光光度法测定配合物组成及稳定常数的原理。

(2) 掌握用分光光度法测定配合物组成和稳定常数的方法。

(3) 巩固分光光度计的使用。

## 【实验原理】

根据朗伯-比尔定律 $A = \varepsilon bc$，溶液中有色物质对光的吸收程度(吸光度 $A$)与液层的厚度和有色物质的浓度成正比。

设中心离子 M 与配位体 L 能发生配位反应：

$$M + nL \Longleftrightarrow ML_n$$

在给定条件下，某中心离子 M 与配位体 L 反应，生成配离子 $ML_n$(略去电荷符号)，若 M 与 L 都是无色的，而只有 $ML_n$ 有色，根据朗伯-比尔定律，可知溶液的吸光度 $A$ 与配离子浓度 $c$ 成正比。测定溶液的吸光度，可以求出该配离子的组成和稳定常数。

本实验采用等摩尔系列法进行测定。为了测定配合物 $ML_n$ 的组成，可用其物质的量浓度相等的 M 溶液和 L 溶液配成一个系列，其中 M 和 L 的总物质的量不变但两者的物质的量分数连续变化的混合溶液，测定它们的吸光度，作吸光度-组成图，与吸光度极大值(溶液对光的吸收最大)相对应的溶液的组成，便是配合物的组成，如图 5-14 所示。

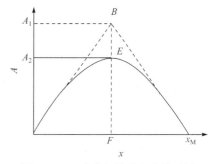

图 5-14　吸光度与溶液组成关系图

设 $A$ 最大时 M 溶液的体积分数为

$$x_M = \frac{V_M}{V_M + V_L} = F$$

$x_L$ 为 $A$ 最大时 L 溶液的体积分数：

$$x_L = \frac{V_L}{V_M + V_L} = 1 - F$$

则配合物的配位数为

$$n = \frac{x_L}{1 - x_L} = \frac{1 - F}{F}$$

用等摩尔系列法还可求算配合物的稳定常数。在吸光度-组成图中，在极大值两侧其中 M 或 L 过量较多的溶液，配合物的解离度都很小，所以吸光度与溶液组成(或配合物浓度)几乎呈直线关系。但是当 $x_M$ 和 $x_L$ 之比较接近于配合物组成的时候，也就是当两者过量都不多的时候，形成的配合物的解离度相对来说就比较大了，在此区域内曲线出现了近乎平坦的部分。吸光度-组成图中的 $B$ 点为曲线两侧直线部分的延长线交点，它相当于假定配合物完全不解离时的吸光度的极大值 $A_1$，而 $E$ 点则为实验测得的吸光度的极大值 $A_2$。显然配合物的解离度越大，

则 $A_1$－$A_2$ 差值越大，所以对于配位平衡：

$$M + nL \Longleftrightarrow ML_n$$

解离度：

$$\alpha = \frac{A_1 - A_2}{A_1}$$

平衡常数：

$$K_f = \frac{[ML_n]}{[M][L]^n} = \frac{c - c\alpha}{c\alpha(nc\alpha)^n} = \frac{1 - \alpha}{n^n \alpha^{n+1} c^n}$$

式中，$c$ 为与 $B$ 或 $E$ 点相对应的溶液中离子 M 的总物质的量浓度。

本实验选用磺基水杨酸(简写为 $H_3L$)与 $Fe^{3+}$ 形成稳定的配合物 $FeL_n$(略去所带电荷)。不同 pH 下所形成的配合物组成不同，其颜色也不同。在 pH<4 时，$n=1$，配合物呈紫红色；pH 为 4～10 时，$n=2$，配合物呈红色；pH 为 10 左右时，$n=3$，配合物呈黄色。本实验控制 pH 在 2～3 范围内(通过加入 $HClO_4$ 控制)来测定磺基水杨酸与 $Fe^{3+}$ 形成配合物的组成和稳定常数。

## 【器材和药品】

### 1. 器材

722 型分光光度计，烧杯(50mL)，容量瓶(100mL)。

### 2. 药品

$NH_4Fe(SO_4)_2 \cdot 12H_2O$，磺基水杨酸，$HClO_4$。

## 【实验方法】

### 1. 配制 0.001mol·$L^{-1}$ $Fe^{3+}$ 溶液

准确称取 0.4820g $NH_4Fe(SO_4)_2 \cdot 12H_2O$，用 0.01mol·$L^{-1}$ $HClO_4$ 溶解后转移到 100mL 容量瓶中，并以 0.01mol·$L^{-1}$ $HClO_4$ 溶液稀释至刻度，配成 0.01mol·$L^{-1}$ $Fe^{3+}$ 溶液。取 10.00mL 该溶液，用 0.01mol·$L^{-1}$ $HClO_4$ 溶液稀释至 100mL，即得所需工作溶液。

### 2. 配制 0.001mol·$L^{-1}$ $H_3L$ 溶液

准确称取 0.2540g 磺基水杨酸，用 0.01mol·$L^{-1}$ $HClO_4$ 溶解后转移到 100mL 容量瓶中，并以 0.01mol·$L^{-1}$ $HClO_4$ 溶液稀释至刻度，配成 0.01mol·$L^{-1}$ 磺基水杨酸溶液。取 10.00mL 该溶液，用 0.01mol·$L^{-1}$ $HClO_4$ 溶液稀释至 100mL，即得所需工作溶液。

### 3. 配制系列溶液

用 3 支 5mL 刻度吸管按表 5-12 所列体积数分别吸取 0.01mol·$L^{-1}$ $HClO_4$ 溶液和上述所配制的两种溶液，分别注入 11 个 50mL 的干燥烧杯中，摇匀。

4. 测定系列溶液的吸光度

采用 722 型分光光度计测定各溶液的吸光度 $A$。测定时,选用 1cm 比色皿,检测波长 500nm,用 $0.01mol \cdot L^{-1}$ $HClO_4$ 溶液作空白。

【记录和结果】

(1) 将测得各溶液的吸光度值记录在表 5-12 中。

表 5-12　分光光度法测定配合物组成和稳定常数实验数据记录

| 编号 | 1 | 2 | 3 | 4 | 5 | 6 | 7 | 8 | 9 | 10 | 11 |
|---|---|---|---|---|---|---|---|---|---|---|---|
| $V_{HClO_4}$ /mL $(0.01mol \cdot L^{-1})$ | 5 | 5 | 5 | 5 | 5 | 5 | 5 | 5 | 5 | 5 | 5 |
| $V_{Fe^{3+}}$ /mL $(0.001mol \cdot L^{-1})$ | 5 | 4.5 | 4 | 3.5 | 3 | 2.5 | 2 | 1.5 | 1 | 0.5 | 0 |
| $V_{H_3L}$ /mL $(0.001mol \cdot L^{-1})$ | 0 | 0.5 | 1 | 1.5 | 2 | 2.5 | 3 | 3.5 | 4 | 4.5 | 5 |
| $x_{Fe^{3+}}$ | | | | | | | | | | | |
| 吸光度 $A$ | | | | | | | | | | | |

(2) 以吸光度 $A$ 为纵坐标,$Fe^{3+}$ 物质的量分数 $x_{Fe^{3+}}$ $[V_M/(V_L+V_M)]$ 为横坐标,作 $A$-$x_M$ 图,求 $FeL_n$ 的配位体数目 $n$ 和配合物的稳定常数 $K_{稳}$。

【注意事项】

(1) 分光光度计的使用:不测定时必须将试样室盖打开,使光路切断以延长光电管的使用寿命。

(2) 取拿比色皿时,手指只能捏住比色皿的毛玻璃面,而不能碰比色皿的光学表面。

(3) 比色皿外壁附着的水或溶液要用擦镜纸吸干,不要擦拭,以免损伤光学表面。

(4) 溶液配制时,移取 $Fe^{3+}$、缓冲溶液、磺基水杨酸的吸管要专用(避免污染样品液)。

【思考题】

(1) 为什么溶液的酸度对配合物的生成会有影响? 本实验中加入 $HClO_4$ 的目的是什么? 在不同酸度下测得的配合物组成和 $K_{稳}$ 是否相同?

(2) 使用分光光度法测定配合物组成与 $K_{稳}$ 的前提是什么? 什么称等摩尔系列法?

(3) 本实验中,为什么能用体积比 $V_{Fe^{3+}}/(V_{Fe^{3+}}+V_{H_3L})$ 代替物质的物质的量比为横坐标?

(4) 使用分光光度计时,在操作上应注意些什么?

# 实验七十五　最大泡压法测定溶液的表面张力

【实验目的】

(1) 了解表面张力的性质、表面自由能的意义及表面张力与吸附的关系。

(2) 掌握用最大泡压法测定表面张力的原理和技术。

(3) 测定不同浓度乙醇水溶液的表面张力，计算表面吸附量和乙醇分子的横截面积。

**【实验原理】**

(1) 当溶剂中加入溶质时，溶剂的表面张力或者升高或者降低。表面张力变化的数值随溶液的浓度而异。由于溶质会影响表面张力，因此溶质在溶液表面的浓度将自发向小于或大于溶液本体浓度的趋势发展，以降低系统的表面吉布斯自由能，这就是溶液表面的吸附现象。

吉布斯用热力学方法导出溶液中表面张力随浓度的变化率与表面过剩物质的量的关系式：

$$\Gamma = -\frac{c}{RT}\left(\frac{\mathrm{d}\sigma}{\mathrm{d}c}\right)_T \tag{5-15}$$

式中，$\Gamma$ 为表面吸附量，$\mathrm{mol \cdot m^{-2}}$；$T$ 为热力学温度，K；$c$ 为稀溶液浓度，$\mathrm{mol \cdot L^{-1}}$；$R$ 为摩尔气体常量。

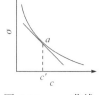

图 5-15　$\sigma$-$c$ 曲线

$\Gamma > 0$，溶液表面浓度大于本体浓度，称为正吸附；$\Gamma < 0$，称为负吸附。对于发生正吸附的物质，开始时随着 $c$ 的增加 $\sigma$ 迅速下降，以后逐渐平缓，其 $\sigma$-$c$ 曲线如图 5-15 所示。如在图中曲线上某点 $a$ 作切线，由此切线的斜率就可以计算对于浓度 $c$ 的表面过剩物质的量 $\Gamma$。

(2) 溶液表面的吸附是单分子吸附，按 Langmuir 吸附等温式：

$$\Gamma = \Gamma_\infty \frac{Kc}{1+Kc} \tag{5-16}$$

式中，$\Gamma_\infty$ 为饱和吸附量；$K$ 为常数。将式(5-16)取倒数可得

$$\frac{c}{\Gamma} = \frac{c}{\Gamma_\infty} + \frac{1}{K\Gamma_\infty} \tag{5-17}$$

如作 $\dfrac{c}{T}$-$c$ 图，则图中直线斜率的倒数即为 $\Gamma_\infty$。

如果以 $N$ 代表 $1\mathrm{m^2}$ 表面上溶质的分子数，则有

$$N = \Gamma_\infty L \tag{5-18}$$

式中，$L$ 为阿伏伽德罗常数。由此可得每个溶质分子在表面上所占据的横截面积为

$$\sigma_\mathrm{B} = \frac{1}{\Gamma_\infty L} \tag{5-19}$$

(3) 本实验用最大泡压法测定乙醇水溶液的表面张力(图 5-16)。此法是将毛细管的一端与液面相接触。如果设法降低溶液表面的压力，使毛细管内气体压力大于溶液表面的压力，则在毛细管与溶液相接触处将产生一气泡，随着压力差加大，气泡也逐渐增大。此压力差在毛细管端面上所产生的作用力稍大于毛细管口液体的表面张力时，气泡就脱离毛细管口而逸出，压力差又重新减少。气泡逸出瞬间的最大压力差可以从 U 形压力计上读出。根据拉普拉斯公式，最大压力差$\Delta p$ 应为

$$\Delta p = p_0 - p_\mathrm{r} = \frac{2\sigma}{r} \tag{5-20}$$

用同一根毛细管分别测定具有不同表面张力($\sigma_1$ 和 $\sigma_2$)的溶液时，可得下列关系：

$$\sigma_1 = \frac{r}{2}\Delta p_1 \qquad\qquad \sigma_2 = \frac{r}{2}\Delta p_2 \qquad\qquad \frac{\sigma_1}{\sigma_2} = \frac{\Delta p_1}{\Delta p_2}$$

$$\sigma_1 = \sigma_2 \frac{\Delta p_1}{\Delta p_2} = K' \Delta p_1 \qquad (5\text{-}21)$$

式中，$K'$ 称为毛细管常数，可用已知表面张力的物质来确定。

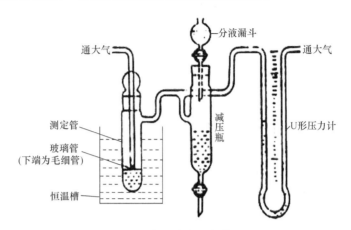

图 5-16　表面张力测定装置图

**【器材和药品】**

1. 器材

表面张力测定装置，阿贝折光仪，滴管，烧杯(20mL)，恒温水浴。

2. 药品

乙醇(A.R.)。

**【实验步骤】**

(1) 配制溶液。

用称量法粗略配制 5%、10%、15%、20%、25%、30%、35%、40%的乙醇水溶液各 50mL，待用。

(2) 调节水温至 25℃(或 30℃)。

(3) 测定毛细管常数。

将玻璃器皿认真洗涤干净，在测定管中注入蒸馏水，使管内液面刚好与毛细管口相接触，置于恒温水浴内恒温 10min。毛细管必须保持垂直并注意液面位置，然后按图连接测量系统。慢慢打开抽气瓶活塞，注意气泡形成的速率应保持稳定，通常控制在每分钟 8～12 个气泡为宜，即数字式微压差测量仪的读数(瞬间最大压差)为 700～800Pa。读数 3 次，取平均值。

(4) 测定乙醇溶液的表面张力。

按实验步骤(3)分别测量不同浓度的乙醇溶液。从稀到浓依次进行。每次测量前必须用少量被测液洗涤测定管，尤其是毛细管部分，确保毛细管内外溶液的浓度一致。

(5) 利用阿贝折光仪分别测定乙醇溶液的折光率。

**【记录与数据】**

(1) 以纯水的测量结果按式(5-21)计算 $K'$ 值。纯水的表面张力见附表 3-2。

(2) 根据所测折光率，由实验室提供的浓度-折光率工作曲线查出各溶液的浓度。

(3) 分别计算各种浓度溶液的 $\sigma$ 值。

(4) 作 $\sigma$-$c$ 图，并在曲线上取 10 个点，分别作出切线，并求得对应的斜率。

(5) 根据式(5-17)求算各浓度的吸附量，作出 $\dfrac{c}{\varGamma}$-$c$ 图，由直线斜率求 $\varGamma_\infty$，并计算 $\sigma_B$ 值。

**【注意事项】**

做好本实验的关键在于玻璃器皿必须洗涤干净；毛细管应保持垂直，其端部应平整；溶液恒温后，体积略有改变，应注意毛细管平面与液面接触处要相切。

**【思考题】**

(1) 影响实验结果的主要因素是什么？如果气泡逸出过快，对结果有什么影响？

(2) 操作过程中如将毛细管插入液面过深，有何影响？

# 第6章 设计性实验

设计性实验是指给定实验目的和要求，由学生根据已有实验条件，自己设计实验方案，并具体实施的探索性实验。设计性实验旨在引导学生在掌握化学实验基本操作的基础上，利用化学课程中学习的基本理论，解决与医药学和生活密切相关的一些实际问题；培养学生独立分析、解决问题、查阅文献以及组织管理能力；提高学生综合素质和科研创新意识。在这部分实验中，要求学生真正告别"照方抓药"的被动实验模式，主动进行原理的分析、实验方案和路线的设计、实验内容的调整，鼓励学生通过不同的方法和途径实施实验。

为了完成设计性实验，学生首先要弄明白要干什么(实验目的)，其次考虑运用什么理论和方法才能达到实验目的(实验原理)，随后决定怎样做(实验方案和实验内容)，在实验完成实施后还应对实验结果进行合理的分析解释。具体来说，为了设计出一个合理可行的实验，学生应该做的工作包括：

(1) 文献资料的查阅，资料的来源包括理论课本、各种专业书、数据库、网上资源等，查阅的目的首先是了解实验背景，明确通过什么原理、理论来达到实验目的，其次要熟悉实验涉及的各种化合物的物理性质、化学性质。

(2) 在综合、消化文献资料的基础上，设计合理可行的实验方案、实验路线，包括实验药品的选择、仪器设备的使用等。设计性实验实施前需提交实验设计方案，包括实验名称、目的、实验小组成员，所需仪器、设备、药品，实验设计原理思路、实验步骤、数据处理方法等，经指导教师检查修改后方可进行实验。

(3) 正确进行实验操作。熟悉各种基本操作和仪器设备的使用方法，认真观察实验现象、认真记录实验数据。发现设计方案存在问题时，及时分析原因，并对方案进行调整改进。

(4) 实验结果的分析。对于制备性实验需对产物的纯度进行检验、计算产率；对于定量分析实验需计算分析实验数据，求算平均值、偏差等。

(5) 实验结果的分析和讨论。对实验中观察到的现象、测得的数据进行分析讨论，包括对反常现象和数据的分析解释。

## 实验七十六 分光光度法测定[$Ti(H_2O)_6$]$^{3+}$的晶体场分裂能

**【实验提示】**

根据配合物的晶体场理论，中心原子处在带负电荷的配体形成的静电场中，外层 d 轨道发生能级分裂，如正八面体场分裂为两组，一组能量较高，为含两个等价轨道的 $d_\gamma$ 轨道；一组能量较低，为含三个等价轨道的 $d_\varepsilon$ 轨道。两组轨道间的能量差就称为八面体晶体场的分裂能。处于低能量 $d_\varepsilon$ 轨道上的电子吸收一定波长的能量后，就可跃迁至能量较高的 $d_\gamma$ 轨道，这种 d-d 跃迁所吸收的能量在数值上等于分裂能，可用紫外-可见分光光度计测定其吸收光谱，以光谱中最大吸收峰所对应的波长来计算配离子的晶体场分裂能。

# 实验七十七　明矾石中 $SO_4^{2-}$、Ca、Mg 含量的测定

## 【实验提示】

明矾石是一种重要的工业原料。通过对明矾石分析得出的分析结果，可以及时地调整原料配比，有利于控制生产工艺。明矾石中主要成分有 $SO_4^{2-}$、Fe、Al、Ca、Mg 等，试样经盐酸分解后，可考虑用重量法测定 $SO_4^{2-}$ 的含量。明矾石中的 Fe、Al、Ca、Mg 经酸溶解后以 $Fe^{3+}$、$Al^{3+}$、$Ca^{2+}$、 $Mg^{2+}$ 等离子形式存在，它们都能与 EDTA 形成稳定的配离子，并且这几种金属离子与 EDTA 配合的稳定性有较显著的差别($Fe^{3+}$、$Al^{3+}$、$Ca^{2+}$、 $Mg^{2+}$ 与 EDTA 配合的稳定常数 $\lg K_{MY}$ 分别为 25.1、16.1、10.69、8.69)，所以可以用控制适当酸度或选用掩蔽的方法分别滴定 $Ca^{2+}$、$Mg^{2+}$ 等离子的含量。例如：

在 pH=10 时，可用 EDTA 标准溶液测定 $Ca^{2+}$、$Mg^{2+}$ 总量。

在 pH>12 时，可用沉淀掩蔽法掩蔽 $Mg^{2+}$，用 EDTA 标准溶液测定 $Ca^{2+}$，通过两次差减，即可分别求出 $Ca^{2+}$、$Mg^{2+}$ 的含量。

在测定 $Ca^{2+}$、$Mg^{2+}$ 时，$Fe^{3+}$、$Al^{3+}$ 有干扰，可在 pH=5.5～6.5 的条件下，使之沉淀为氢氧化物，通过过滤分离消除干扰。若少量 $Fe^{3+}$、$Al^{3+}$ 存在，也可加三乙醇胺进行掩蔽。

# 实验七十八　3-(2-呋喃基)丙烯酸的合成

呋喃类化合物几乎存在于所有的天然食品香味中。在国外已广泛应用于食品、饮料、化妆品等行业,也是国内食品及香料行业亟待开发的一类新型合成香料。2-呋喃丙烯酸是一种重要的化工原料，该化合物的酯类产物大多是很有价值的食品香料。例如，它的正丙酯具有轻微的草莓、梨、苹果香气，广泛用于食品、饮料、烤制食品的调香与增香；它的正丁酯是具有焦糖味的香料。

## 【合成原理】

参照实验四十，利用 Perkin 反应，将糠醛与酸酐混合后在相应的羧酸盐或碳酸盐存在下加热回流，可以制得 3-(2-呋喃基)丙烯酸。

## 【参考文献】

颜朝国. 大学化学实验综合与探索性实验. 南京：南京大学出版社，2007.

曾昭琼. 有机化学实验. 3 版. 北京：高等教育出版社，2000.

于辉，宁正祥. Perkin 法合成 $\alpha$-呋喃丙烯酸的反应动力学及机理. 华南理工大学学报(自然科学版), 2006, 34(8): 27.

# 实验七十九　苯巴比妥的合成

## 【实验提示】

苯巴比妥是巴比妥类药物，具有镇静、催眠的作用。以苯乙酸乙酯为原料，在乙醇钠的催化下与草酸二乙酯进行克莱森缩合，加热脱去一氧化碳，得到 2-苯基丙二酸二乙酯，再引入乙基，最后与尿素缩合制得苯巴比妥。

# 实验八十　银杏叶中黄酮类有效成分的提取

## 【实验提示】

银杏叶是银杏科银杏属植物银杏的叶子。银杏叶的提取物对于治疗心脑血管和周边血管疾病、神经系统障碍、消除人体自由基、头晕、耳鸣、记忆损失等病症均有显著疗效。

银杏叶中的化学成分很多，主要成分有黄酮类、萜内酯类、聚戊烯醇类化合物，此外还有酚类、生物碱和多糖等。黄酮类化合物包括黄酮醇及其苷、双黄酮和儿茶素三类，它们具有广泛的生理活性。

提取银杏叶中黄酮类化合物的主要方法有水蒸气蒸馏、有机溶剂萃取和超临界流体萃取法。常用的有机溶剂包括甲醇、乙醇、丙酮与石油醚等。干燥和粉碎过的银杏叶通过索氏提取器提取后，蒸去溶剂可得银杏浸膏粗提物。粗提物再经萃取、沉淀法或柱色谱分离精制后，可得银杏精提物，其中黄酮类化合物含量为 20%～26%。

# 实验八十一　从橙皮中提取柠檬油

## 【实验提示】

柠檬、橙子与柑橘等水果的新鲜果皮中含有一种香精油，称为柠檬油。在果皮中含油量 0.35%。柠檬油为黄色液体，具有浓郁的柠檬香气。柠檬油的重要物理常数如下：$d$ 0.857～0.862(15/4℃)；$n_D^{20}$ 1.474～1.476；$[\alpha]_D^{20}$ +57°～+61°。柠檬油的主要化学成分是柠檬烯，含量高达 80%～90%。柠檬烯是一种单环萜，分子中有一个手性中心，其 $S$-(–)-异构体存在于松针油与薄荷油中，$R$-(+)-异构体存在于柠檬油中，外消旋体存在于香茅油中。柠檬烯的结构式如下：

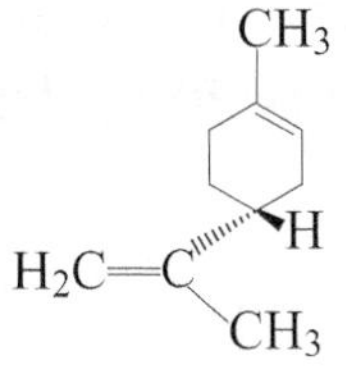

除柠檬烯外，柠檬油的香气成分还包括柠檬醛(3%～5.5%)、$\alpha$-蒎烯、$\beta$-蒎烯等。柠檬油可用于配制饮料、香皂、化妆品及香精。

本实验以粉碎的橙皮为原料，利用水蒸气蒸馏法，将香精油与水蒸气一起馏出。然后以有机溶剂进行萃取，蒸去溶剂后，即可得到柠檬油。

# 实验八十二　菠菜叶中天然色素的提取

## 【实验提示】

绿色植物的茎、叶中含有叶绿素(绿色)、叶黄素(黄色)和胡萝卜素(橙色)等多种天然色素。

叶绿素以两种相似的异构体形式存在：叶绿素a($C_{55}H_{72}O_5N_4Mg$)和叶绿素b($C_{55}H_{70}O_6N_4Mg$)，它们都是吡咯衍生物与金属镁的配合物，为植物光合作用的催化剂。

胡萝卜素($C_{40}H_{56}$)是具有长链结构的共轭多烯，属于萜类化合物。胡萝卜素有三种异构体，分别是$\alpha$-胡萝卜素、$\beta$-胡萝卜素和$\gamma$-胡萝卜素。其中$\beta$-胡萝卜素具有维生素A的生理活性，在人和动物的肝脏内受到催化可分解成维生素A，所以$\beta$-胡萝卜素又称为维生素A元，用于治疗夜盲症，也常用作食品色素，已有工业规模生产。

叶黄素($C_{40}H_{56}O_2$)是胡萝卜素的羟基衍生物，在绿叶中的含量较高。因为分子中含有羟基，较易溶于醇，在石油醚中溶解度较小。胡萝卜素则由于分子中含有较大的烃基而易溶于醚和石油醚等非极性溶剂。

# 实验八十三　蔬菜水果对自来水余氯吸附率的测定

## 【实验提示】

在自来水输送过程中，应有适量的余氯留存在水中，以保证持续的杀菌能力。我国规定生活饮用水的水质标准是：氯气及游离氯制剂(游离氯)在出厂水中的余量$\geqslant 0.3 mg \cdot L^{-1}$，管网末梢水中的余量$\geqslant 0.05 mg \cdot L^{-1}$。然而，自来水中过量的余氯会严重影响水的口感和品质。实践中发现许多蔬菜水果对自来水中的余氯有降低或消除作用，本实验选择一些不同的蔬菜水果测定它们对自来水中余氯的吸附率。吸附率可定义为

$$D_x = (\rho_w - \rho_x) \times V / m \times 1000$$

式中，$\rho_w$和$\rho_x$分别为水样余氯质量浓度和经样本吸附后的自来水余氯质量浓度；$V$为自来水体积；$m$为蔬菜水果样本质量；$D_x$为吸附率，表示每1000g样本能在规定时间内吸附的余氯质量，mg。

水中的余氯浓度检测方法有多种，国家标准生活饮用水标准检验方法推荐的有$N,N$-二乙基对苯二胺(DPD)分光光度法和3,3′,5,5′-四甲基联苯胺(TMB)比色法。可采用标准曲线法进行测定。注意在配制余氯标准溶液时，应加入一定量的EDTA，以掩蔽亚铁等干扰离子。

实验过程中要注意控制温度、pH、样本浸渍时间等因素对吸附率的影响，还要注意异常值的取舍。

# 实验八十四  硫酸链霉素水解速率常数的测定

## 【实验提示】

硫酸链霉素是氨基糖苷类抗生素，链霉胍与链霉双糖胺相连结构的苷键易水解断裂，碱催化水解反应为假一级反应，反应速率服从一级反应动力学方程。其碱性水解时定量产生的麦芽酚与铁离子作用，生成紫红色配合物，硫酸链霉素水溶液测定可以用络合比色法测定。

$$硫酸链霉素 + H_2O \xrightarrow{\ OH^-\ } \text{（麦芽酚）} + 其他降解物$$

麦芽酚

由于硫酸链霉素水溶液的初始浓度与此溶液中硫酸链霉素全部水解时测得的吸光度值 $A_\infty$ 成正比，即 $c_0 \propto A_\infty$；$t$ 时刻麦芽酚的浓度 $c$ 与该时间测得的吸光度值 $A_t$ 成正比，即 $c \propto A_t$，而 $t$ 时刻硫酸链霉素的浓度正比于 $(A_\infty - A_t)$。

$$\ln(A_\infty - A_t) = -kt + \ln A_\infty$$
$$\ln(c_0 - c) = -kt + \ln c_0$$
$$\ln k = -\frac{E_a}{RT} + \ln A$$

实验药品：$2.0\,mol \cdot L^{-1}$ 的 NaOH 溶液，0.5%硫酸铁铵溶液(铁试剂)；注射用硫酸链霉素。

# 实验八十五  金霉素水溶液的稳定性及有效期预测

## 【实验提示】

金霉素在酸性溶液中变成黄色的脱水金霉素为一级反应。溶液在 450nm 波长处的吸光度 $A$ 与脱水金霉素的浓度成正比。利用这一颜色反应检测金霉素在酸性中变成脱水金霉素的量，推导金霉素分解动力学方程。

在酸性条件下，测定溶液的吸光度值的变化，用 $A_\infty$ 代替 $c_0$，$(A_\infty - A_t)$ 代替 $(c_0 - x)$：

$$\ln \frac{A_\infty - A_t}{A_\infty} = -kt$$

通过测定不同温度下的 $k$，阿伦乌斯方程：

$$\ln k = -\frac{E_a}{RT} + C$$

以 $\ln k$ 对 $1/T$ 作图，得一直线，将直线外推到 25℃，即可得到 25℃时的 $k$ 值，再计算室温时的储存有效期。

$$t_{0.9}^{25℃} = \frac{0.106}{k_{25℃}}$$

# 实验八十六　冰点下降法测定氯化钠注射液渗透压

## 【实验提示】

凝固点降低是稀溶液依数性的一种表现。固体溶剂与溶液达到平衡时的温度称为溶液的凝固点。在溶液浓度很稀时，如果确定了溶剂的种类和数量，溶剂的凝固点降低值取决于溶质分子的数目：

$$\Delta T_f = K_f m$$

渗透压与 $m$ 成正比，即

$$p_0 = k_0 m$$

式中，$p_0$ 为渗透压；$k_0$ 为渗透压常数($k_0 = \Delta T/1.86$)；$m$ 为溶液的质量摩尔浓度。由于浓度可以用冰点下降法测定，所以可通过测定冰点测定溶液的渗透压摩尔浓度。

因为渗透压与稀溶液中粒子物质的量浓度成正比，所以通常以每千克溶剂中溶质的物质的量表示，称为渗透压摩尔浓度(mol·kg$^{-1}$)，计算方法如下：

$$c_{os} = m_1 n$$

式中，$m_1$ 为质量摩尔浓度，是每千克溶剂溶解溶质的物质的量；$n$ 为一个溶质分子溶解时形成的粒子数，例如，理想情况下溶液的葡萄糖 $n=1$，氯化钠或硫酸镁 $n=2$，氯化钙 $n=3$，柠檬酸钠 $n=4$。

药学研究中常用渗透压摩尔浓度比[供试品与 0.9%(g/mL)氯化钠溶液的渗透压摩尔浓度比]评价制剂的渗透压，分别测定供试品溶液与 0.9%(g/mL)氯化钠溶液的渗透压摩尔浓度 $O_T$ 与 $O_S$，并用下列公式计算渗透压摩尔浓度比：

$$R = \frac{O_T}{O_S}$$

表 6-1　不同浓度氯化钠溶液的渗透压和冰点下降值

| 每 1kg 水中氯化钠的质量/g | 渗透压摩尔浓度/(mol·kg$^{-1}$) | 冰点下降/℃ |
|---|---|---|
| 3.087 | 0.1 | 0.186 |
| 6.260 | 0.2 | 0.372 |
| 9.463 | 0.3 | 0.558 |
| 12.684 | 0.4 | 0.744 |
| 15.916 | 0.5 | 0.930 |
| 19.147 | 0.6 | 1.116 |
| 22.380 | 0.7 | 1.302 |

第三部分

附　　录

# 附录1　常用化学试剂的配制

### 1. 2,4-二硝基苯肼溶液

在 15mL 浓硫酸中，溶解 3g 2,4-二硝基苯肼。另在 70mL 95%乙醇里加 20mL 水。然后把硫酸苯肼倒入稀乙醇溶液中，搅动混合均匀即成橙红色溶液(若有沉淀应过滤)。

### 2. 饱和亚硫酸氢钠溶液

先配制 40%亚硫酸氢钠水溶液。然后在每 100mL 的 40%亚硫酸氢钠水溶液中，加不含醛的无水乙醇 25mL，溶液呈透明清亮状。配制好后密封放置，但不可放置太久，最好是用时新配。

### 3. Schiff 试剂

在 100mL 热水里溶解 0.2g 品红盐酸盐(也称为碱性品红或盐基品红)。放置冷却后，加入 2g 亚硫酸氢钠和 2mL 浓盐酸，再用蒸馏水稀释到 200mL。

### 4. 碘溶液

将 20g 碘化钾和 10g 碘溶于尽量少的蒸馏水中，待碘全溶后，再加水至 100mL(此为 10%的碘液，主要用于碘仿反应。配制其他浓度时，碘与碘化钾的比例不变)。

### 5. Fehling 试剂

Fehling 试剂由 Fehling I 和 Fehling II 组成，使用时将两者等体积混合。其配法分别为：
Fehling I :将 3.5g 含有五结晶水的硫酸铜溶于 100mL 的水中即得淡蓝色的 Fehling I 试剂。
Fehling II : 将 17g 五结晶水的酒石酸钾钠溶于 20mL 热水中，然后加入含有 5g 氢氧化钠的水溶液 20mL，稀释至 100mL 即得无色清亮的 Fehling II 试剂。

### 6. 碘化汞钾溶液

把 5%碘化钾水溶液慢慢地加到 2%氯化汞(或硝酸汞)水溶液中，加到初生的红色沉淀又刚完全溶解为止(700mL 5%碘化钾水溶液加到 500mL 2%氯化汞水溶液中，搅拌即得)。

### 7. 乙酸铜-联苯胺试剂

本试剂由 A 液和 B 液组成，使用前临时将两者等体积混合。其配法分别为：
A 液：取 150mg 联苯胺溶于 100mL 水及 1mL 乙酸中，储存在棕色瓶内。
B 液：取 286mg 乙酸铜溶于 100mL 水中，储存于棕色瓶内。

8. Lucas 试剂

往无水氯化锌中加入浓盐酸浸泡，密闭存储于棕色器皿中，以防氯化氢逸出，所得饱和液即为 Lucas 试剂。该试剂不宜放置太久。

9. 硝酸铈铵试剂

取 90g 硝酸铈铵溶于 225mL 2mol·L$^{-1}$ 温热的硝酸中即成。

10. 刚果红试纸

将滤纸浸入由 2g 刚果红与 1L 蒸馏水制成的溶液中，取出晾干。

11. 乙酸铅试纸

将滤纸浸入 3%乙酸铅水溶液中，取出后在无硫化氢的室内阴干。

12. 碘化钾淀粉试纸

3g 淀粉、1g 碘化钾、1g 碳酸钠溶于 500mL 水中，将滤纸浸入，取出后晾干。

13. 饱和溴水

将纯溴 8mL 加到盛有 500mL 水的磨口瓶中，不断振荡、放气(过量的溴应当留于瓶内不倒出，配制时注意通风和被溴烧伤)。

14. 特制药棉

取 1g 乙酸铅溶于 10mL 水中。将所得溶液加到 60mL 1mol·L$^{-1}$ 的氢氧化钠溶液中，不停地加以搅拌，直到沉淀完全溶解为止。再取 5g 五水硫代硫酸钠溶于 10mL 水中，将所得溶液加到上述的乙酸铅溶液中，再加 1mL 甘油，用水稀释到 100mL，用这个溶液浸泡棉花，再将棉花取出拧干后即可应用。

15. 次溴酸钠水溶液

在 2 滴溴中滴加 5%氢氧化钠溶液，直到溴全溶且溶液红色褪掉呈淡蓝色为止。

16. 1%淀粉溶液

将 1g 可溶性淀粉溶于 5mL 冷蒸馏水中，用力搅拌成稀浆状，然后倒入 94mL 沸水中，即得透明的胶体溶液，放冷使用。

17. $\alpha$-萘酚试剂

将 2g $\alpha$-萘酚溶于 20mL 95%乙醇中，用 95%乙醇稀释至 100mL，储于棕色瓶中，一般也是用前新配。

18. 苯肼试剂

2g 苯肼盐酸盐和 3g 无水乙酸钠混合，溶入 60mL 水中。

19. 0.1%茚三酮乙醇溶液

将 0.1g 茚三酮溶于 124.9mL 95%乙醇中，用时新配。

20. 磺基水杨酸

10g 磺基水杨酸与 18g 六次甲基四胺分别溶于水，混合加水至 100mL。

21. 铬酸洗液

20g 重铬酸钾溶于 40mL 水中，加热溶解。冷却后，边搅拌边缓缓倒入 320mL 浓硫酸(已还原成绿色的铬酸洗液，可以加入固体高锰酸钾再生，这样实际消耗的是高锰酸钾，可减少对环境的污染)。

# 附录 2　国际相对原子质量表

(按照原子序数排列, 以 $C^{12}$=12 为基准)

| 原子序数 | 名称 | 符号 | 相对原子质量 | 英文名 |
|---|---|---|---|---|
| 1 | 氢 | H | 1.00794(7) | hydrogen |
| 2 | 氦 | He | 4.002602(2) | helium |
| 3 | 锂 | Li | 6.941(2) | lithium |
| 4 | 铍 | Be | 9.012182(3) | beryllium |
| 5 | 硼 | B | 10.811(7) | boron |
| 6 | 碳 | C | 12.0107(8) | carbon |
| 7 | 氮 | N | 14.0067(2) | nitrogen |
| 8 | 氧 | O | 15.9994(3) | oxygen |
| 9 | 氟 | F | 18.9984032(5) | fluorine |
| 10 | 氖 | Ne | 20.1797(6) | neon |
| 11 | 钠 | Na | 22.989770(2) | sodium(natrium) |
| 12 | 镁 | Mg | 24.3050(6) | magnesium |
| 13 | 铝 | Al | 26.981538(2) | aluminum |
| 14 | 硅 | Si | 28.0855(3) | silicon |
| 15 | 磷 | P | 30.973761(2) | phosphorus |
| 16 | 硫 | S | 32.065(5) | sulfur |
| 17 | 氯 | Cl | 35.453(2) | chlorine |
| 18 | 氩 | Ne | 39.948(1) | argon |
| 19 | 钾 | K | 39.0983(1) | potassium(kalium) |
| 20 | 钙 | Ca | 40.078(4) | calcium |
| 21 | 钪 | Sc | 44.955910(8) | scandium |
| 22 | 钛 | Ti | 47.867(1) | titanium |
| 23 | 钒 | V | 50.9415(1) | vanadium |
| 24 | 铬 | Cr | 51.9961(6) | chromium |
| 25 | 锰 | Mn | 54.938049(9) | manganese |
| 26 | 铁 | Fe | 55.845(2) | iron |
| 27 | 钴 | Co | 58.933200(9) | cobalt |
| 28 | 镍 | Ni | 58.6934(2) | nickel |
| 29 | 铜 | Cu | 63.546(3) | copper |
| 30 | 锌 | Zn | 65.39(2) | zinc |

续表

| 原子序数 | 名称 | 符号 | 相对原子质量 | 英文名 |
|---|---|---|---|---|
| 31 | 镓 | Ga | 69.723(1) | gallium |
| 32 | 锗 | Ge | 72.64(1) | germanium |
| 33 | 砷 | As | 74.92160(2) | arsenic |
| 34 | 硒 | Se | 78.96(3) | selenium |
| 35 | 溴 | Br | 79.904(1) | bromine |
| 36 | 氪 | Kr | 83.80(1) | krypton |
| 37 | 铷 | Rb | 85.4678(3) | rubidium |
| 38 | 锶 | Sr | 87.62(1) | strontium |
| 39 | 钇 | Y | 88.90585(2) | yttrium |
| 40 | 锆 | Zr | 91.224(2) | zirconium |
| 41 | 铌 | Nb | 92.90638(2) | niobium |
| 42 | 钼 | Mo | 95.94(1) | molybdenum |
| 43 | 锝 | Tc | [98] | technetium |
| 44 | 钌 | Ru | 101.07(2) | ruthenium |
| 45 | 铑 | Rh | 102.90550(2) | rhodium |
| 46 | 钯 | Pd | 106.42(1) | palladium |
| 47 | 银 | Ag | 107.8682(2) | silver(argentum) |
| 48 | 镉 | Cd | 112.411(8) | cadmium |
| 49 | 铟 | In | 114.818(3) | indium |
| 50 | 锡 | Sn | 118.710(7) | tin(stannum) |
| 51 | 锑 | Sb | 121.760(1) | antimony(stibium) |
| 52 | 碲 | Te | 127.60(3) | tellurium |
| 53 | 碘 | I | 126.90545(2) | iodine |
| 54 | 氙 | Xe | 131.293(6) | xenon |
| 55 | 铯 | Cs | 132.90545(2) | caesium |
| 56 | 钡 | Ba | 137.327(7) | barium |
| 57 | 镧 | La | 138.9055(2) | lanthanum |
| 58 | 铈 | Ce | 140.116(1) | cerium |
| 59 | 镨 | Pr | 140.90765(2) | praseodymium |
| 60 | 钕 | Nd | 144.24(3) | neodymium |
| 61 | 钷 | Pm | [145] | promethium |
| 62 | 钐 | Sm | 150.36(3) | samarium |
| 63 | 铕 | Eu | 151.964(1) | europium |
| 64 | 钆 | Gd | 157.25(3) | gadolinium |

续表

| 原子序数 | 名称 | 符号 | 相对原子质量 | 英文名 |
|---|---|---|---|---|
| 65 | 铽 | Tb | 158.92534(2) | terbium |
| 66 | 镝 | Dy | 162.50(3) | dysprosium |
| 67 | 钬 | Ho | 164.93032(2) | holmium |
| 68 | 铒 | Er | 167.259(3) | erbium |
| 69 | 铥 | Tm | 168.93421(2) | thulium |
| 70 | 镱 | Yb | 173.04(3) | ytterbium |
| 71 | 镥 | Lu | 174.967(1) | lutetium |
| 72 | 铪 | Hf | 178.49(2) | hafnium |
| 73 | 钽 | Ta | 180.9479(1) | tantalum |
| 74 | 钨 | W | 183.84(1) | tungsten(wolfram) |
| 75 | 铼 | Re | 186.207(1) | rhenium |
| 76 | 锇 | Os | 190.23(3) | osmium |
| 77 | 铱 | Ir | 192.217(3) | iridium |
| 78 | 铂 | Pt | 195.078(2) | platinum |
| 79 | 金 | Au | 196.96655(2) | gold(aurum) |
| 80 | 汞 | Hg | 200.59(2) | mercury(hydrargyrum) |
| 81 | 铊 | Tl | 204.3833(2) | thallium |
| 82 | 铅 | Pb | 207.2(1) | lead(plumbum) |
| 83 | 铋 | Bi | 208.98038(2) | bismuth |
| 84 | 钋 | Po | [209] | polonium |
| 85 | 砹 | At | [210] | astatine |
| 86 | 氡 | Rn | [222] | radon |
| 87 | 钫 | Fr | [223] | francium |
| 88 | 镭 | Ra | [226] | radium |
| 89 | 锕 | Ac | [227] | actinium |
| 90 | 钍 | Th | 232.0381(1) | thorium |
| 91 | 镤 | Pa | 231.03588(2) | protactinium |
| 92 | 铀 | U | 238.02891(3) | uranium |
| 93 | 镎 | Np | [237] | neptunium |
| 94 | 钚 | Pu | [244] | plutonium |
| 95 | 镅 | Am | [243] | americium |
| 96 | 锔 | Cm | [247] | curium |
| 97 | 锫 | Bk | [247] | berkelium |
| 98 | 锎 | Cf | [251] | californium |

续表

| 原子序数 | 名称 | 符号 | 相对原子质量 | 英文名 |
|:---:|:---:|:---:|:---:|:---:|
| 99 | 锿 | Es | [252] | einsteinium |
| 100 | 镄 | Fm | [257] | fermium |
| 101 | 钔 | Md | [258] | mendelevium |
| 102 | 锘 | No | [259] | nobelium |
| 103 | 铹 | Lr | [262] | lawrencium |
| 104 | | Rf | [261] | rutherfordium |
| 105 | | Db | [262] | dubnium |
| 106 | | Sg | [266] | seaborgium |
| 107 | | Bh | [264] | bohrium |
| 108 | | Hs | [277] | hassium |
| 109 | | Mt | [268] | meitnerium |
| 110 | * | Uun | [281] | ununnilium |
| 111 | * | Uuu | [272] | unununium |
| 112 | * | Uub | [285] | ununbium |
| 114 | * | Uuq | [289] | ununquadium |
| 116 | * | Uuh | [289] | ununhexium |
| 118 | * | Uuo | [293] | ununoctium |

注：①录自 2001 年国际相对原子质量表。

②相对原子质量(　)中的数是末位数的不确定度。

③相对原子质量[　]中的数值为没有稳定同位素元素的半衰期最长同位素的质量数。

④*表示人造元素。

# 附录 3  常见物质的物理化学参数

附表 3-1  不同温度下水的饱和蒸气压和密度(101.325kPa)

| 温度<br>/K | 饱和蒸气压<br>/×10²Pa | 饱和蒸气压<br>/mmHg | 密度<br>/(g·cm⁻³) |
|---|---|---|---|
| 273 | 6.105 | 4.579 | 0.9998395 |
| 274 | 6.567 | 4.926 | 0.9998985 |
| 275 | 7.058 | 5.294 | 0.9999399 |
| 276 | 7.579 | 5.685 | 0.9999642 |
| 277 | 8.134 | 6.101 | 0.9999720 |
| 278 | 8.723 | 6.543 | 0.9999638 |
| 279 | 9.350 | 7.013 | 0.9999402 |
| 280 | 10.017 | 7.513 | 0.9999015 |
| 281 | 10.726 | 8.045 | 0.9998482 |
| 282 | 11.478 | 8.609 | 0.9997808 |
| 283 | 12.278 | 9.209 | 0.9996996 |
| 284 | 13.124 | 9.844 | 0.9996051 |
| 285 | 14.023 | 10.518 | 0.9994947 |
| 286 | 14.973 | 11.231 | 0.9993771 |
| 287 | 15.981 | 11.987 | 0.9992444 |
| 288 | 17.049 | 12.788 | 0.9990996 |
| 289 | 18.177 | 13.634 | 0.9989430 |
| 290 | 19.372 | 14.530 | 0.9987749 |
| 291 | 20.634 | 15.477 | 0.9985956 |
| 292 | 21.968 | 16.477 | 0.9984052 |
| 293 | 23.378 | 17.535 | 0.9982041 |
| 294 | 24.865 | 18.650 | 0.9979925 |
| 295 | 26.434 | 19.827 | 0.9977705 |
| 296 | 28.088 | 21.068 | 0.9975385 |
| 297 | 29.834 | 22.377 | 0.9972965 |
| 298 | 31.672 | 23.756 | 0.9970449 |
| 299 | 33.609 | 25.209 | 0.9967837 |
| 300 | 35.649 | 26.739 | 0.9965132 |
| 301 | 37.796 | 28.349 | 0.9962335 |
| 302 | 40.054 | 30.043 | 0.9959448 |
| 303 | 42.429 | 31.824 | 0.9956473 |
| 304 | 44.923 | 33.695 | 0.9953410 |
| 305 | 47.547 | 35.663 | 0.9950262 |
| 306 | 50.301 | 37.729 | 0.9947030 |
| 307 | 53.193 | 39.898 | 0.9943715 |
| 308 | 56.229 | 41.175 | 0.9940319 |
| 309 | 59.412 | 44.563 | 0.9936842 |

续表

| 温度 /K | 饱和蒸气压 /×10²Pa | 饱和蒸气压 /mmHg | 密度 /(g·cm⁻³) |
|---|---|---|---|
| 310 | 62.751 | 47.067 | 0.9933287 |
| 311 | 66.251 | 49.692 | 0.9929653 |
| 312 | 69.917 | 52.442 | 0.9925943 |
| 313 | 73.759 | 55.324 | 0.9922158 |
| 314 | 77.780 | 58.34 | 0.9918298 |
| 315 | 81.990 | 61.50 | 0.9914364 |
| 316 | 86.390 | 64.80 | 0.9910358 |
| 317 | 91.000 | 68.26 | 0.9906280 |
| 318 | 95.830 | 71.88 | 0.9902132 |
| 319 | 100.86 | 75.65 | 0.9897914 |
| 320 | 106.12 | 79.60 | 0.9893628 |
| 321 | 111.60 | 93.71 | 0.9889273 |
| 322 | 117.35 | 88.02 | 0.9884851 |
| 323 | 123.34 | 92.51 | 0.9880363 |
| 373 | 1013.25 | 760.00 | 0.9583637 |

数据摘自: Weast R C. CRC Handbook of Chemistry and Physics. 66th ed. 1985～1986。

### 附表 3-2 不同温度下水的表面张力

| $t/℃$ | $\sigma×10^3/(N·m^{-1})$ | $t/℃$ | $\sigma×10^3/(N·m^{-1})$ | $t/℃$ | $\sigma×10^3/(N·m^{-1})$ |
|---|---|---|---|---|---|
| 0 | 75.64 | 19 | 72.90 | 30 | 71.18 |
| 5 | 74.92 | 20 | 72.75 | 35 | 70.38 |
| 10 | 74.22 | 21 | 72.59 | 40 | 69.56 |
| 11 | 74.07 | 22 | 72.44 | 45 | 68.74 |
| 12 | 73.93 | 23 | 72.28 | 50 | 67.91 |
| 13 | 73.78 | 24 | 72.13 | 60 | 66.18 |
| 14 | 73.64 | 25 | 71.97 | 70 | 64.42 |
| 15 | 73.59 | 26 | 71.82 | 80 | 62.61 |
| 16 | 73.34 | 27 | 71.66 | 90 | 60.75 |
| 17 | 73.19 | 28 | 71.50 | 100 | 58.85 |
| 18 | 73.05 | 29 | 71.35 | | |

### 附表 3-3 常用酸碱溶液的密度和浓度

| 溶液名称 | 密度 $\rho/(g·cm^{-3})$ | 质量分数 $w/\%$ | 物质的量浓度 $c/(mol·L^{-1})$ |
|---|---|---|---|
| 浓硫酸 | 1.84 | 95～98 | 18 |
| 稀硫酸 | 1.18 | 25 | 3 |
| 稀硫酸 | 1.06 | 9 | 1 |
| 浓盐酸 | 1.19 | 38 | 12 |
| 稀盐酸 | 1.1 | 20 | 6 |
| 稀盐酸 | 1.03 | 7 | 2 |

续表

| 溶液名称 | 密度 $\rho/(g \cdot cm^{-3})$ | 质量分数 $w/\%$ | 物质的量浓度 $c/(mol \cdot L^{-1})$ |
|---|---|---|---|
| 浓硝酸 | 1.4 | 65 | 14 |
| 稀硝酸 | 1.2 | 32 | 6 |
| 稀硝酸 | 1.07 | 12 | 2 |
| 稀高氯酸 | 1.12 | 19 | 2 |
| 浓氢氟酸 | 1.13 | 40 | 23 |
| 氢溴酸 | 1.38 | 40 | 7 |
| 氢碘酸 | 1.7 | 57 | 7.5 |
| 冰醋酸 | 1.05 | 99～100 | 17.5 |
| 稀乙酸 | 1.04 | 35 | 6 |
| 稀乙酸 | 1.02 | 12 | 2 |
| 浓氢氧化钠 | 1.36 | 33 | 11 |
| 稀氢氧化钠 | 1.09 | 8 | 2 |
| 浓氨水 | 0.88 | 35 | 18 |
| 浓氨水 | 0.91 | 25 | 13.5 |
| 稀氨水 | 0.96 | 11 | 6 |
| 稀氨水 | 0.99 | 3.5 | 2 |

数据摘自：Weast R C. CRC Handbook of Chemistry and Physics. 6th ed. 1985～1986。

**附表 3-4　一些弱电解质在水溶液中的解离常数**

| 弱酸 | 温度 $T/℃$ | $K_a^{\ominus}$ | $pK_a^{\ominus}$ |
|---|---|---|---|
| 硼酸 $H_3BO_3$ | 20 | $(K_{a_1}^{\ominus})7.3 \times 10^{-10}$ | 9.14 |
| 氢氰酸 HCN | 25 | $4.93 \times 10^{-10}$ | 9.31 |
| 碳酸 $H_2CO_3$ | 25 | $(K_{a_1}^{\ominus})4.3 \times 10^{-7}$ | 6.37 |
| | 25 | $(K_{a_2}^{\ominus})5.61 \times 10^{-11}$ | 10.25 |
| 次氯酸 HClO | 18 | $2.95 \times 10^{-8}$ | 7.53 |
| 氢氟酸 HF | 25 | $3.53 \times 10^{-4}$ | 3.45 |
| 亚硝酸 $HNO_2$ | 12.5 | $4.6 \times 10^{-4}$ | 3.34 |
| 磷酸 $H_3PO_4$ | 25 | $(K_{a_1}^{\ominus})7.52 \times 10^{-3}$ | 2.12 |
| | 25 | $(K_{a_2}^{\ominus})6.23 \times 10^{-8}$ | 7.21 |
| | 18 | $(K_{a_3}^{\ominus})2.2 \times 10^{-13}$ | 12.67 |
| 硫化氢 $H_2S$ | 18 | $(K_{a_1}^{\ominus})9.1 \times 10^{-8}$ | 7.04 |
| | 18 | $(K_{a_2}^{\ominus})1.1 \times 10^{-12}$ | 11.96 |
| 亚硫酸 $H_2SO_3$ | 18 | $(K_{a_1}^{\ominus})1.54 \times 10^{-12}$ | 1.81 |
| | 18 | $(K_{a_2}^{\ominus})1.02 \times 10^{-7}$ | 6.991 |
| 草酸 $H_2C_2O_4$ | 25 | $(K_{a_1}^{\ominus})5.90 \times 10^{-2}$ | 1.23 |
| | 25 | $(K_{a_2}^{\ominus})6.40 \times 10^{-5}$ | 4.19 |
| 乙酸 $CH_3COOH$ | 25 | $1.76 \times 10^{-5}$ | 4.75 |
| 弱碱 | 温度 $T/℃$ | $K_b^{\ominus}$ | $pK_b^{\ominus}$ |
| 氨 $NH_3$ | 25 | $1.77 \times 10^{-5}$ | 4.75 |

数据摘自：Weast R C. CRC Handbook of Chemistry and Physics. 66th ed. 1985～1986。

### 附表 3-5　一些微溶电解质的溶度积常数(25℃)

| 微溶电解质 | 化学式 | $K_{sp}^{\ominus}$ |
|---|---|---|
| 溴化银 | AgBr | $5.53 \times 10^{-13}$ |
| 氯化银 | AgCl | $1.77 \times 10^{-10}$ |
| 碘化银 | AgI | $8.51 \times 10^{-16}$ |
| 氢氧化银 | AgOH | $1.52 \times 10^{-18}$ |
| 硫化银 | $Ag_2S$ | $1.20 \times 10^{-49}$ |
| 氢氧化铝 | $Al(OH)_3$ | $1.3 \times 10^{-33}$ |
| 碳酸钡 | $BaCO_3$ | $2.58 \times 10^{-9}$ |
| 硫酸钡 | $BaSO_4$ | $1.07 \times 10^{-10}$ |
| 碳酸钙 | $CaCO_3$ | $4.96 \times 10^{-9}$ |
| 氟化钙 | $CaF_2$ | $1.46 \times 10^{-10}$ |
| 磷酸钙 | $Ca_3(PO_4)_2$ | $2.07 \times 10^{-33}$ |
| 硫酸钙 | $CaSO_4$ | $7.10 \times 10^{-5}$ |
| 氢氧化铜 | $Cu(OH)_2$ | $2.2 \times 10^{-20}$ |
| 硫化铜 | CuS | $1.27 \times 10^{-36}$ |
| 氢氧化亚铁 | $Fe(OH)_2$ | $4.87 \times 10^{-17}$ |
| 氢氧化铁 | $Fe(OH)_3$ | $2.64 \times 10^{-39}$ |
| 硫化亚铁 | FeS | $1.59 \times 10^{-19}$ |
| 碳酸镁 | $MgCO_3$ | $6.28 \times 10^{-6}$ |
| 氢氧化镁 | $Mg(OH)_2$ | $5.61 \times 10^{-12}$ |
| 碳酸铅 | $PbCO_3$ | $1.46 \times 10^{-13}$ |
| 氢氧化铅 | $Pb(OH)_2$ | $1.42 \times 10^{-20}$ |
| 硫化铅 | PbS | $9.04 \times 10^{-29}$ |
| 硫酸铅 | $PbSO_4$ | $1.82 \times 10^{-8}$ |
| 氢氧化亚锡 | $Sn(OH)_2$ | $5.45 \times 10^{-27}$ |
| 硫化亚锡 | SnS | $3.25 \times 10^{-28}$ |
| 碳酸锌 | $ZnCO_3$ | $1.19 \times 10^{-10}$ |
| 氢氧化锌 | $Zn(OH)_2$ | $1.8 \times 10^{-14}$ |
| 硫化锌 | ZnS | $2.93 \times 10^{-29}$ |

数据摘自：Weast R C. CRC Handbook of Chemistry and Physics. 66th ed. 1985～1986。

# 附录 4  常用指示剂

附表 4-1  常用酸碱指示剂(18~25℃)

| 名称 | 变色(pH)范围 | 颜色变化 | 配制方法 |
|---|---|---|---|
| 甲基紫 | 0.13~0.5 (第一变色范围) | 黄→绿 | 0.1%或 0.05%的水溶液 |
| 苦味酸 | 0.0~1.3 | 无色→黄 | 0.1%水溶液 |
| 甲基绿 | 0.1~2.0 | 黄→绿→浅蓝 | 0.05%水溶液 |
| 孔雀绿 | 0.13~2.0 (第一变色范围) | 黄→浅蓝→绿 | 0.1%水溶液 |
| 甲酚红 | 0.2~1.8 (第一变色范围) | 红→黄 | 0.04g 甲酚红溶于 50mL 乙醇中，加水至 100mL |
| 甲基紫 | 1.0~1.5 (第二变色范围) | 绿→蓝 | 0.1%水溶液 |
| 百里酚蓝 (麝香草酚蓝) | 1.2~2.8 (第一变色范围) | 红→黄 | 0.1g 百里酚蓝溶于 20mL 乙醇中，加水至 100mL |
| 甲基紫 | 2.0~3.0 (第三变色范围) | 蓝→紫 | 0.1%水溶液 |
| 茜素黄 R | 1.9~3.3 (第一变色范围) | 红→黄 | 0.1%水溶液 |
| 二甲基黄 | 2.9~4.0 | 红→黄 | 0.1g 二甲基黄溶于 20mL 乙醇中，加水至 100mL |
| 甲基橙 | 3.1~4.4 | 红→橙黄 | 0.05g 甲基橙溶于 100mL 热水中 |
| 溴酚蓝 | 3.0~4.6 | 黄→紫 | 0.1g 溴酚蓝溶于 20mL 乙醇中，加水至 100mL |
| 刚果红 | 3.0~5.2 | 蓝紫→红 | 0.1%水溶液 |
| 茜素红 S | 3.7~5.2 (第一变色范围) | 黄→紫 | 0.1%水溶液 |
| 溴甲酚绿 | 3.8~5.4 | 黄→蓝 | 0.1g 溴甲酚绿溶于 20mL 乙醇中，加水至 100mL |
| 甲基红 | 4.4~6.2 | 红→黄 | 0.1g 甲基红溶于 60mL 乙醇中，加水至 100mL |
| 溴酚红 | 5.0~6.8 | 黄→红 | 0.1g 溴酚红溶于 20mL 乙醇中，加水至 100mL |
| 溴甲酚紫 | 5.2~6.8 | 黄→紫红 | 0.1g 溴甲酚紫溶于 20mL 乙醇中，加水至 100mL |
| 溴百里酚蓝 | 6.0~7.6 | 黄→蓝 | 0.1g 溴百里酚蓝溶于 20mL 乙醇中，加水至 100mL |
| 中性红 | 6.8~8.0 | 红→黄橙 | 0.1g 中性红溶于 60mL 乙醇中，加水至 100mL |
| 酚红 | 6.7~8.4 | 黄→红 | 0.1g 酚红溶于 60mL 乙醇中，加水至 100mL |
| 甲酚红 | 7.2~8.8 | 亮黄→紫红 | 0.1g 甲酚红溶于 50mL 乙醇中，加水至 100mL |
| 百里酚蓝 (麝香草酚蓝) | 8.0~9.0 (第二变色范围) | 黄→蓝 | 0.1g 百里酚蓝溶于 20mL 乙醇中，加水至 100mL |
| 酚酞 | 8.0~10.0 | 无色→红 | 0.5g 酚酞溶于 90mL 乙醇中，加水至 100mL |
| 百里酚酞 | 9.4~10.6 | 无色→蓝 | 0.1g 百里酚酞溶于 90mL 乙醇中，加水至 100mL |
| 茜素红 S | 10.0~12.0 (第二变色范围) | 紫→淡黄 | 0.1%水溶液 |
| 茜素黄 R | 10.1~12.1 | 黄→淡紫 | 0.1%水溶液 |

续表

| 名称 | 变色(pH)范围 | 颜色变化 | 配制方法 |
|---|---|---|---|
| | (第二变色范围) | | |
| 孔雀绿 | 11.5～13.2 | 蓝绿→无色 | 0.1%水溶液 |
| | (第一变色范围) | | |
| 达旦黄 | 12.0～13.0 | 黄→红 | 溶于水、乙醇 |

附表 4-2　常用混合酸碱指示剂

| 指示剂溶液的组成 | 变色点 pH | 颜色 | | 备注 |
|---|---|---|---|---|
| | | 酸色 | 碱色 | |
| 一份 0.1%甲基黄乙醇溶液<br>一份 0.1%次甲基蓝乙醇溶液 | 3.25 | 蓝紫 | 绿 | pH=3.2 蓝紫<br>pH=3.4 绿 |
| 一份 0.1%甲基橙水溶液<br>一份 0.25%靛蓝(二磺酸)水溶液 | 4.1 | 紫 | 黄绿 | pH=4.1 灰 |
| 一份 0.1%溴甲酚绿钠盐水溶液<br>一份 0.2%甲基橙水溶液 | 4.3 | 黄 | 蓝绿 | pH=3.5 黄色<br>pH=4.0 黄绿<br>pH=4.3 绿 |
| 三份 0.1%溴甲基酚绿乙醇溶液<br>一份 0.2%甲基红乙醇溶液 | 5.1 | 酒红 | 绿 | 颜色变化显著 |
| 一份 0.2%甲基红乙醇溶液<br>一份 0.1%次甲基蓝乙醇溶液 | 5.4 | 红紫 | 绿 | pH=5.2 红紫<br>pH=5.4 暗蓝<br>pH=5.6 绿 |
| 一份 0.1%溴甲酚绿钠盐水溶液<br>一份 0.1%氯酚红钠盐水溶液 | 6.1 | 黄绿 | 蓝紫 | pH=5.4 蓝绿<br>pH=5.8 蓝<br>pH=6.0 蓝带紫<br>pH=6.2 蓝紫 |
| 一份 0.1%溴甲酚绿钠盐水溶液<br>一份 0.1%澳百甲酚蓝钠盐水溶液 | 6.7 | 黄 | 蓝紫 | pH=6.2 黄紫<br>pH=6.6 紫<br>pH=6.8 蓝紫 |
| 一份 0.1%中性红乙醇溶液<br>一份 0.1%亚甲基蓝乙醇溶液 | 7.0 | 蓝紫 | 绿 | pH=7.0 紫蓝 |
| 一份 0.1%溴百里酚蓝钠盐水溶液<br>一份 0.1%酚红钠盐水溶液 | 7.5 | 黄 | 绿 | pH=7.2 暗绿<br>pH=7.4 淡紫<br>pH=7.6 深紫 |
| 一份 0.1%甲酚红钠盐水溶液<br>三份 0.1%百里酚蓝钠盐水溶液 | 8.3 | 黄 | 紫 | pH=8.2 玫瑰红<br>pH=8.4 清晰的紫色 |
| 一份 0.1%百里酚蓝 50%乙醇溶液<br>三份 0.1%酚酞 50%乙醇溶液 | 9 | 黄 | 紫 | 从黄到绿，再到紫 |
| 一份 0.1%酚酞乙醇溶液<br>一份 0.1%百里酚酞乙醇溶液 | 9.9 | 无 | 紫 | pH=9.6 玫瑰红<br>pH=10 紫红 |
| 二份 0.1%百里酚酞乙醇溶液<br>一份 0.1%茜素黄乙醇溶液 | 10.2 | 黄 | 紫 | |

附表 4-3　非水滴定常用指示剂

| 名称 | 颜色 | | 配制方法 |
|---|---|---|---|
| | 碱区 | 酸区 | |
| 结晶紫 | 紫 | 蓝、绿、黄 | 0.5%冰醋酸溶液 |
| α-萘酚苯甲醇 | 黄 | 绿 | 0.5%冰醋酸溶液 |
| 喹哪定红 | 红 | 无 | 0.1%无水甲醇溶液 |
| 橙黄IV | 橙黄 | 红 | 0.5%冰醋酸溶液 |
| 中性红 | 粉红 | 蓝 | 0.1%冰醋酸溶液 |
| 二甲基黄 | 黄 | 肉红 | 0.1%氯仿溶液 |
| 甲基橙 | 黄 | 红 | 0.1%无水乙醇溶液 |
| 偶氮紫 | 红 | 蓝 | 0.1%二甲基甲酰胺溶液 |
| 百里酚蓝 | 黄 | 蓝 | 0.3%无水甲醇溶液 |
| 二甲基黄-溶剂蓝 19 | 绿 | 紫 | 取二甲基黄与溶剂蓝 19 各 15mg，加氯仿 100mL |
| 甲基橙-二甲苯蓝 FF | 绿 | 蓝灰 | 取甲基橙与二甲苯蓝 FF 各 0.1g，加乙醇 100mL |

附表 4-4　沉淀滴定常用吸附指示剂

| 名称 | 被测离子 | 滴定剂 | 滴定条件 | 配制方法 |
|---|---|---|---|---|
| 荧光黄 | $Cl^-$ | $Ag^+$ | pH 7～10(一般 7～8) | 0.2%乙醇溶液 |
| 二氯荧光黄 | $Cl^-$ | $Ag^+$ | pH 4～10(一般 5～8) | 0.1%水溶液 |
| 曙红 | $Br^-$、$SCN^-$、$I^-$ | $Ag^+$ | pH 2～10(一般 3～8) | 0.5%水溶液 |
| 溴甲酚绿 | $SCN^-$ | $Ag^+$ | pH 4～5 | 0.1%水溶液 |
| 甲基紫 | $SO_4^{2-}$、$Ag^+$ | $Ba^{2+}$、$Cl^-$ | 酸性溶液 pH 1.5～3.5 | 0.1%水溶液 |
| 罗丹明 6G | $Ag^+$ | $Br^-$ | 酸性溶液 | 0.1%水溶液 |
| 钍试剂 | $SO_4^{2-}$ | $Ba^{2+}$ | pH 1.5～3.5 | 0.5%水溶液 |
| 溴酚蓝 | $Hg_2^{2-}$ | $Cl^-$、$Ba^{2+}$ | 酸性溶液 | 0.1%水溶液 |
| 二甲基二碘荧光黄 | $I^-$ | $Ag^+$ | 中性 | |

附表 4-5　氧化还原法指示剂

| 名称 | 变色电位/V | 颜色 | | 配制方法 |
|---|---|---|---|---|
| | | 氧化态 | 还原态 | |
| 中性红 | 0.24 | 红 | 无色 | 0.05g 中性红溶于 60mL 乙醇中，加水至 100mL |
| 次甲基蓝 | 0.36 | 蓝 | 无色 | 0.05%水溶液 |
| 变胺蓝 | 0.59(pH=2) | 无色 | 蓝 | 0.05%水溶液 |
| 二苯胺 | 0.76 | 绿蓝 | 无色 | 1g 二苯胺在搅拌下溶于 100mL 浓硫酸和 100mL 浓磷酸，储于棕色瓶中 |
| 二苯胺磺酸钠 | 0.85 | 紫红 | 无色 | 0.5%水溶液 |
| N-邻苯氨基苯甲酸 | 1.03 | 紫红 | 无色 | 0.2%水溶液 |
| 邻二氮菲-Fe(II) | 1.06 | 淡蓝 | 红 | 1.485g 邻二氮菲加 0.965g $FeSO_4$ 溶于 100mL 水中 |
| 5-硝基邻二氮菲-Fe(II) | 1.25 | 浅蓝 | 紫红 | 1.608g 5-硝基邻二氮菲加 0.695g $FeSO_4$ 溶于 100mL 水中(0.025mol·$L^{-1}$水溶液) |

**附表 4-6　金属指示剂**

| 名称 | pH 范围 | 颜色 | | 配制方法 | 直接滴定离子 |
|------|---------|------|------|----------|--------------|
| | | 游离<br>(In) | 化合物<br>(MIn) | | |
| 铬黑 T(EBT) | 7~10 | 蓝 | 红 | 0.5%水溶液 | $Mg^{2+}$、$Zn^{2+}$、$Cd^{2+}$、$Pb^{2+}$、$Mn^{2+}$、稀土 |
| 0.5%二甲酚橙(XO) | <6 | 亮黄 | 红紫 | 0.2%水溶液 | pH < 1　$ZrO^{2+}$<br>pH 1~3　$Bi^{3+}$、$Th^{4+}$<br>pH 5~6　$Zn^{2+}$、$Pb^{2+}$(回滴)、$Cd^{2+}$、$Hg^{2+}$、稀土 |
| 酸性铬蓝 K | 10~12 | 蓝 | 红 | 0.1%乙醇溶液 | pH＝10　$Mg^{2+}$<br>pH＝12　$Ca^{2+}$ |
| 钙指示剂(NN) | 10~13 | 纯蓝 | 酒红 | 0.5%乙醇溶液 | $Ca^{2+}$ |
| 吡啶偶氮萘酚指示剂(PAN) | 2~12 | 黄 | 红 | 0.1%乙醇溶液 | pH 2~3　$Bi^{3+}$、$Th^{4+}$<br>pH 4~5　$Cu^{2+}$、$Ni^{2+}$ |

# 附录5　常用基准物质的干燥条件和应用范围

| 基准物质 | | 干燥后组成 | 干燥条件/℃ | 标定对象 |
|---|---|---|---|---|
| 名称 | 化学式 | | | |
| 无水碳酸钠 | $Na_2CO_3$ | $Na_2CO_3$ | 270~300 | 酸 |
| 十水合碳酸钠 | $Na_2CO_3 \cdot 10H_2O$ | $Na_2CO_3$ | 270~300 | 酸 |
| 硼砂 | $Na_2B_4O_7 \cdot 10H_2O$ | $Na_2B_4O_7 \cdot 10H_2O$ | 放在含 NaCl 和蔗糖饱和水溶液的干燥器中 | 酸 |
| 二水合草酸 | $H_2C_2O_4 \cdot 2H_2O$ | $H_2C_2O_4 \cdot 2H_2O$ | 室温空气干燥 | 碱，$KMnO_4$ |
| 邻苯二甲酸氢钾 | $KHC_8H_4O_4$ | $KHC_8H_4O_4$ | 105~110 | 碱，$HClO_4$ |
| 重铬酸钾 | $K_2Cr_2O_7$ | $K_2Cr_2O_7$ | 140~150 | 还原剂 |
| 溴酸钾 | $KBrO_3$ | $KBrO_3$ | 150 | 还原剂 |
| 碘酸钾 | $KIO_3$ | $KIO_3$ | 130 | 还原剂 |
| 铜 | Cu | Cu | 室温干燥器中保存 | 还原剂 |
| 三氧化二砷 | $As_2O_3$ | $As_2O_3$ | 室温干燥器中保存 | 氧化剂 |
| 草酸钠 | $Na_2C_2O_4$ | $Na_2C_2O_4$ | 130 | 氧化剂 |
| 碳酸钙 | $CaCO_3$ | $CaCO_3$ | 110 | EDTA |
| 锌 | Zn | Zn | 室温干燥器中保存 | EDTA |
| 氧化锌 | ZnO | ZnO | 800 | EDTA |
| 氯化钠 | NaCl | NaCl | 500~600 | $AgNO_3$ |
| 氯化钾 | KCl | KCl | 500~600 | $AgNO_3$ |
| 硝酸银 | $AgNO_3$ | $AgNO_3$ | 280~290 | 氯化物 |
| 苯甲酸 | $C_7H_6O_2$ | $C_7H_6O_2$ | $H_2SO_4$ 真空干燥器干燥至恒量 | $CH_3ONa$ |
| 对氨基苯磺酸 | $C_6H_7O_3NS$ | $C_6H_7O_3NS$ | 120 | $NaNO_2$ |

# 附录6 标准缓冲溶液的pH(0~95℃)

| 温度<br>/℃ | 0.05mol · L$^{-1}$<br>草酸三氢钾 | 25℃<br>饱和酒石酸<br>氢钾 | 0.05mol · L$^{-1}$<br>邻苯二甲酸氢钾 | 0.025mol · L$^{-1}$<br>KH$_2$PO$_4$+<br>0.025mol · L$^{-1}$<br>Na$_2$HPO$_4$ | 0.01mol · L$^{-1}$ 硼砂 | 25℃<br>饱和氢氧化钙 |
|------|------|------|------|------|------|------|
| 0 | 1.666 | — | 4.003 | 6.984 | 9.464 | 13.423 |
| 5 | 1.668 | — | 3.999 | 6.951 | 9.395 | 13.207 |
| 10 | 1.670 | — | 3.998 | 6.923 | 9.332 | 13.003 |
| 15 | 1.672 | — | 3.999 | 6.900 | 9.276 | 12.810 |
| 20 | 1.675 | — | 4.002 | 6.881 | 9.225 | 12.627 |
| 25 | 1.679 | 3.557 | 4.008 | 6.865 | 9.180 | 12.454 |
| 30 | 1.683 | 3.552 | 4.015 | 6.853 | 9.139 | 12.289 |
| 35 | 1.688 | 3.549 | 4.024 | 6.844 | 9.102 | 12.133 |
| 38 | 1.691 | 3.548 | 4.030 | 6.840 | 9.081 | 12.043 |
| 40 | 1.694 | 3.547 | 4.035 | 6.838 | 9.068 | 11.984 |
| 45 | 1.700 | 3.547 | 4.047 | 6.834 | 9.038 | 11.841 |
| 50 | 1.707 | 3.549 | 4.060 | 6.833 | 9.011 | 11.705 |
| 55 | 1.715 | 3.554 | 4.075 | 6.834 | 8.985 | 11.574 |
| 60 | 1.723 | 3.560 | 4.091 | 6.836 | 8.962 | 11.449 |
| 70 | 1.743 | 3.580 | 4.126 | 6.845 | 8.921 | — |
| 80 | 1.766 | 3.609 | 4.164 | 6.859 | 8.885 | — |
| 90 | 1.792 | 3.650 | 4.205 | 6.877 | 8.850 | — |
| 95 | 1.806 | 3.674 | 4.227 | 6.886 | 8.833 | — |

# 附录 7 常用有机化合物的物理常数

| 名称 | 相对分子质量 | 相对密度 $d_4^{20}$ | 熔点/℃ | 沸点/℃ | 折光率 $n_D^{20}$ |
|---|---|---|---|---|---|
| 乙醛 | 44.05 | $0.7834_4^{18}$ | −121 | 20.8 | 1.3316 |
| 甲醛 | 30.5 | 0.815 | −92 | −21 | — |
| 乙酸 | 60.05 | 1.0492 | 16.6 | 117.9 | 1.3716 |
| 乙酸酐 | 102.09 | 1.082 | −73.1 | 140.0 | 1.39006 |
| 乙酸铵 | 77.08 | 1.17 | 114 | — | |
| 丙酮 | 58.08 | 0.7899 | −95.35 | 56.2 | 1.3588 |
| 苯胺 | 93.13 | 1.02173 | −6.3 | 184.13 | 1.5863 |
| 苯 | 78.12 | 0.87865 | 5.5 | 80.1 | 1.5011 |
| 氯仿 | 119.38 | 1.4832 | −63.5 | 61.7 | 1.4459 |
| 溴乙烷 | 108.97 | 1.4604 | −118.6 | 38.4 | 1.4239 |
| 乙醚 | 74.12 | 0.71378 | −116.2 | 34.51 | 1.3526 |
| 乙二醇 | 62.07 | 1.1088 | −11.5 | 198 | 1.4318 |
| 乙醇 | 46.07 | 0.7893 | −117.3 | 78.5 | 1.3611 |
| 甲醇 | 32.04 | 0.7914 | −93.9 | 65 | 1.3288 |
| 异丙醇 | 60.11 | 0.7855 | −89.5 | 82.4 | 1.3776 |
| 正丁醇 | 74.12 | 0.8098 | −89.5 | 117.2 | 1.3993 |
| 碘仿 | 393.73 | 4.008 | 123 | 218 | — |
| 苯酚 | 94.11 | 1.0576 | 43 | 181.75 | $1.5509^{21}$ |
| 氨 | 17.03 | — | −77.75 | −33.42 | 1.325 |
| 氯磺酸 | 116.52 | 1.787 | −80 | 158 | $1.437^{14}$ |
| 四氢呋喃 | 72.12 | 0.8892 | — | 67 | 1.4050 |
| 吡啶 | 79.10 | 0.9819 | −42 | 115.5 | 1.5095 |
| 乙酸乙酯 | 88.12 | 0.9003 | −83.6 | 77.06 | 1.3723 |
| 乙酸丁酯 | 116.16 | 0.8825 | −77.9 | 126.5 | 1.3941 |
| 甲苯 | 92.15 | 0.8669 | −95 | 110.6 | 1.4961 |
| 苯 | 78.12 | 0.8765 | 5.5 | 80.1 | 1.5011 |
| o-二甲苯 | 106.17 | 0.8802 | −25.2 | 144.4 | 1.5055 |
| m-二甲苯 | 106.17 | 0.8642 | −47.9 | 139.1 | $1.4972^{10}$ |
| p-二甲苯 | 106.17 | 0.8611 | 13.3 | 138.3 | 1.4958 |
| 硝基苯 | 123.11 | 1.2037 | 5.7 | 210.8 | 1.5562 |

数据摘自：Weast R C. CRC Handbook of Chemistry and Physics. 66th ed. 1985~1986。
表中数据的上标数字表示温度(℃)。

# 附录 8　各种冷却剂的冷却温度

### 附表 8-1　干冰组成的冷却剂的温度

| 温度/℃ | 冷却浴 | 温度/℃ | 冷却浴 |
|---|---|---|---|
| 13 | 对二甲苯/干冰 | −29 | 邻二甲苯/干冰 |
| 12 | 1,4-二氧六环/干冰 | −32 | 间甲苯胺/干冰 |
| 6 | 环己烷/干冰 | −41 | 乙腈/干冰 |
| 5 | 苯/干冰 | −42 | 吡啶/干冰 |
| 2 | 甲酰胺/干冰 | −47 | 间二甲苯/干冰 |
| −10.5 | 乙二醇/干冰 | −56 | 正辛烷/干冰 |
| −12 | 环庚烷/干冰 | −60 | 异丙醚/干冰 |
| −15 | 苯甲醇/干冰 | −77 | 丙酮/干冰 |
| −22 | 四氯乙烯/干冰 | −77 | 乙酸丁酯/干冰 |
| −22.8 | 四氯化碳/干冰 | −83 | 丙胺/干冰 |
| −25 | 1,3-二氯苯/干冰 | −100 | 乙醚/干冰 |

### 附表 8-2　液氮组成的冷却剂的温度

| 温度/℃ | 冷却浴 | 温度/℃ | 冷却浴 |
|---|---|---|---|
| −83.6 | 乙酸乙酯/液氮 | −104 | 环己烷/液氮 |
| −89 | 正丁醇/液氮 | −116 | 乙醇/液氮 |
| −94 | 己烷/液氮 | −116 | 乙醚/液氮 |
| −94.6 | 丙酮/液氮 | −131 | 正戊烷/液氮 |
| −95.1 | 甲苯/液氮 | −160 | 异戊烷/液氮 |
| −98 | 甲醇/液氮 | −196 | 液氮 |

### 附表 8-3　由冰和盐组成的冷却剂的温度

| 加入物 | 初始温度/℃ | $m/(100\text{g 冰})^{-1}$ | 冷却浴温度/℃ |
|---|---|---|---|
| $NH_4Cl$ | 13.3 | 30 | −5.1 |
| $NH_4Cl$ | −1 | 25 | −15.4 |
| NaCl | −1 | 33 | −21.3 |
| 乙醇(4℃) | 0 | 105 | −30 |
| $CaCl_2 \cdot 6H_2O$ | 0 | 143 | −55 |

注：实际上实验室中较成功的(保持 30~60 min)为 NaCl-冰-5~−10℃，乙醇-冰-20℃，甲醇-冰-25~−30℃，甲醇、乙醇要在−20℃的冰箱里预冷，冰应为碎冰。

# 附录 9  干燥剂的特性与常用干燥剂

附表 9-1  干燥剂的特性

| 干燥剂 | 适合干燥的物质 | 不适合干燥的物质 | 吸水量/(g·g⁻¹) | 活化温度/℃ |
|---|---|---|---|---|
| 氧化铝 | 烃, 空气, 氨气, 氩气, 氦气, 氮气, 氧气, 氢气, 二氧化碳, 二氧化硫 | | 0.2 | 175 |
| 氧化钡 | 有机碱, 醇, 醛, 胺 | 酸性物质, 二氧化碳 | 0.1 | |
| 氧化镁 | 烃, 醛, 醇, 碱性气体, 胺 | 酸性物质 | 0.5 | 800 |
| 氧化钙 | 醇, 胺, 氨气 | 酸性物质, 酯 | 0.3 | 1000 |
| 硫酸钙 | 大多数有机物 | | 0.066 | 235 |
| 硫酸铜 | 酯醇(特别适合苯和甲苯的干燥) | | 0.6 | 200 |
| 硫酸钠 | 氯代烷烃, 氯代芳烃, 醛, 酮, 酸 | | 1.2 | 150 |
| 硫酸镁 | 酸, 酮, 醛, 酯, 腈 | 对酸敏感物质 | 0.2  0.8 | 200 |
| 氯化钙(<20 目) | 氯代烷烃, 氯代芳烃, 酯, 饱和芳香烃, 芳香烃, 醚 | 醇, 胺, 苯酚, 醛, 酰胺, 氨基酸, 某些酯和酮 | 0.2 (1H₂O) 0.3 (2H₂O) | 250 |
| 氯化锌 | 烃 | 氨, 胺, 醇 | 0.2 | 110 |
| 氢氧化钾 | 胺, 有机碱 | 酸, 苯酚, 酯, 酰胺, 酸性气体, 醛 | | |
| 氢氧化钠 | 胺 | 酸, 苯酚, 酯, 酰胺 | | |
| 碳酸钾钠 | 醇, 腈, 酮, 酯, 胺 | 酸, 苯酚 | 0.2 | 300 |
| | 饱和脂肪烃和芳香烃, 醚 | 酸, 醇, 醛, 酮, 胺, 酯, 氯代有机物, 含水过高的物质 | | |
| 五氧化二磷 | 烷烃, 芳香烃, 醚, 氯代烷烃, 氯代芳烃, 腈, 酸酐, 腈, 酯 | 醇, 酸, 胺, 酮, 氟化氢和氯化氢 | 0.5 | |
| 浓硫酸 | 稀有气体, 氯化氢, 氯气, 一氧化碳, 二氧化硫 | 基本不能与其他物质接触 | | |
| 硅胶(6~16 目) | 绝大部分有机物 | 氟化氢 | 0.2 | 200~350 |
| 3A 分子筛 | 分子直径>3Å | 分子直径<3Å | 0.18 | 117~260 |
| 4A 分子筛 | 分子直径>4Å | 分子直径<4Å, 乙醇, 硫化氢, 二氧化碳, 二氧化硫, 乙烯, 乙炔, 强酸 | 0.18 | 250 |
| 5A 分子筛 | 分子直径>5Å, 如支链化合物和有 4 个碳原子以上的环 | 分子直径<5Å, 如丁醇, 正丁烷到正二十二烷 | 0.18 | 250 |

附表 9-2  常用干燥剂

| 序号 | 名称 | 分子式 | 吸水能力 | 干燥速率 | 酸碱性 | 再生方式 |
|---|---|---|---|---|---|---|
| 1 | 硫酸钙 | $CaSO_4$ | 小 | 快 | 中性 | 在 163℃(脱水温度)下脱水再生 |
| 2 | 氧化钡 | $BaO$ | — | 慢 | 碱性 | 不能再生 |
| 3 | 五氧化二磷 | $P_2O_5$ | 大 | 快 | 酸性 | 不能再生 |
| 4 | 氯化钙 (熔融过的) | $CaCl_2$ | 大 | 快 | 含碱性杂质 | 200℃下烘干再生 |

续表

| 序号 | 名称 | 分子式 | 吸水能力 | 干燥速率 | 酸碱性 | 再生方式 |
|---|---|---|---|---|---|---|
| 5 | 高氯酸镁 | $Mg(ClO_4)_2$ | 大 | 快 | 中性 | 烘干再生(251℃分解) |
| 6 | 三水合高氯酸镁 | $Mg(ClO_4)_2 \cdot 3H_2O$ | — | 快 | 中性 | 烘干再生(251℃分解) |
| 7 | 氢氧化钾(熔融过的) | KOH | 大 | 较快 | 碱性 | 不能再生 |
| 8 | 活性氧化铝 | $Al_2O_3$ | 大 | 快 | 中性 | 在110~300℃下烘干再生 |
| 9 | 浓硫酸 | $H_2SO_4$ | 大 | 快 | 酸性 | 蒸发浓缩再生 |
| 10 | 硅胶 | $SiO_2$ | 大 | 快 | 酸性 | 120℃下烘干再生 |
| 11 | 氢氧化钠(熔融过的) | NaOH | 大 | 较快 | 碱性 | 不能再生 |
| 12 | 氧化钙 | CaO | — | 慢 | 碱性 | 不能再生 |
| 13 | 硫酸铜 | $CuSO_4$ | 大 | — | 微酸性 | 150℃下烘干再生 |
| 14 | 硫酸镁 | $MgSO_4$ | 大 | 较快 | 中性、有的微酸性 | 200℃下烘干再生 |
| 15 | 硫酸钠 | $Na_2SO_4$ | 大 | 慢 | 中性 | 烘干再生 |
| 16 | 碳酸钾 | $K_2CO_3$ | 中 | 较慢 | 碱性 | 100℃下烘干再生 |
| 17 | 金属钠 | Na | — | — | — | 不能再生 |
| 18 | 分子筛 | 结晶的铝硅酸盐 | 大 | 较快 | 酸性 | 烘干，温度随型号而异 |

# 附录 10  常见共沸物组成

**附表 10-1  常见二元共沸混合物**

| A(沸点) | B(沸点) | 共沸点/℃ | A/% | B/% | A(沸点) | B(沸点) | 共沸点/℃ | A/% | B/% |
|---|---|---|---|---|---|---|---|---|---|
| 水(100℃) | 苯(80.6℃) | 69.3 | 9 | 91 | 乙醇(78.3℃) | 苯(80.6℃) | 68.2 | 32 | 68 |
| | 甲苯(231.08℃) | 84.1 | 19.6 | 80.4 | | 氯仿(61℃) | 59.4 | 7 | 93 |
| | 氯仿(61℃) | 56.1 | 2.8 | 97.2 | | 四氯化碳(76.8℃) | 64.9 | 16 | 84 |
| | 乙醇(78.3℃) | 78.2 | 4.5 | 95.5 | | 乙酸乙酯(77.1℃) | 72 | 30 | 70 |
| | 丁醇(117.8℃) | 92.4 | 38 | 62 | 甲醇(64.7℃) | 四氯化碳(76.8℃) | 55.7 | 21 | 79 |
| | 异丁醇(108℃) | 90.0 | 33.2 | 66.8 | | 苯(80.6℃) | 58.3 | 39 | 61 |
| | 仲丁醇(99.5℃) | 88.5 | 32.1 | 67.9 | 乙酸乙酯(77.1℃) | 四氯化碳(76.8℃) | 74.8 | 43 | 57 |
| | 叔丁醇(82.8℃) | 79.9 | 11.7 | 88.3 | | 二硫化碳(46.3℃) | 46.1 | 7.3 | 92.7 |
| | 烯丙醇(97.0℃) | 88.2 | 27.1 | 72.9 | 丙酮(56.5℃) | 二硫化碳(46.3℃) | 39.2 | 34 | 66 |
| | 苄醇(205.2℃) | 99.9 | 91 | 9 | | 氯仿(61℃) | 65.5 | 20 | 80 |
| | 乙醚(34.6℃) | 110 | 79.76 | 20.24 | | 异丙醚(69℃) | 54.2 | 61 | 39 |
| | 二氧六环(101.3℃) | 87 | 20 | 80 | 己烷(69℃) | 苯(80.6℃) | 68.8 | 95 | 5 |
| | 四氯化碳(76.8℃) | 66 | 4.1 | 95.9 | | 氯仿(61℃) | 60.0 | 28 | 72 |
| | 丁醛(75.7℃) | 68 | 6 | 94 | 环己烷(80.8℃) | 苯(80.6℃) | 77.8 | 45 | 55 |
| | 三聚乙醛(115℃) | 91.4 | 30 | 70 | | | | | |
| | 甲酸(100.8℃) | 107.3(最高) | 22.5 | 77.5 | | | | | |
| | 乙酸乙酯(77.1℃) | 70.4 | 8.2 | 91.8 | | | | | |
| | 苯甲酸乙酯(212.4℃) | 99.4 | 84 | 16 | | | | | |

**附表 10-2  常见三元共沸混合物**

| A | B | C | A/% | B/% | C/% | 共沸点/℃ |
|---|---|---|---|---|---|---|
| 水(100℃) | 乙醇(78.3℃) | 乙酸乙酯(77.1℃) | 7.8 | 9.0 | 83.2 | 70.3 |
| | | 四氯化碳(76.8℃) | 4.3 | 9.7 | 86 | 61.8 |
| | | 苯(80.6℃) | 7.4 | 18.5 | 74.1 | 64.9 |
| | | 环己烷(80.8℃) | 7 | 17 | 76 | 62.1 |
| | | 氯仿(61℃) | 3.5 | 4.0 | 92.5 | 55.6 |
| | 正丁醇(117.8℃) | 乙酸乙酯(77.1℃) | 29 | 8 | 63 | 90.7 |
| | 异丙醇(82.4℃) | 苯(80.6℃) | 7.5 | 18.7 | 73.8 | 66.5 |
| | 二硫化碳(46.3℃) | 丙酮(56.4℃) | 0.81 | 75.21 | 23.98 | 38.04 |